Ethik und Management für eine patientenzentrierte Medizin

Barbara Maier · Karl-Heinz Wehkamp
(Hrsg.)

Ethik und Management für eine patientenzentrierte Medizin

Beiträge zu einem notwendigen Diskurs im Wandel des Gesundheitssystems

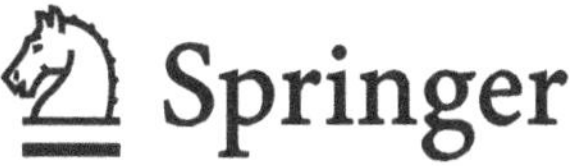

Hrsg.
Barbara Maier
Sigmund Freud Privatuniversität
Wien, Österreich

Medizinische Privatuniversität Burgenland
in Gründung
Pinkafeld, Österreich

Karl-Heinz Wehkamp
FZ Ungleichheit und Sozialpolitik
Universität Bremen
Bremen, Deutschland

ISBN 978-3-662-73307-3 ISBN 978-3-662-73308-0 (eBook)
https://doi.org/10.1007/978-3-662-73308-0

Die Deutsche Nationalbibliothek verzeichnet diese Publikation in der Deutschen Nationalbibliografie; detaillierte bibliografische Daten sind im Internet über https://portal.dnb.de abrufbar.

Planung/Lektorat: Renate Eichhorn, Katharina Maier
Springer ist ein Imprint der eingetragenen Gesellschaft Springer-Verlag GmbH, DE und ist ein Teil von Springer Nature.
Die Anschrift der Gesellschaft ist: Heidelberger Platz 3, 14197 Berlin, Germany

Wenn Sie dieses Produkt entsorgen, geben Sie das Papier bitte zum Recycling.

Vorwort

Die Medizin ist ein Spiegel der Gesellschaft und ihrer moralischen Vorstellungen von Gesundheit, Krankheit, Leiden, Schmerz, Geburt und Tod.

Die Heilkunst hat unzählige naturwissenschaftliche und technische Fortschritte gemacht. Im Versorgungssystem wird das Geld allerdings knapp. Wem sollen diese Errungenschaften zugutekommen? Allen innerhalb eines Sozialsystems, das solidarisch zur Verfügung stellt, was Menschen brauchen? Oder gibt es jene nur für Personen, die sie sich privat leisten können? Eine Orientierung am Gemeinwohl ist für den sozialen Frieden in einer Gesellschaft jedoch unabdingbar.

Hinzu kommt, dass der medizinische Fortschritt als neuer Wein in alte Schläuche gegossen wird. Unser Gesundheitswesen ist so organisiert wie im 19. Jahrhundert und wird den Herausforderungen des 21. Jahrhunderts kaum noch gerecht. Das zieht vielfach Konflikte und vor allem die Unzufriedenheit von Patient:innen wie auch medizinischem Personal nach sich. Unter diesen problematischen Umständen leiden gleichermaßen die Effizienz und die Finanzierbarkeit. Existentielle Bedürfnisse von Patient:innen kommen aus Zeitknappheit ebenfalls oft unter die Räder. Von der Ambulantisierung bis hin zur Digitalisierung sind wichtige Schritte zu setzen.

Der gegenwärtigen Nemesis der Medizin zu entkommen bedeutet, die großartigen Forschungsergebnisse und therapeutischen Möglichkeiten nicht mehr nur in jene veralteten Versorgungsstrukturen einfließen zu lassen, die bisher für Patient:innen vorhanden sind.

Die Autor:innen dieses Buches sind Teil eines schon seit Jahren bestehenden Denklabors, das es sich zur Aufgabe gemacht hat, der Krise des Gesundheitswesens nicht zuletzt mit elementaren ethischen Überlegungen beizukommen.

Während moralische Vorstellungen in einer Gesellschaft oft durch Macht und wirtschaftliche Vorteile bestimmt werden, braucht es eine ethische Reflexion, die jene auf ihre Konsequenzen hin untersucht.

Ethik ist weder ein Nice-to-have noch ein Katalog von Rezepten. Ethik lebt vom Diskurs. So verstehen sich die Autor:innen dieses Buches als Teilnehmer:innen an einem Diskurs mit Gesellschaft, Wirtschaft, Ökonomie und Recht. Ethik ist nie abgeschlossen und muss sich in den medizinischen Kontexten bewähren. Sie befindet sich im Fluss. Jede Gesellschaft, auch die internationale Gemeinschaft muss sie sich neu erarbeiten. Sie ist praxisorientiert. Ohne praktische Anwendung hat sie keine Relevanz. Ethik ist die Grundlage medizinischen Denkens und Handelns, Forschens und Behandelns, Pflegens und Begleitens in existentiellen Situationen.

Medizinische Errungenschaften fungieren als Treiber des Fortschritts in der Medizin. Die ethische Aufgabe besteht darin, sicherzustellen, dass die existentiellen Bedürfnisse von Menschen in Gesundheit und Krankheit dabei entsprechend berücksichtigt werden.

Moral ist eine (Über-)Macht, Ethik ist eine Kompetenz.

Wenn die individuelle Ethik von Patient:innen wie auch von medizinischem Personal in Konflikt mit gängigen moralischen Vorstellungen ihrer Umwelt, insbesondere des medizinischen Systems, gerät, dann tritt „Moral Distress" auf. Er stellt heute ein massives Problem dar. Viele Pflegende, viele Ärzt:innen verlassen nicht zuletzt deshalb das gegenwärtige System.

Kann Ethik zum Therapeutikum eines kranken Gesundheitswesens werden? Diese Publikation versucht, Antworten zu geben, und stellt Maßnahmen und Möglichkeiten ethisch kompetenter Interventionen vor.

Das vorliegende Buch ist der in Gründung befindlichen Medizinischen Privatuniversität Burgenland gewidmet, die eine Stabstelle für Ethik in der Medizin eingerichtet hat. Es möge Studierende auf ihren künftigen ärztlichen Beruf als Berufung vorbereiten. Und die Gedanken der Autor:innen mögen sie auf diesem Weg begleiten.

Dieses Buch soll Mediziner:innen im „Burgenland am Rande Österreichs, vielleicht sogar Europas" in ethischen Fragen zur Seite stehen – und ihnen den Weg weisen – frei nach dem Motto aus dem wunderbaren Buch „Der Westen – eine Erfindung der globalen Welt" von Josephine Quinn (Klett-Cotta 2024, S. 107 f):

„Neue Ideen kommen nur selten aus dem Zentrum eines Systems. Insbesondere Imperien sind grundsätzlich konservativ, und für imperiale Bündnisse gilt das ganz besonders. (…) Innovationen finden stattdessen an den Rändern größerer Strukturen statt und in Kommunikation mit Menschen jenseits deren Kontrolle. Entgegen der Logik von „Kulturen" als in sich geschlossenen Bastionen der Selbstverbesserung können Menschen an der Peripherie, weil sie weniger festgefahren sind und mehr zu gewinnen haben, am einfachsten Veränderungen bewirken."

Barbara Maier
Karl-Heinz Wehkamp

Inhaltsverzeichnis

Herausgeber- und Autorenverzeichnis

ao. Univ. Prof. iR. Dr. Christoph Brezinka Bis 2022 an der Frauenklinik der Medizinischen Universität Innsbruck, nun Lehrbeauftragter der FH Gesundheit Tirol, Innsbruck (Hebammen Bachelor und Master), Innsbruck, Österreich.

Dr. med. Jörg Cuno Leitender Arzt, PalliVIVO GmbH und Gründender Palliativakademie Bamberg und Palliativ-Portal, Bamberg, Deutschland.

Prof. Dr. med. Dipl.-Psych. Frank Erbguth Lehrbeauftragter „Medizinethik" der Paracelsus Medizinischen Universität, Campus Klinikum Nürnberg; Präsident der Deutschen Hirnstiftung, Nürnberg, Deutschland.

Dr. med. Matthias Keilen MHBA, M.A. Vorstand Medizin Bezirkskliniken Mittelfranken, Ansbach, Deutschland.

Dr. Joachim Larisch Bis 2018 Wissenschaftlicher Mitarbeiter am SOCIUM – Forschungszentrum Ungleichheit und Sozialpolitik (vormals Zentrum für Sozialpolitik, ZeS) der Universität Bremen, Bremen, Deutschland.

Prof. Heinz Lohmann Gesundheitsunternehmer GWBG – Gesundheitswirtschafts – Beteiligungs – Gesellschaft mbH, Hamburg, Deutschland.

Prof. Dr.med. Dr. phil. Barbara Maier Lehrstuhl für Frauenheilkunde und Geburtshilfe an der Sigmund Freud Privatuniversität Wien, Wien, Österreich.

Leitung des Instituts für Ethik in der Medizin an der Sigmund Freud Privatuniversität Wien, Wien, Österreich.

Designierte Leiterin der Stabstelle Ethik in der Medizin der Medizinischen Privatuniversität Burgenland in Gründung befindlichen, Pinkerfeld, Österreich.

Dr. phil. Arezou Schulz Sozialtherapie und psychosoziale Versorgung im klinischen Kontext, Bremen, Deutschland.

Dr. med. Michael Szonn Arzt für Innere und Psychosomatische Medizin, Psychoanalyse, Bremen, Deutschland.

Prof. Dr. med. Kai Wehkamp, MPH Professur für Angewandte Künstliche Intelligenz in der Medizin, Fakultät Medizin, MSH Medical School Hamburg, Hamburg, Deutschland.

Prof. Dr. med. Dipl. Soz. Karl-Heinz Wehkamp FZ Ungleichheit und Sozialpolitik, Universität Bremen, Bremen, Deutschland.

Teil I

Ethische Grenzgänge von Geburtshilfe bis Palliative Care – zwischen Autonomie, Haftung und menschlicher Würde

1 Geburt als Gebären, Zur-Welt-Bringen – Geburt als Geboren-Werden, Zur-Welt-Kommen. Existentielle Geburtsvergessenheit in unserer Gesellschaft

Barbara Maier

> „To have a child is a gift to the world … not to have a child is a gift to the world …“ (Maier und Shibles, 2010)

1.1 Einführende Überlegungen

Geburt ist nicht nur ein natürliches, sondern auch ein kultürliches Ereignis. Gebären und Geboren-Werden sind eingebettet in eine Gesellschaft und ihre Kultur und daher ideologisch überformt.

An Sexualität, Schwangerschaft und Geburt zeigt sich: Das Private ist politisch, das Politische ist privat.

Wir sind hineingeboren in einen genetischen Pool, in eine bestimmte Gefühls- und Erwartungswelt unserer Eltern und Bezugspersonen, in eine Gesellschaft etc. Und wir sind und bleiben (verstrickt) in Beziehungen, die wir nicht gewählt haben und die uns ein Leben lang begleiten werden.

Geburt ist sichtbarer Anfang, ist Arche (griechisches Wort für den Ursprung unseres Seins), der für unser weiteres Leben bestimmend bleibt.

B. Maier (✉)
Wien, Österreich
E-Mail: barbara.maier@aon.at; barbara.maier@medizinuni-bgld.at; barbara.maier@med.sfu.ac.at

B. Maier und K.-H. Wehkamp (Hrsg.), *Ethik und Management für eine patientenzentrierte Medizin*, https://doi.org/10.1007/978-3-662-73308-0_1

1.2 Einige Wendepunkte und Wandlungen in der Geschichte der Geburtshilfe

Die Darstellung entscheidender Ereignisse und Entwicklungen in der Geschichte der Geburtshilfe soll dabei helfen, die Inkulturation des Gebärens und Zur-Welt-Kommens besser zu verstehen und auch kritisch zu erfassen.

Bis in die Neuzeit war Geburtshilfe Frauensache. Männer beschäftigten sich mit ihr nur in theoretischen Schriften, beispielsweise Hippokrates. In der Antike und im Mittelalter wurde die Gebärende von erfahrenen Frauen betreut, die ihr Wissen weitergaben. So entstand allmählich der Beruf der Hebamme. Wohnte sie in einer Stadt, wurde sie von dieser vereidigt und hatte Beistandspflicht. Es wurde Hebammen im Mittelalter sogar erlaubt, gewöhnliche Arzneien zu verabreichen, was sonst nur Buchärzte durften.

1.2.1 Von der Hausgeburtshilfe zu den Gebäranstalten

In der Hausgeburtshilfe waren Frauen weitgehend dem Zugriff Dritter entzogen. Hausgeburten konnten sich in den vergangenen Jahrhunderten aber nur besser situierte verheiratete Frauen leisten.

In den Gebäranstalten, den späteren Kliniken, waren Frauen zunehmend der Kontrolle von Ärzten unterworfen. Auch staatliche Interessen spielten eine Rolle. So wurde der Erforschung des Geburtsvorgangs – die oft auf Kosten von Frauen als Experimentierobjekten erfolgte – immer mehr Bedeutung beigemessen.

Die Accouchierhäuser boten den Gebärenden einen kostenlosen Aufenthalt an. Als Gegenleistung mussten sich mittellose Schwangere den Ärzten und Studenten als Lernobjekte zur Verfügung stellen. Sie waren schon als ledige Mütter stigmatisiert (Metz-Becker 1997, S. 145 ff.). Durch die Geburt im Accouchierhaus wurde ihr Ruf als liederliche Weibsstücke zementiert.

Wir schreiben das Jahr 1789. Eine 16-jährige ledige Hausmagd, von ihrer Hausherrin verstoßen, da sie der Hausherr geschwängert hat, weiß sich bei einsetzender Wehentätigkeit keinen anderen Rat mehr, als das Accouchierhaus aufzusuchen, wenn sie ihr Kind nicht im Rinnsteinpflaster der Stadt Göttingen gebären soll. Sie traut sich kaum über die Schwelle, weiß sie doch von den anderen Mägden, was sie dort erwarten wird. Sie wird von zahllosen Studenten der Medizin vielfach ohne Rücksicht auf ihr Schamgefühl untersucht werden. Und höchstwahrscheinlich werden sie an ihr Eingriffe vornehmen, um Erfahrungen zu sammeln, ob diese notwendig sind oder nicht, da kann sie nicht mitentscheiden. (Metz-Becker 1997, S. 214 f.)

Der Arzt Johann Ludwig Formey schrieb 1796: „Die Armen haben mehrtheils eine solche Furcht für diese Anstalt, dass sie es eher als eine Strafe, denn als eine Wohlthat ansehn, darin aufgenommen zu werden." (Metz-Becker 1997, S. 263).

Die unehelich geschwängerten Frauen wurden in drei Kategorien eingeteilt: 1. Personen vom „Stande und Vermögen", 2. bürgerliche „geschwächte Mädchen", 3.

„öffentliche Dirnen". Vor allem für Letztere waren die Accouchierhäuser gedacht. (Metz-Becker 1997, S. 214 f.)

Der Arzt Rudolf Dohrn berichtete: „In Göttingen sah man in der abendlichen Untersuchungsstunde die Schwangeren auf einer Art Katafalk aufgebahrt. Ein von der Decke herabhängender Vorhang verdeckte die Gesichtszüge der Schwangeren den Augen der Studenten. Ein fremder Besucher glaubte, in ein Sectionslocal zu kommen." (Metz-Becker 1997, S. 214 f.)

Die operative Geburtshilfe wurde immer mehr zu einer Domäne der Ärzte. In der zweiten Hälfte des 18. Jahrhunderts verschärften sich die Konkurrenzkämpfe zwischen Hebammen und Ärzten, bis gegen Ende des 18. Jahrhunderts die Geburtshilfe von den Chirurgen übernommen wurde.

In dieser Zeit erfolgte die Trennung von normaler und pathologischer Geburt. Bei schwierigen Geburten musste pflichtgemäß ein Arzt beigezogen werden, auch wenn dieser oft viel weniger Erfahrung hatte als die Hebamme.

So wurden die Ärzte im 18. Jahrhundert zunehmend zu Konkurrenten der Hebammen. Erstere waren gebildet, sie erwarben anatomische Kenntnisse und wurden zu Chirurgen, die im Notfall auch geburtshilfliche Operationen durchführen konnten. Im Gegensatz dazu war die weibliche Geburtshilfe, die der Hebammen, von der Weitergabe lebensweltlichen Erfahrungswissens geprägt. Hebammen wurden angelernt.

So verloren bzw. bekamen Frauen fortan – wie es Yvonne Schwittai 2012 (Seite 10–14) beschrieb – folgende Rollen: Als Hebammen wurden sie von Ärzten aus ihrer Position gedrängt, als Patientinnen zur (Er-) Forschung des weiblichen Körpers genutzt.

1.2.2 „Evidence-based Medicine" in der Geschichte der Geburtshilfe

Ignaz Semmelweis wurde dank seiner Beobachtungen bezüglich des Kindbettfiebers zum Retter der Mütter, jedoch als Frauenarzt zum Mobbingopfer seiner Kollegen.

Vor den Toren der Gebärkliniken in Wien spielten sich in der ersten Hälfte des 19. Jh. dramatische Szenen ab: Schwangere fielen auf die Knie und bettelten unter Tränen, in die 2. Geburtshilfliche Klinik im Allgemeinen Krankenhaus aufgenommen zu werden, in der die Hebammen ihre Schülerinnen ausbildeten, und nicht in die erste, wo die Ärzte ihre Studenten unterrichteten. Dort starben nämlich zehn Mal so viele Mütter am Kindbettfieber … (Ehrlich 2007, S. 215).

I. Semmelweis schrieb in seinem Bericht „Die Ätiologie, der Begriff und die Prophylaxe des Kindbettfiebers" (1861): „Kindbettfieber wird durch Kadaverteile verursacht, die den Händen des Arztes anhaften, wenn er Frauen vor der Geburt untersucht. Daher ist es von äußerster Wichtigkeit, dass der Arzt seine Hände vor einer Untersuchung gründlich säubert, wofür ich eine Chlorlösung empfehle (https://www.gutenberg.org/ebooks/40216)."

Nun könnte man glauben, alle Ärzte seien über Semmelweis' Entdeckung erfreut gewesen und hätten ihr Verhalten danach ausgerichtet. Aber es gab den größten Widerstand. Die Ärzte wollten nicht verstehen, dass sie selbst vielen Frauen den Tod gebracht hatten.

Außerdem fehlte noch der Nachweis des infektiösen Agens. Erst später konnten Robert Koch und Louis Pasteur jenen erbringen.

Trotz des Widerstandes wurde die obligatorische Händedesinfektion in Wien eingeführt und die Sterblichkeitsrate sank auch in der 1. Gebärklinik auf 2,3 %. Danach wurde man erneut nachlässig.

Semmelweis schrieb in einem Brief an Josef Späth (1861): „Ich trage in mir das Bewusstsein, dass seit dem Jahre 1847 Tausende und Tausende von Wöchnerinnen und Säuglingen gestorben sind, welche nicht gestorben wären, wenn ich nicht geschwiegen, sondern jedem Irrtum, welcher über Puerpural-Fieber verbreitet wurde, die nötige Zurechtweisung hätte Teil werden lassen [...] Für mich gibt es kein anderes Mittel, dem Morden Einhalt zu tun, als die schonungslose Entlarvung meiner Gegner ..." (https://www.gutenberg.org/ebooks/40261).

1.2.3 Ausbildung der Ärzte

1814 übernahm Alexander Ferdinand Kluge (1782–1844) die Leitung der Gebäranstalt sowie die Professur für Chirurgie an der medizinisch-chirurgischen Akademie der Charité und führte erste regelmäßige geburtshilflich-klinische Vorlesungen ein. Er strukturierte den praktischen Unterricht neu, in dem ein Praktikant die Entbindung übernahm und zu allen Schritten geprüft wurde. Alle anderen Studenten sahen zu. Unter Kluge wurde die Gebäranstalt in der Charité zu einer geburtshilflichen Klinik.

1.2.4 Das Fach Frauenheilkunde und Geburtshilfe

Im ausklingenden 19. Jahrhundert entwickelten sich Geburtshilfe und Gynäkologie zum eigenständigen Fach Frauenheilkunde. In der Charité in Berlin und im Allgemeinen Krankenhaus in Wien sind sie auch baulich verbunden worden.

Adolf Gusserow betonte in seiner Rede zum Amtsantritt in der Charité 1887, dass ein wissenschaftlich gebildeter Geburtshelfer ohne gynäkologische Kenntnisse und – umgekehrt – ein Gynäkologe ohne geburtshilfliche Erfahrungen nicht mehr denkbar erschienen. (Ebert und Pritze 1994, S. 54).

Es gab zwei konkurrierende geburtshilfliche Strömungen in Wien: die aktiv eingreifende Geburtshilfe von Friedrich Benjamin Osiander und die abwartende, der physiologischen Geburt verpflichtete (nur im Notfall eingreifende) Geburtshilfe von Johann Boer (1751–1835). In Deutschland war man am operationsfreudigsten: Unter Adam Elias von Siebold an der Charité wurde eine von sieben Geburten instrumentell beendet. Bei Boer in Wien eine von 199, unter James Simpson in England eine von 354.

1.2.5 Der Kaiserschnitt - Geburt im Krankenhaus

Der Kaiserschnitt war theoretisch schon in der Antike bekannt. Allerdings ermöglichte seine Durchführung erst dann auch der Mutter das Überleben, als es die Möglichkeit der Narkose gab. Davor war er ein letzter Rettungsversuch für das Kind, bei dem die Gebärende nahezu immer verstarb.

Erst als um die Mitte des 19. Jahrhunderts der schottische Geburtshelfer Sir James Young Simpson zunächst Äther, dann Chloroform einsetzte, begann eine neue operative Ära.

1.2.6 Vom Überleben zum Erleben der Geburt

Im Laufe des 20. Jahrhunderts verlagerten sich die Geburten immer mehr in die Kliniken. Das Gebären wurde sicherer. Die Mütter- und die Kindersterblichkeit sanken drastisch.

1938 wurde in Deutschland das Reichshebammengesetz erlassen, welches die staatliche Anerkennung der Hebammen und den Vorzug der Hausgeburtshilfe festschrieb. Das entsprach dem nationalsozialistischen Frauenbild von der Mutter, die das Zentrum der Familie bildete. In den Kliniken wurden wie die Hebammen auch die Kinderärzte und die Geburtshelfer dazu verpflichtet, Familien zu beobachten, Fehlbildungen und Erkrankungen von Neugeborenen zu melden.

Nach der Schreckenszeit der nationalsozialistischen Herrschaft und des Zweiten Weltkriegs drängten die Gebärenden wieder in die Kliniken, zumal die Krankenkassen die Kosten für sogenannte klinische Geburten übernahmen. Hausgeburten wurden zu einer Seltenheit.

In den Gebärkliniken herrschte ein streng medikalisiertes Reglement. Hygienevorschriften trennten Mütter von ihren Kindern, Väter waren vom Geburtsvorgang ausgeschlossen.

Ab den 1960er Jahren fanden die Geburten fast ausschließlich in den Krankenhäusern statt. Frauen und Neugeborene wurden zu Patientinnen bzw. Patienten. Der Geburtsvorgang wurde zunehmend durch die Brille möglicher Pathologien betrachtet und durch viele Interventionen manchmal mehr gestört als unterstützt. Pathologisierung, Technisierung und Medikalisierung bestimmten die Geburtshilfe, die zur Geburtsmedizin mutierte. Gebärende hatten zunehmend das Gefühl einer „Enteignung ihrer Geburt“. Sie fragten sich: Worin bestand das Erlebnis der Geburt? Bei manchen blieb eine auf rigide Weise medikalisierte Geburt sogar als Trauma zurück.

Über 90 % der Geburten erfolgen heute im deutschsprachigen Raum in Krankenhäusern. Haben Schwangere früher mit wechselnden Empfindungen von Angst und Zuversicht geboren, stehen sie heute vor der Entscheidung, welche Art der Geburt – mehr oder weniger innerhalb medizinischer Indikationen (Beispiel: Kaiserschnitt auf Wunsch) – sie haben möchten bzw. haben können.

1.3 Gebären in heutiger Zeit

1.3.1 Die Wahlmöglichkeiten

Gebäroptionen reichen im 21. Jahrhundert von der Spontangeburt im Krankenhaus, die – sofern sie unkompliziert verläuft – auch ambulant möglich ist, über den Kaiserschnitt bis zur Hausgeburt. Geburten können schmerzarm in Periduralanästhesie durchgeführt werden. Es gibt aber auch Tendenzen zur Alleingeburt – ohne jegliche Hilfestellung.

Die Medikalisierung beginnt bei assistierter Fortpflanzungshilfe schon mit der Konzeption und setzt sich in der Schwangerschaft über regelmäßige Untersuchungen sowie spezielle Pränataldiagnostik bis zur Geburt fort. Schwangerschaften können mit „non invasive prenatal testing", sogenannten NIPT-Untersuchungen, dem „Combined Test" und dem Organscreening, pränataldiagnostisch genetisch abgeklärt und ihr Verlauf „überwacht" werden. Ob eine Schwangere diese privat zu bezahlenden Untersuchungen in Anspruch nehmen kann, hängt von ihrer finanziellen Situation ab.

Soziale Geburtshilfe wird immer bedeutsamer. Ihr Einsatzgebiet reicht von „geriatrischer" Geburtshilfe (das Alter von Gebärenden, die via Eizellspende konzipiert haben, kann deutlich jenseits der biologischen Fruchtbarkeit liegen) über Teenageschwangerschaften bis hin zu Schwangeren mit psychiatrischer Anamnese. Diese zusätzlichen Herausforderungen sind auch von Geburtshelfer:innen zu bewältigen.

1.3.2 „Sanfte Geburt"

Was das erwartete Geburtserlebnis betrifft, gibt es ein grundlegendes Missverständnis. Immer mehr Schwangere erwarten sich heute eine „Sanfte" Geburt (Leboyer 2001).

„Mehr Seele in der Geburtshilfe", ein Geburtserlebnis mit allen Sinnen für Mutter und Kind zu ermöglichen, wurde von selbstbewussten Frauen der Frauenbewegungen, aber auch von einigen alternativ eingestellten Geburtshelfern wie Frederick Leboyer, Grantly Dick-Read und Michel Odent eingefordert – gegen den zum Teil erbitterten Widerstand der Mehrheit der Ärzteschaft, die Argumente wie mangelhafte Hygiene, Ruhestörung etc. dagegen vorbrachte.

Für eine „Sanfte Geburt", „pour une naissance sans violence. (Vie pratique)", trat Leboyer (2001) aber vor allem in Hinblick auf das Kind und seine ersten Stunden nach der Geburt ein – „naissance" bezeichnet die Geburt eines Menschen, während sich „accouchement" auf den Geburtsakt der Frau, das Gebären, Niederkommen, bezieht. Es ging Leboyer nicht um „accouchement", sondern um „naissance", um das Geborenwerden des Kindes, darum, wie es seine Geburt „erlebt". Dass Gebären für die Frau anstrengend, schmerzhaft, herausfordernd und eben nicht sanft ist, hat er nie bestritten.

1.3.3 Das Geburtserlebnis

Die Geburt stellt trotz aller medizinischen Möglichkeiten und Interventionen eine leibhaftige transgenerationelle Erfahrung für Mutter und Kind dar. Wie eine Geburt erlebt wird, ist abhängig von den körperlichen und mentalen Voraussetzungen der Gebärenden, von der Unterstützung ihrer Herkunftsfamilie und ihrer neu zu gründenden Familie. Wie Geburt erlebt wird, bestimmen aber auch die Rahmenbedingungen in der Gebärsituation. Diese werden durch die Struktur der geburtshilflichen Abteilung, die handelnden Fachpersonen und vor allem ihre Gebärkultur/-philosophie gestaltet. Wie geboren wird, hängt auch von den Vorstellungen zur Geburt in einer Gesellschaft, ihrer Kultur und ihrer Sicht auf Frauen und Kinder ab.

1.3.4 Gewalt im Kreißsaal

Die Weltgesundheitsorganisation (WHO) definierte 2014 Gewalt in der Geburtshilfe als „Handlungen und Vorgänge, die sich während der Schwangerschaft, unter der Geburt oder im Wochenbett negativ beeinflussend, verändernd oder schädigend auf Frauen und ihre Kinder auswirken.“ Sie forderte ausdrücklich das Recht von Frauen auf eine würde- und respektvolle Behandlung sowie auf körperliche Unversehrtheit unter der Geburt ein.

Was ist Gewalt während der Geburt? Wie wird Gewalt unter der Geburt erlebt? Wann wird ein Eingriff zum Übergriff? Wodurch wird ein notwendiger – die Not wendender – medizinisch indizierter Eingriff als Übergriff wahrgenommen? So ein Erleben können Interventionen auslösen, die in den natürlichen Prozess der Geburt eingreifen. Dabei wird häufig nicht zwischen medizinisch indizierten und nicht indizierten Interventionen unterschieden. Medizinisch indizierte Maßnahmen helfen dabei, Probleme während der Geburt für Mutter und Kind zu verhindern. Nicht indizierte Maßnahmen lassen sich medizinisch nicht rechtfertigen, z. B. eine Geburtseinleitung, die allein deshalb vorgenommen wird, weil der bzw. die Geburtshelfer:in ein bestimmtes Timing für die eigene Terminplanung möchte. Medizinisch nicht indizierte Maßnahmen stören den natürlichen Geburtsvorgang und können sogar Probleme verursachen, die vielleicht sonst nicht aufgetreten wären. Eine medizinische Indikation zu stellen, gehört zu den Aufgaben der ärztlichen Geburtshelfer:innen. Es ist ebenso ihre Aufgabe, jene der Gebärenden zu erklären. Medizinische Eingriffe ohne medizinischen Mehrwert sind ein Übergriff. Insbesondere auch dann, wenn die Aufklärung mangelhaft war und das Recht, nein zu sagen, nicht respektiert wurde.

Was wird konkret unter Gewalt während der Geburt verstanden? Christina Mundlos gibt in ihrem Buch „Gewalt unter der Geburt“ einige Beispiele aus Interviews mit Betroffenen – allerdings in sehr geringer Fallzahl: unnötig häufige Untersuchungen, u. a. der sogenannte „Kristeller“ Handgriff, ein unnötiges Einleiten, unnötig große Schnittführungen, ein zu enges Vernähen einer Episiotomie, ein „Herausreißen“ der Plazenta, eine Bewegungseinschränkung, die Verletzung der

Intimsphäre durch unbedachtes oder nicht kommuniziertes Handeln seitens der Geburtshelfer:innen. (Mundlos 2015, S. 36–37).

Kritisch anzumerken ist: Was als „unnötig" empfunden wird, kann jedoch medizinisch notwendig sein, um Schaden von Mutter und Kind abzuwenden.

Zu negativen Geburtserlebnissen tragen zudem Personalmangel und Unstimmigkeiten zwischen Ärzt:innen und Hebammen bei.

Infolge der Geburtsvergessenheit der Gesellschaft stehen zu wenige Ressourcen für die Geburtshilfe zur Verfügung. Probleme aufseiten der Gebärenden wie aufseiten der Geburtshelfer:innen sind keine Überraschung angesichts von „understaffed departments" und Ausbildungsdefiziten. Durch eine zu rasche Übertragung von Verantwortung, die eigentlich wegen noch mangelnder Kompetenz nicht übernommen werden kann, kommt es auch zur Traumatisierung von Geburtshelfer:innen. (Hühner B et al., 2024)

Als negativ empfunden wird, wenn der Geburtsort nicht frei gewählt werden kann.

All das fördert Tendenzen weg von einer Klinikgeburt, selbst wenn diese medizinisch indiziert ist, hin zu einer Hausgeburt oder sogar Alleingeburt mit oft tragischen Folgen. Gebärende fühlen sich in der Klinik alleingelassen, wenn keine 1-zu-1-Betreuung der Gebärenden durch die Hebamme gewährleistet wird, was in den meisten geburtshilflichen Abteilungen leider der Fall ist. Das trägt über Gefühle von Hilflosigkeit und Ohnmacht zu negativen Geburtserlebnissen bei.

Als zusätzliche strukturelle Faktoren sind die weitreichende Technisierung der Geburtshilfe und die forensische Bedrohung der Geburtshelfer:innen zu nennen. Dies zeigt sich z. B. an der Definition von Risikoschwangerschaften. Ein Risiko wird fast in jeder Schwangerschaft festgestellt, was zu vermehrten operativen Eingriffen führt, insbesondere zu hohen Kaiserschnittraten.

Junge Eltern leiden nach traumatisierenden Geburtserlebnissen unter Versagensängsten. Sie entwickeln kein positives elterliches Selbstverständnis. Posttraumatische Belastungsstörungen können zu postpartalen Depressionen, zu Still- und Bonding-Problemen führen.

Langfristig kann sich eine sekundäre Sterilität entwickeln.

Bei ggf. Folge-Schwangerschaften kann es zu problematischen Geburtsentscheidungen wie zur Wunschsectio, Alleingeburt etc. kommen.

Wie reagierten Geburtshelfer:innen auf den Vorwurf der „Gewalt unter der Geburt"? Erste Antworten in Gesprächen mit der Autorin waren etwa: „Das gibt es nicht, das ist unfair bei so viel Einsatz und Verantwortung." „Das Personal hat auch Stress." Was die Befragten beschäftigt: Warum wird die oft im Kreißsaal erlebte mangelnde Selbstverantwortung von Gebärenden kaum thematisiert? Wie ist es um die Mitwirkungsverpflichtung der Gebärenden unter der Geburt bestellt? Kommt es nicht häufig auch zu einer Übertragung von vorbestehenden Problemen der Gebärenden auf professionelle Begleiter:innen?

Nach einer gewissen Reflexion wurde dann doch zugegeben: In der Debatte finden sich berechtigte Anliegen. Es braucht auch eine selbstkritische Betrachtung. Geäußert wurde zudem der Wunsch nach einem Dialog mit den Frauen, die traumatisierende Erfahrungen gemacht haben. Es sollte nicht nur zu einem stummen Niederlegen von Rosen am „Red Roses Day“ (Internationaler Tag zur Beseitigung von Gewalt an Frauen) an der Türe zum Kreißsaal kommen, sondern auch das Angebot für die betroffenen Frauen geben, mit ihnen über die für sie traumatisierenden oder negativ besetzten Erlebnisse zu sprechen.

Von den 16 Empfehlungen der Weltgesundheitsorganisation, was beherzigt werden sollte, um Gewalterfahrungen unter der Geburt zu verhindern, seien einige herausgegriffen (www.who.int/publications/i/item/9789241550215):

- Geburt ist keine Krankheit: Die gesamte Öffentlichkeit sollte über die verschiedenen Verfahren der Geburtshilfe informiert sein, damit es jeder Frau möglich ist, die für sie richtige Art und Weise der Geburtshilfe zu finden.
- Die Ausbildung der Hebammen und aller Berufsgruppen, die die Frau und das Kind rund um die Geburt betreuen, muss gefördert werden. Die Betreuung einer normalen Schwangerschaft, bei der Geburt sowie im Wochenbett gehört zum Aufgabenbereich der Hebammen und der angrenzenden Berufe.
- Alle Krankenhäuser sollten den schwangeren Frauen Informationen über die von ihnen praktizierte Geburtshilfe (z. B. die Höhe der Kaiserschnittrate) frei zugänglich machen.
- Es gibt keinerlei Rechtfertigung für eine Kaiserschnittrate in einem Land von über 15 %.
- Ein Kaiserschnitt zieht nicht zwangsläufig einen weiteren nach sich. Nach einer solchen Operation, bei der die Gebärmutter an einer tiefliegenden Stelle geöffnet wird, kann eine vaginale Entbindung angestrebt werden, wenn im Notfall eine Resectio durchführbar ist.
- Während der Wehentätigkeit sollten schwangere Frauen nicht auf dem Rücken liegen. Sie sollten angeregt werden, umherzugehen und sich frei zu entscheiden, in welcher Position sie gebären möchten.
- Routinemäßige Dammschnitte lassen sich nicht rechtfertigen.
- Geburtseinleitungen sollten nicht aus Bequemlichkeit stattfinden. Eine Verabreichung von Wehenmitteln sollte nur nach strenger medizinischer Indikation erfolgen.
- Schmerzstillende und betäubende Medikamente sollten nicht routinemäßig, sondern nur zur Behandlung oder Verhütung einer Geburtskomplikation eingesetzt werden.
- Das gesunde Neugeborene sollte bei seiner Mutter sein, wenn der Zustand von beiden es erlaubt.
- Nach der Geburt sollte der Mutter möglichst bald Gelegenheit zum Stillen gegeben werden.

Gemäß der Erfahrung der Autorin kann angemerkt werden: Zur Prävention von „Gewalterfahrungen unter der Geburt“ hat sich ein Debriefing nach Akutsituationen bzw. Notfalleingriffen mit allen Betroffenen, der Frau und ihrem Partner sowie den Geburtshelfer:innen als hilfreich erwiesen.

Eine weitere Besprechung auf der Wochenbettstation kann ebenso dazu beitragen, Erlebtes zu verarbeiten. Keine Mutter soll ohne ein Deeskalationsgespräch und ein therapeutisches Gespräch entlassen werden. Das sollte im Entlassungsbrief vermerkt sein, außerdem die Empfehlungen für ein Follow-up.

Als Grundsätze einer psychosomatisch orientierten Geburtshilfe sollten gelten:

- Kein Eingriff ohne medizinische Indikation!
- Die Geburt so natürlich wie möglich, so sicher wie nötig gestalten!
- (Ent-)Bindungs-Aufgaben sind dementsprechend die sichere und empathische Begleitung durch die Geburt und eine ggf. notwendige Nachbeelterung werdender Eltern in Form von psychologischer Begleitung, Stillberatung etc.

1.3.5 Geburtshelfer:innen und Hebammen leiden ebenfalls

Dramatische Geburtsverläufe führen nicht selten auch zu Traumatisierungen des Personals. Die Konfrontationen mit einem „Adverse Event", das einer anderen Person widerfährt, sowie die direkte Verwicklung in eine Katastrophe beim Versuch zu helfen werden von Gefühlen des Versagens und der Schuld begleitet.

Die Symptome reichen von „Intrusion" über „Numbing" bis hin zu „Hyperarousal" (Maier et al. 2025).

Traumareaktionen können wie folgt aussehen:

- akute Stressreaktion (F 43.0 ICD-10): normale Reaktion normal resilienter Menschen auf eine pathogene Situation (Tage),
- posttraumatische Stressreaktion (F 43.1 ICD-10): pathologische Version einer akuten Stressreaktion (Symptomdauer von bis zu sechs Monaten),
- Chronifizierung der Traumatisierung.

Geburtshelfer:innen werden zu „Second Victims". „Second victims are healthcare providers who are involved in an unanticipated adverse patient event, in a medical error and/or a patient related injury and become victimized in the sense that the provider is traumatized by the event. Frequently, these individuals feel personally responsible for the patient outcome. Many feel as though they have failed the patient, second guessing their clinical skills and knowledge base." (Scott et al. 2009, S. 325–30).

Ein unvorhersehbares klinisches Ereignis ist auch für die Helfer:innen eine lebensverändernde Erfahrung. Von ihr bleibt ein Eindruck, der sich als „Emotional Tsunami" beschreiben lässt. Variablen in der Manifestation solcher Erfahrungen sind die Arzt-Patient:in-Beziehung, frühere Erfahrungen und die angebotene Unterstützung.

Vielfach sind es systemische Voraussetzungen, die „Second Victims" geradezu „produzieren": „... many errors are built into existing routines and devices, setting up the unwitting physician and patient for disaster" (Wu 2000, S. 726).

Die Datenlage ist dünn, nur wenige Studien liegen vor – meistens mit sehr kleinen Samples. Außerdem wird der Fokus auf Fehler gelegt (Institute of Medicine (US) Committee on Quality of Health Care in America, 2000). Es besteht kaum Interesse daran, wie es den traumatisierten Geburtshelfer:innen geht. (Coughlan et al. 2017, Corrigan 2000, Hilker 1984; Wu 2000).

Eine Ausnahme stellt die Untersuchung von Hühner et al. (2024) dar, die 700 Geburtshelfer:innen und Hebammen eingeschlossen hat und zu dem Ergebnis kam, dass nur rasche professionelle Hilfe nach traumatischen Erfahrungen die psychophysische Gesundheit und Resilienz von Betroffenen erhalten kann.

Zur Verarbeitung von geburtstraumatischen Ereignissen sollte es ein Recht auf eine Traumatherapie geben. Wird eine Traumatherapie unmittelbar nach einem Trauma eingeleitet, verhindert sie eine Chronifizierung.

Geburtshelfer:innen sind als (Ent-)Bindungshelfer:innen gefordert, Feinfühligkeit und Geduld ebenso wie eine rasche Reaktions- und Entschlussfähigkeit aufzubringen. Dazu braucht es ein sicheres Eingebundensein in ein Team. Grabenkämpfe zwischen Ärzt:innen und Hebammen sind kontraproduktiv.

1.4 Philosophische Nachbemerkungen

Was ist eine Geburt? Welche Voraussetzungen bringen Frauen für das Gebären mit?

Geburt ist Natur. Geburt ist Kultur. Die Natur der Geburt wird durch die Gebärkultur mitbestimmt.

In der gegenwärtigen Situation der Geburtsvergessenheit in der Gesellschaft, der Philosophie, der Medizin übersehen wir die existentielle Dimension. Kaum wahrgenommen und gewürdigt wird das Gebären und mit ihm das notwendige Dasein der Mutter für das ihr zugehörige Kind sowie der Umstand, dass die Mutter schon vor der Geburt in der Erfahrung ihres Kindes gestanden, für es Sorge getragen hat und dies beiden zum Schicksal wurde (Wucherer-Huldenfeld 1994, S. 131).

Es war Sigmund Freuds großartige Entdeckung, dass im menschlichen Leben eigentlich nichts vergeht, sondern alles Gewesene behalten wird … und so in dieser verborgenen Dimension zeitlebens existiert. (Freud und GW XI, S. 84 f.)

Geburt ist Wandel im Weltverhältnis. Geburt ereignet sich in der Dialektik von Zur-Welt-Bringen und Zur-Welt-Kommen. Die schwangere Frau hat die einzigartige Möglichkeit, jemanden selbst zur Welt bringen zu können. Das Kind verdankt seinen Eltern den Anfang, der sich als Weltbezug entfaltet und in allen Lebensaltern gegenwärtig ist und bleibt (Wucherer-Huldenfeld 1994, S. 131).

Das vorgeburtliche Leben bildet eine Einheit mit dem Säuglingsalter über die mütterliche Bindung.

Anfang und Beginn sind zwei Wörter mit philosophischem Tiefgang: Der Anfang ist da Erste, in dem alles Beginnende gründet. Der Anfang ist auch etwas Abgeleitetes und Abhängiges, zu dem Voraussetzungen und Bedingungen gehören – eine Geschichte.

Der Anfang ist nicht eindimensional, sondern rückbezüglich: Die Eltern, die den Anfang ihres Kindes ermöglicht haben, verdanken dem Kind ihr Sein als Eltern.

Literatur

Corrigan JM, Donaldson MS, Kohn LT, McKay T, Pike KC (2000) Committee on Quality of Health Care in America. To err is human: building a safer health system. National Academy Press, Washington, DC

Coughlan B, Powell D, Higgins MF (2017) The Second Victim: a Review. Eur J of Obstet & Gyn and Reprod Biol 213:11–16

Ebert A, Pritze W (1994) Adolf Gusserow, Ehrenpräsident der Gesellschaft. In: Ebert A, Weitzel H (Hrsg) Die Berliner Gesellschaft für Geburtshilfe und Gynäkologie 1844–1994. Walter de Gruyter Verlag, Berlin-Heidelberg-New York, S 50–64

Ehrlich A (2007) Ärzte, Bader. Die Geschichte der österreichischen Medizin, Amalthea-Verlag, Wien, Scharlatane

Freud, S. GW https://www.fischerverlage.de/buch/reihe/gesammelte-werke-in-18-baenden-mit-einem-nachtragsband

Hilker D (1984) Facing our mistakes. N Engl J Med 310:118–122

Hühner B, Kehl S, Stelzl P, Friedl T, Janni W, Reister F, Lunkenheimer F (2024) Wer kümmert sich um uns? Ergebnisse einer Querschnittsuntersuchung zur psychosozialen Gesundheit von Geburtshelfer:innen und Hebammen nach traumatischen Geburtserlebnissen. Z Geburtshi Neonatol 228:497–506

Institute of Medicine (US) (2000) Committee on Quality of Health Care in America. To Err is Human: Building a Safer Health System. Kohn LT, Corrigan JM, Donaldson MS (Hrsg) Washington (DC): National Academies Press (US). PMID: 25077248

Lebouyer F (2001) Pour une naissance sans violence, Seuil

Maier B, Shibles W (2010) The Philosophy and Practice of Medicine and Bioethics. A Naturalistic-Humanistic Approach. Springer Publishing Company. 600 pages. International Library of Ethics, Law, and the New Medicine vol 47, Springer New York

Maier B, Lechner H, Hall M (2025) Geburtshelfer:innen am Limit. Wo bleibt die Management-Verantwortung? IN: ärztliche Psychotherapie 20: 48–54

Metz-Becker M (1997) Der verwaltete Körper. Die Medikalisierung schwangerer Frauen in den Gebärhäusern des frühen 19. Jahrhunderts. Campus-Verlag, Frankfurt a. M./New York (Universität Marburg, Habilitationsschrift)

Mundlos C (2015) Gewalt unter der Geburt. Tectum, Der alltägliche Skandal

Schwittai Y (2012) Zur Geschichte der Frauenkliniken der Charité in Berlin von 1710 bis 1989 unter besonderer Berücksichtigung baulicher und struktureller Entwicklungen, Dissertation Fachbereich/Einrichtung: Charité – Universitätsmedizin Berlin

Scott SD, Hirschinger LE, Cox KR, Mc Coig M, Brandt j, Hall LW (2009) The natural history of recovery for the healthcare provider „second victim" after adverse patient events. Qual Saf Health Care; 18: 325–30.

Semmelweis I (1861) Die Ätiologie, der Begriff und die Prophylaxe des Kindbettfiebers, Pest

WHO (2014) The prevention and elimination of disrespect and abuse during facility-based childbirth. https://www.who.int/publications/WHO-RHR-14.23, WHO: www.who.int/publications/i/item/9789241550215.

Wu AW (2000) Medical error: the second victim. The doctor who makes the mistake needs help too. BMJ 320:726–727

Wucherer-Huldenfeld AK (1994) Ursprüngliche Erfahrung und personales Sein, Anthropologie, Freud, Religionskritik, Böhlau

Zwei offene Briefe an Dr. J. Spaeth, Professor der Geburtshilfe an der k. k. Josefs-Akademie in Wien, und an Hofrath Dr. F. W. Scanzoni, Professor der Geburtshilfe zu Würzburg, von Dr. J. Ph. Semmelweis, Professor der Geburtshilfe an der königl. ungar. Universität zu Pest. (1861) Pest. Gustav Emich, Buchdrucker der ungar. Akademie. https://www.gutenberg.org/ebooks/40261

2 Wie weit reicht die reproduktive Autonomie der Frau?

Barbara Maier

2.1 Reproduktive Autonomie: „Values Clarification"

Die Methode der „Values Clarification" ermöglicht es, den Begriff der Autonomie näher und vor allem konkret zu bestimmen. Wertbegriffe sind abstrakter Natur, „open context terms" (Maier und Shibles 2010, S. 237). Sie bekommen erst in einem konkreten Zusammenhang ihre inhaltliche Bestimmung. Ein solcher ist in diesem Beitrag die Reproduktion aus Sicht der Frau.

Autonomie bzw. Selbstbestimmung lässt sich in zwei Richtungen entfalten: einerseits als Unabhängigkeit, als Freisein VON: von Abhängigkeiten, seien sie physisch, psychisch oder sozial, andererseits als Freiheit ZU: zur Selbstentfaltung, zur Selbstbeschränkung, zur Verantwortung für sich und andere (Maier 2000, S. 14–19).

Nach Kant ist Autonomie Selbstgesetzgebung des Individuums mit Verantwortung für die Folgen für all jene, die von seinen Handlungen betroffen sind. Die Voraussetzung dafür ist: „Sapere aude!" – zu wissen wagen, also die Befreiung von selbstverschuldeter Unmündigkeit zu ermöglichen (Kant, GrBA 421).

Selbstbestimmung kann laut V. Gerhardt (1999) in ihren vielen Facetten als Selbsterkenntnis, Selbstständigkeit, Selbstherrschaft, Selbstbestimmung und Selbstzweck, Selbstorganisation, Selbstbewusstsein, Selbststeigerung, Selbstverantwortung, Selbstbegriff, Selbstgesetzgebung und Selbstverwirklichung verstanden werden. All diese Aspekte von Autonomie spielen auch in reproduktiver Hinsicht eine Rolle.

Unabhängigkeit in der Reproduktion, also über die eigene Fortpflanzung selbst bestimmen zu dürfen, nicht fremdbestimmt zu sein, bedeutet, schwanger werden,

B. Maier (✉)
Wien, Österreich
E-Mail: barbara.maier@aon.at; barbara.maier@medizinuni-bgld.at; barbara.maier@med.sfu.ac.at

B. Maier und K.-H. Wehkamp (Hrsg.), *Ethik und Management für eine patientenzentrierte Medizin*, https://doi.org/10.1007/978-3-662-73308-0_2

schwanger bleiben, (in einem selbstbestimmten Geburtsmodus) gebären, ein Kind aufziehen zu können. Es bedeutet bei unerfülltem Kinderwunsch Zugang zu assistierter Fortpflanzungshilfe zu haben. Ebenso bedeutet es Zugang zu Verhütung, Schwangerschaftsabbruch, anonymer Geburt, Adoptionsfreigabe etc. zu erhalten.

Voraussetzung dafür ist die sexuelle Selbstbestimmung mit ihren Implikationen in Hinblick auf Fortpflanzung, aber auch weit darüber hinaus. Sie bildet die Basis für die Lebenssouveränität von Frauen.

„Values Clarification" im Kontext der Fortpflanzung definiert reproduktive Autonomie als RELATIONALE Autonomie, als Selbstbestimmung in Bezug auf die von den Entscheidungen Betroffenen, also die Kinder.

Menschliche Fortpflanzung ist nicht re-produktiv, sondern ein Sich-Fort-Pflanzen mit Verantwortung für die Folgen. Reproduktive Selbstbestimmung ist mit psychosozialer Selbstbestimmung eng verwoben.

Das Vorenthalten von Selbstbestimmung in diesem Bereich hat gravierende Konsequenzen – insbesondere für das gesamte Frauenleben und seine Entfaltung bzw. seine Beschränkung.

Wie weit reicht reproduktive Autonomie? So weit, wie für die Abwehr von Fremdbestimmung notwendig ist. Sie reicht aber nicht so weit, dass das Ausleben reproduktiver Autonomie mit erheblichen negativen Folgen für die davon Betroffenen, also die Kinder, ethisch vertretbar wäre.

Es geht also um RELATIONALE Autonomie, um Selbstbestimmung mit Blick auf Beziehung und Bezugssysteme und mit Verantwortung für die Folgen, die diese betreffen. Reproduktive Autonomie, verbunden mit anderen Werten, mit Gerechtigkeit und Fürsorge bzw. dem Nichtschadensprinzip, beinhaltet den Zugang zur Kinderwunschverwirklichung, aber auch zur Verhütung einer Schwangerschaft. Verweigerte Zugänge wirken sich körperlich, finanziell, emotional aus – und das lebensbestimmend. Dabei geht es nicht mehr allein um die Frau, es geht ebenso um das Kindeswohl, von der Konzeption über die Schwangerschaft zur Geburt, und folglich auch um das weitere Leben des Kindes. Das Nichtschadensprinzip verlangt eine unterstützende Schwangerschaftsbegleitung und die Ermöglichung einer sicheren Geburt. Verantwortung tragen hierfür sowohl die Schwangeren als auch ihre betreuenden Ärzt:innen – nach informierter Entscheidungsfindung.

2.2 Wie weit reicht reproduktive Autonomie in der Verhütung einer Schwangerschaft und beim Schwangerschaftsabbruch?

2.2.1 Kontrazeption und reproduktive Autonomie

Voraussetzungen für reproduktive Selbstbestimmung sind der Zugang zu Verhütungsmitteln sowie Informationen über ihre Wirkungsweise und ihre Nebenwirkungen. Es geht auch um die Leistbarkeit eines individuell angepassten Kontrazeptivums. Oft gewünscht, aber oft nicht leistbar, ist die Langzeitverhütung, deren Anschaffung eine größere finanzielle Belastung darstellt. Ärmere Frauen sind in ihrer reproduktiven Autonomie dadurch eingeschränkt. Bei medizinischen Grunderkrankungen gibt es „Indikationen“ zur Kontrazeption, die dann kostenfrei zur Verfügung stehen sollte.

2.2.2 Schwangerschaftsabbruch und reproduktive Autonomie

Wording und Framing beherrschen auch die Debatte über den Schwangerschaftsabbruch (Wehling 2019). Welche Worte man wählt und in welchen Zusammenhang, in welchen Rahmen sie gesetzt werden, verändert Inhalte beträchtlich. Werte und Bewertungen sind je nach Pro-Life- oder Pro-Choice-Einstellung mit divergenten Inhalten gefüllt. Erneut zeigt sich, dass Wertebegriffe „open context terms“ (Maier und Shibles 2010, S. 237) sind.

Es ist gewinnbringend, sich Wording und Framing in der Debatte über den Schwangerschaftsabbruch in Form von linguistischen Beispielen aus der Pro-Life-Perspektive (www.fairändern.at) und aus der Pro-Choice-Perspektive (www.keinmillimeter.at) anzusehen. Bei Pro-Life Argumentation wird von der Heiligkeit des Lebens gesprochen, vom Leben als Wert an sich, das deshalb nie einer Güterabwägung unterzogen werden darf. Schwangerschaftsabbruch ist demnach eine Sünde. Dem Embryo/Feten wird ein Recht auf Leben zugesprochen. Nicht berücksichtigt wird dabei, dass nur Menschen bzw. Personen Rechte haben können, nicht Embryonen oder Feten. Man ist überzeugt, dass Embryonen oder Feten bereits Personen sind. Der Fokus wird in der Debatte von der Frau auf den Embryo bzw. Fötus verschoben.

Im Wording und Framing der Debatte von Pro-Choice-Vertreter:innen (www.keinmillimeter.at) steht die Frau und ihre Selbstbestimmung im Zentrum, deshalb spricht man von „free reproductive/contraceptive life“ (dem freien reproduktiven/kontrazeptiven Leben), von „contraceptive freedom“ (Verhütungsfreiheit), von „contraceptive safety“ (kontrazeptiver Sicherheit), von „family planning as life planning“ (Familienplanung als Lebensplanung). Man prangert ein „denial of life planning methods“ (eine Verweigerung von Lebensplanungsmethoden) an, zudem ein „denial of contraceptive care“ (eine Verweigerung von kontrazeptiver Vorsorge). Und man fordert „freedom from reproductive coercion“ (Freiheit von reproduktivem Zwang). Solch ein Zwang, der sich aus dem Vorenthalten der Möglichkeit zu einem Schwangerschaftsabbruch ergibt, würde auch dem Phänomen „Regretting Motherhood“, dem Bereuen von Mutterschaft, Vorschub leisten – noch dazu durch Fremdbestimmung.

Wie es um Verhütung und Schwangerschaftsabbruch in Europa bestellt ist, wurde im European Abortion Policies Atlas (https://www.epfweb.org/node/939) beschrieben. Folgende Kriterien sind für die Beurteilung herangezogen worden:

- rechtlicher Status der Abbruchsversorgung,
- Zugang (einschließlich Fristen, verpflichtender, medizinisch nicht notwendiger Barrieren),

- Verfahren, Kostenübernahme durch das Gesundheitssystem,
- klinische Versorgung und Leistungen,
- (Online-)Informationen.

Der European Abortion Policies Atlas gibt aber nicht die Rate von Schwangerschaftsabbrüchen wieder (https://www.epfweb.org/sites/default/files/2021-09/ABORT%20Atlas_EN%202021-v10.pdf).

Es zeigt sich anhand obiger Kriterien, dass Nordeuropa, England, Frankreich und Spanien sehr gute Voraussetzungen bezüglich Prävention von unerwünschten Schwangerschaften, diesbezüglicher Aufklärung und Information, Zugang zu wirksamen Verhütungsmethoden und ggf. zu sicheren Schwangerschaftsabbrüchen haben. Zudem ist die rechtliche Regelung liberal. Die Autonomie von Frauen steht dabei im Fokus. Deutschland und Österreich befinden sich im schlechteren Mittelfeld. Der Zugang zum Abbruch ist erschwert, die Regelungen sind im Strafgesetzbuch verankert. In Polen und in Teilen des Balkans sind Frauen von der Kontrazeption bis hin zum Schwangerschaftsabbruch schlecht versorgt. In Polen, Monaco, Gibraltar, Andorra, Malta, aber auch in Liechtenstein haben sie keinen Zugang zu einem Schwangerschaftsabbruch – ausser bei Lebensgefahr.

Was sind die Voraussetzungen für reproduktive Selbstbestimmung in Österreich nach dem Positionspapier der Österreichischen Gesellschaft für Familienplanung (www.oegf.at)?

- Streichung des Schwangerschaftsabbruchs aus dem Strafgesetzbuch und Behandlung der Thematik in einem Fortpflanzungsmedizingesetz, um Schwangerschaftsabbruch (mit Formulierungen unter Einhaltung der Menschenrechte) und Verhütung (Regelung von Zugang und Kostenübernahme) ohne Barrieren zu ermöglichen.
- Streichung der Gewissensklausel für Ärzt:innen, die oft nur als Vorwand dient, unangenehme Interventionen nicht durchführen zu müssen, und den Zugang zu ausreichender Versorgung dadurch vielerorts unmöglich macht.
- Anerkennung von Schwangerschaftsabbrüchen als reproduktive Krankenkassen-Gesundheitsleistungen.
- Flächendeckender Zugang zum Schwangerschaftsabbruch in Österreich. Dieser wäre seit einiger Zeit prinzipiell möglich, weil nun auch in der Niederlassung ein medikamentöser Abbruch erlaubt ist. Es müssten sich nur genug Ärzt:innen finden, die diesen durchzuführen bereit sind. Das ist bisher nicht der Fall. Das Angebot von Schwangerschaftsabbrüchen in allen öffentlichen Krankenanstalten ist die Voraussetzung einer adäquaten Ausbildung von jungen Ärzt:innen.
- Prävention von ungeplanten/ungewollten Schwangerschaften durch den Zugang zu qualitativ hochwertiger sexueller Bildung und kostengünstiger bzw. kostenfreier Verhütung.

2.2.3 Wie weit reicht reproduktive Autonomie in der Verwirklichung eines Kinderwunsches mit assistierter Fortpflanzungshilfe?

Bei unerfülltem oder unter physiologischen Bedingungen (gleichgeschlechtliche Partnerschaften, Singles) unerfüllbarem Kinderwunsch stellt der Zugang zu assistierter Fortpflanzungshilfe eine Voraussetzung für die Realisierung von reproduktiver Autonomie dar.

Selbstverständlich kann kein Recht auf ein Kind bestehen, aber ein Recht auf Hilfe zur Verwirklichung eines Kinderwunsches unter bestimmten Voraussetzungen. Diese beziehen sich auf die Folgen für ein so entstandenes Kind.

Zur reproduktiven Autonomie gehört auch die Verfügung über eigene Eizellen und Embryonen. Bei einer In-vitro-Fertilisation oder einer Intrazytoplasmatischen Spermieninjektion gibt es z. B. die Option der Kryokonservierung von Eizellen wie auch von (überzähligen) Embryonen. Sie dient der Vermeidung von Transfers mehrerer Embryonen und dadurch der Vermeidung von Mehrlingsschwangerschaften, von erneuten hormonellen Stimulationen, Punktionen und allen Implikationen, die mit einer In-vitro-Fertilisation verbunden sind. Die Möglichkeit zur Kryokonservierung führt außerdem zu einer Steigerung der kumulativen Schwangerschaftsraten.

Im österreichischen FMedRÄG (Fortpflanzungsmedizinrechtsänderungsgesetz) ist eine Kryokonservierung für zehn Jahre erlaubt, im früheren FMedG (Fortpflanzungsmedizingesetz) nur für fünf Jahre – verlängert wurde die Frist auch wegen der Kinderwunschverwirklichung bei onkologischen Patientinnen, die dafür fünf Jahre rezidivfrei sein sollten.

Probleme nach der Kryokonservierung von Embryonen können auftreten, wenn Entscheidungen über die eingefrorenen Embryonen bei Tod eines der beiden Partner, bei Scheidung oder Trennung anstehen, da es zwei gemeinsame Eigentümer von Embryonen gibt. Dieses Problem besteht bei der Kryokonservierung von Eizellen nicht, weil hier genetisches Material von nur EINER PERSON betroffen ist.

Gehört zur reproduktiven Autonomie von Frauen auch die elektive Kryokonservierung von Eizellen ohne medizinische Notwendigkeit, allein wegen der Befürchtung von AGE („Anticipated Gamete Exhaustion")?

Frauen in der Gesellschaft des 21. Jahrhunderts wollen oder sehen sich aus verschiedenen sozialen Gründen dazu gezwungen, ihre Mutterschaft zu postponieren. Die ESHRE Task Force on Ethics und Law 2012 spricht sich deshalb für die Akzeptanz von Kryokonservierung von Eizellen wegen befürchteter AGE aus. „Junge" Eizellen reduzieren das Risiko von Aneuploidien, Aborten etc. Bisher ist die Return-Rate nach AGE sehr gering. Z. B. haben von 1468 Frauen nur 137 auf ihre eingefrorenen Eizellen zurückgegriffen (Cobo et al. 2016). Für den Fall der Fälle ist jedenfalls nach AGE keine Notwendigkeit von Eizellspenden gegeben. Außerdem mangelt es an Spenderinnen.

Was aber, wenn jenes Vorgehen von Arbeitgebern angeboten bzw. sogar forciert wird Drei Viertel der dazu befragten Frauen sagten, dass dies nichts an ihrer grundsätzlichen Familienplanung ändern würde, 83 % gaben an, dass sie diese Vorsorgemaßnahme treffen würden, weil kein adäquater Partner vorhanden sei. 95 % nannten als Motiv die Erfolgsaussichten, 94 % die Gesundheit der Nachkommen (Ikhena et al. 2017).

Eine gesellschaftliche Debatte über Reproduktionsmedizin berührt oft auch die Frage, wer mit wem Kinder bekommen sollte. Veraltete Familienkonzepte, aber auch Vorurteile gegenüber gleichgeschlechtlichen Paaren wie LGBTQI-Eltern spielen dabei eine Rolle.

Reproduktionsmedizinisch ist ein Splitting von Elternschaft in eine genetische (Samen- sowie Eizellspende), eine „gestatorische" (Wer hat das Kind ausgetragen?) und in eine soziale (Wer zieht das Kind auf?) möglich geworden. Schwierigkeiten können sich aus der Übernahme verschiedener Rollen in der gesplitteten Elternschaft ergeben. Aber auch für so entstandene Kinder ist häufig die Identitätsentwicklung erschwert. Und das nicht nur in der Pubertät.

Diesbezüglich werden in den meisten Staaten gesetzliche Regelungen geschaffen. Sie sollen festlegen, wer für das Kind Verantwortung zu übernehmen hat. Allerdings können sie sich von Land zu Land stark unterscheiden.

Stoff für Konflikte bietet zudem die Altersfrage. Bis zu welchem Alter dürfen sich Frauen ihren Kinderwunsch erfüllen? Auch noch, wenn sie über 60 oder gar über 70 Jahre alt sind? Was bedeutet eine so späte Mutterschaft für die Kinder? Wie lange können diese Mütter noch Verantwortung für ihre Kinder übernehmen?

Präimplantationsdiagnostik (PID) ermöglicht die genetische Abklärung einer BESTIMMTEN genetischen Disposition an einem 8-Zeller-Embryo durch eine Blastomeren-Biopsie. Die Voraussetzung dafür ist eine IVF (In-vitro-Fertilisation). PID hat zum Ziel, den Transfer eines Embryos mit der in Frage stehenden genetischen Disposition abzuwenden. In Österreich ist eine PID erst dann erlaubt, wenn mehr als drei Aborte/Totgeburten oder mehr als drei erfolglose IVF-Versuche durchgemacht worden sind.

Auch dabei geht es um das Kindeswohl. Ist denn nicht in zukünftigen Möglichkeiten über die Abklärung einer bestimmten Disposition hinaus auch eine Tendenz zum „perfekten" Kind („Produkt") inbegriffen? Es könnte sich unsere Auffassung von „wünschenswerten Kindern" verändern, und es wäre nicht mehr wichtig, ob das Kind in Zukunft glücklich ist, sondern ob wir mit dem Kind, das so „designt" worden ist, glücklich sind. Mit der Zeit ändern sich allerdings die soziokulturellen Vorstellungen von einem perfekten Kind. So könnten bei der Geburt des Kindes Eigenschaften gefragt sein, die keine Rolle mehr spielen, wenn das Kind erwachsen ist.

2.2.4 Wie weit reicht reproduktive Autonomie bei der Geburt?

Das Konzept der Natalität, unserer „Geburtlichkeit", besagt: Wir Menschen werden in einen genetischen Pool hineingeboren, in eine bestimmte Gefühls- und Erwartungswelt, in eine bestimmte Zeit, in eine bestimmte Gesellschaft etc., vor allem aber in ein soziales Atom, in ein enges Netz von Beziehungen, das die Grundlage für unsere Entwicklung bildet. Ein Atom ist etwas, das nicht mehr spaltbar ist, das soziale Atom ist nicht das Individuum, sondern die „Kernfamilie".

Wir bleiben (verstrickt) in Beziehungen, die wir nicht gewählt haben und die uns ein Leben lang begleiten werden. Sie formen die Matrix für die Entwicklung unserer Identität. So gestaltet sich der Anfang, der Ursprung unseres Seins, der für unser weiteres Leben bestimmend bleibt.

Die Geburt, das Gebären eines Kindes, stellt eine große Aufgabe dar – in Autonomie und Verantwortung für das zur Welt kommende Kind. Dabei ist Selbstbestimmung die Fähigkeit, Verantwortung zu übernehmen. Verantwortung erfordert die Mitwirkung der Frau in der Schwangerschaft und bei der Geburt zum Wohle ihres Kindes.

Geburtshelfer:innen haben die Aufgabe der Fürsorge für Mutter und Kind. Sie umfasst die Aufklärung über das richtige Verhalten in der Schwangerschaft, die Empfehlung des risikoärmsten Geburtsmodus und die Hilfestellung bei der Geburt (Neumann und Maier 2019).

Ein Fall für das Gericht

Nach einer Hausgeburt ist eine Hebamme in Wien wegen grob fahrlässiger Tötung verurteilt worden. Die Darstellung des Geschehens fußt auf der Beobachtung der Autorin und zahllosen Medienberichten. Diese gibt es, weil die Angeklagte eine ausgeprägte Litigation-PR betrieben hat. Die Gerichtsverhandlung war zudem öffentlich.

Was war geschehen? Eine Frau bekam ihr zweites Kind. Die Geburt des ersten Kindes war mit einem Kaiserschnitt beendet worden, weswegen sie sich um ihr Geburtserleben betrogen fühlte. In der ersten Schwangerschaft war ein Schwangerschaftsdiabetes festgestellt worden, den sie diätetisch behandelt hatte. Aufgrund von Plazentaresten hatte man eine Nachcurettage vornehmen müssen.

Sie wünschte sich bei ihrer zweiten Schwangerschaft eine Spontangeburt ohne schulmedizinische Interventionen zu Hause. Dazu suchte sie sich eine Hausgeburtshebamme.

Alle nationalen und internationalen Leitlinien sprechen sich für eine Spontangeburt nach Kaiserschnitt im Setting eines Krankenhauses aus – die Möglichkeit einer Re-Sectio muss für die Sicherheit von Mutter und Kind zu jedem Zeitpunkt gegeben sein.

Dies ist sowohl der Mutter als auch der von ihr gewählten Hausgeburtshebamme durch Oberärzt:innen zweier geburtshilflicher Abteilungen bei Kontrollen in der Schwangerschaft kommuniziert worden. Deren Ratschläge schlugen beide in ihrer Argumentation, Schulmedizin würde immer von einer natürlichen Geburt abraten und Angstmache betreiben, in den Wind.

Es kam zur Hausgeburt – ohne kardiotokografische (CTG-)Überwachung des Fötus bei protrahiertem Geburtsverlauf – und zu einer erst sehr späten und wie sich herausstellte zu späten Überstellung der Gebärenden in das nächstgelegene Krankenhaus mit geburtshilflicher Abteilung. Dort wurde innerhalb weniger Minuten die Geburt vaginaloperativ beendet. Allerdings starb das schwer asphyktische

Kind einige Tage später auf der neonatologischen Intensivstation. Das Krankenhaus erstattete Anzeige. So kam es zum Prozess, in dem sich die Hebamme verantworten musste. Die Mutter war als Zeugin geladen. Sie belastete die Hebamme in keinerlei Hinsicht und betonte, dass sie sich eine selbstbestimmte Geburt gewünscht habe mit einer gänzlich anderen Erfahrung als bei ihrer vorherigen Geburt im Krankenhaus, die mit einem sekundären Kaiserschnitt geendet hatte.

Die Staatsanwaltschaft sah die Hebamme, die trotz medizinischer Risikosituation die Geburt zu Hause übernommen hatte, für den Tod eines Mädchens verantwortlich, das fünf Tage nach der Geburt gestorben war. Das Urteil lautete 15 Monate bedingte Haft. Sie habe zwar „das Wohl der Mutter" im Auge gehabt, so der Richter, aber eine Kardiotokografie (CTG), ein Monitoring zur Sicherheit des Kindes unter der Geburt aber unterlassen sowie die Verlegung in das nächstgelegene Krankenhaus zu spät indiziert. Das müsse ihr vorgeworfen werden.

Die Geburt sei weder planerisch noch – was die Durchführung betreffe – lege artis erfolgt, die Risiken unter der Geburt seien zu erwarten gewesen. Sie seien auch von den Ärzt:innen bei den Kontrollen im Krankenhaus klar benannt worden.

Die Mutter des verstorbenen Babys unterstrich, dass ihr wichtig gewesen sei, in ihrem eigenen Tempo gebären zu können. Bei ihrer ersten Geburt im Krankenhaus-Setting hätten die Ärzte vieles über ihren Kopf hinweg entschieden. Aus diesem Grund sei für sie bei ihrer zweiten Schwangerschaft nur eine Hausgeburt infrage gekommen.

Vor der Urteilsverkündung verteilte eine Vertraute der Mutter an die anwesenden Medien-Vertreter:innen Zettel mit einem Statement der Mutter, in dem sie darlegte, dass ihre Hebamme keine Schuld am Tod ihrer Tochter treffe. Sie wünsche sich, dass dieses Verfahren eingestellt und ihr und ihrer Familie Raum für Trauer und die Verarbeitung ihres Schicksals gegeben werde.

Eine kritische ethische Analyse des geschilderten Gerichtsfalls

Darf ein selbstbestimmtes Gebären das Kindeswohl aufs Spiel setzen? Darf eine Hausgeburt mit gewünschtem Geburtserleben einer im Interesse des Kindes sicheren Entbindung im Krankenhaus vorgezogen werden?

Die Selbstbestimmung war in diesem Fall weder rational noch relational. Rational insofern nicht, als vernünftige Gründe für eine Geburt im Krankenhaus sprachen. Die Bedenken gegen eine Hausgeburt waren durch Expert:innen kommuniziert, aber von der Mutter wie der Hausgeburtshebamme in den Wind geschlagen worden. Die Entscheidung hat sich nur auf das gewünschte Geburtserlebnis, nicht auf das Wohl des Kindes bezogen. Für die Mutter gab es keine rechtlichen Konsequenzen, denn keine Frau kann zu einem Geburtsmodus gezwungen werden, den sie nicht möchte.

Ethisch gesehen hat die Mutter ihre Autonomie ohne Rücksicht auf das von ihren Entscheidungen betroffene Kind ausgelebt. Die Hebamme hat sie dabei unterstützt, ohne das Wohl des Kindes entsprechend zu berücksichtigen. Es ging hier nicht um relationale Autonomie. Selbstbestimmung war ausschließlich selbstbezogen und nahm keine Rücksicht auf das von der mütterlichen Entscheidung betroffene Kind.

Dabei hat die Hebamme auch ihre beruflichen Kompetenzen überschritten.

Eine rationale und relationale sowie verantwortungsvoll gelebte Autonomie hätte die Vorbedingungen dieser Schwangerschaft und die Expertise von Expert:innen in Hinblick auf eine sichere Geburt des Kindes berücksichtigen müssen.

2.3 Ethisch-kritische Beurteilung von Umfang und Begrenzung reproduktiver Autonomie

2.3.1 Was wären die Folgen des Verlusts von reproduktiver Selbstbestimmung der Frau?

- Ein Vorenthalten von Verhütungsmöglichkeiten hätte unerwünschte Schwangerschaften zur Folge und würde zu vermehrten Schwangerschaftsabbrüchen führen. Aber vor allem, wenn Frauen dazu gezwungen würden, Schwangerschaft und Geburt zu durchleben, zöge das „Mütter wider Willen“ und problematische Beziehungen zu ihren Kindern nach sich. Ob sich „Regretting Motherhood“, also das Bereuen, Mutter geworden zu sein, und das massive Leiden unter diesem Umstand durch reproduktive Autonomie ganz verhindern ließe, ist nicht definitiv zu beantworten. Eine Frau durch Schwangerschaft und Geburt zu „zwingen“, erhöht allerdings das Risiko von „Regretting Motherhood“ beträchtlich.
- Ein erschwerter Zugang zu assistierter Fortpflanzungshilfe wäre eine Diskriminierung von Frauen mit unerfülltem Kinderwunsch. Das meint aber NICHT, ein Recht auf Kinder zu haben, sondern lediglich, die Möglichkeit zu bekommen, Hilfe zur Kinderwunsch-Verwirklichung zu erhalten – unter Berücksichtigung des Kindeswohls.

2.3.2 Wo sind die Grenzen reproduktiver Autonomie?

- Die wichtigsten Grenzen reproduktiver Autonomie sind bei Gefährdung des Kindeswohls zu ziehen. Solche Grenzen gibt es weder bei der Verhütung noch beim Schwangerschaftsabbruch.
- Grenzen reproduktiver Autonomie sind zu berücksichtigen, wenn Letztere das Beziehungsgefüge in der Schwangerschaft und bei der Geburt gefährden würde. Ein Beispiel dafür ist das Splitting von Elternschaft, wenn sich die verwirrende Frage stellt „Who is who in parenting?“ Das kann zu Schwierigkeiten der beteiligten Personen mit ihrer Elternrolle und bei den so entstandenen Kindern zu Identitätsproblemen führen.
- Grenzen reproduktiver Autonomie werden durch die Gesellschaft über Zugänge oder deren Verweigerung gesetzt. Dies bedarf einer ethisch-kritischen Analyse in Hinblick auf ideologisch verbrämte Motive und die Folgen, die sich daraus ergeben.

- Begrenzungen reproduktiver Autonomie durch kulturell festgelegte Familienkonzepte mit zu Grunde liegenden problematischen Wertvorstellungen sollten medizinethisch in Hinblick auf ihre Folgen untersucht werden.

2.3.3 Reproduktive Selbstbestimmung: rational – relational – verantwortlich

Rational zu handeln, bedeutet, Entscheidungen auf eine vernünftige Basis zu stellen, bereit zu sein, die Folgen zu tragen. Relational zu handeln, bedeutet, verantwortlich in Bezug auf die Menschen in dem jeweiligen Beziehungs- und Bezugsgefüge zu agieren.

Bei Verhütung und Schwangerschaftsabbruch gibt es keine Konsequenzen für ein etwaiges Kindeswohl, die Frau hat in den Bereichen ihre vollständige Autonomie. Es ist ihr Recht, kinderlos bzw. kinderfrei zu bleiben und diesbezüglich auch nicht diskriminiert zu werden – welche Gründe auch immer sie dafür haben mag.

Bei der Fortsetzung einer Schwangerschaft und bei der Geburt ist ihre Autonomie rational und relational. Sie lebt diese in Verantwortung für das in ihr heranwachsende und durch sie zu gebärende Kind. Das gilt nach spontaner Konzeption wie auch bei Inanspruchnahme assistierter Fortpflanzungshilfe (Maier 2025).

Literatur

Cobo A, García-Velasco JA, Coello A, Domingo J, Pellicer A, Remohí J (2016) Oocyte vitrification as an efficient option for elective fertility preservation. Fertil Steril 105:755–764.e8. https://doi.org/10.1016/j.fertnstert.2015.11.027. Epub 2015 Dec 10 PMID: 26688429

Gerhardt, V (1999) Selbstbestimmung. Das Prinzip der Individualität. Reclam Nr. 9761, Stuttgart

ESHRE Task Force on Ethics and Law (2012) Oocyte cryopreservation for age-related fertility loss Human Reproduction https://doi.org/10.1093/humrep/des029 file:///C:/Users/Barbara%20Maier/Downloads/Task%20Force%2018-2.pdf

European Abortion Policies Atlas: https://www.epfweb.org/node/939

https://www.epfweb.org/sites/default/files/2021-09/ABORT%20Atlas_EN%202021-v10.pdf. Zugegriffen: 21. Jan 2025

Ikhena-Abel DE, Confino R, Shah NJ, Lawson AK, Klock SC, Robins JC, Pavone ME. (2017) Is employer coverage of elective egg freezing coercive? A survey of medical students' knowledge, intentions, and attitudes towards elective egg freezing and employer coverage. J Assist Reprod Genet. 34:1035–1041. https://doi.org/10.1007/s10815-017-0956-9. Epub 2017 Jun 2. PMID: 28577184; PMCID: PMC5533686

Kant I Grundlegung zur Metaphysik der Sitten. Hg. Weischedel W. (1960) Werkausgabe Bd VII, 14. Aufl., Frankfurt a. M. Suhrkamp Verlag Gr.BA 421 oder AA IV 421

Maier B (2000) Ethik in Gynäkologie und Geburtshilfe. Entscheidungen anhand klinischer Fallbeispiele. Springer, Berlin, Heidelberg, New York, Barcelona, Hongkong, London, Mailand, Paris, Singapur, Tokio

Maier B (2025) Ethik und reproduktive Autonomie. Eine Standortbestimmung, Bd 53/2 gynäkologische praxis, Seite 180–191

Maier B, Shibles WA. (2010) The Philosophy and Practice of Medicine and Bioethics. A Naturalistic Humanistic Approach. New York: Springer

Neumann H, Maier B (2019) Geburt positiv erleben. Chancen und Grenzen moderner Entbindungsmöglichkeiten Springer

Österreichisches Fortpflanzungsmedizinrechtsänderungsgesetz: Ö FMedRG https://www.ris.bka.gv.at/GeltendeFassung.wxe?Abfrage=Bundesnormen&Gesetzesnummer=10003046

ÖGF: Österreichische Gesellschaft für Familienplanung: www.oegf.at

Wehling E (2019) Politisches Framing. Wie eine Nation sich ihr Denken einredet – und daraus Politik macht. Ullstein Taschenbuch, 4. Aufl.

www.fairändern.at. Zugegriffen: 21. Jan 2025

www.keinmillimeter.at. Zugegriffen: 21. Jan 2025

3 Aufklärung – Einwilligung – Selbstbestimmung – und ärztliche Haftung in geburtshilflichen Extremsituationen

Christoph Brezinka

3.1 Einführung

Es steht außer Zweifel, dass dem Komplex Aufklärung – Selbstbestimmung *(„informed consent – informed refusal")* bei der sehr speziellen Konstellation „Schwangerschaft und Geburt" eine andere Bedeutung zukommt als etwa bei einer orthopädischen Fragestellung mit den Alternativen „Operation am Knie" bzw. „Weiter-Humpeln". Hier muss betont werden, dass der Verfasser zwar Gerichtsgutachter, aber kein Jurist ist und es zur Thematik des Titels dieses Beitrags kaum eindeutige Höchstgerichtsurteile gibt. Sollte es in den nächsten Jahren zu einer Erkenntnis des OGH oder des BGH in einer Causa bei Entscheidungsfindung in einer geburtshilflichen Extremsituation kommen, so kann der Ausgang ein anderer sein, als in den Beispielen des vorliegenden Textes suggeriert wird.

Man kann seit Jahrzehnten eine Kontinuität in der Spruchpraxis der Höchstgerichte erkennen, worin die Autonomie und Selbstbestimmung der Patienten betont wird. Abgelehnt wird in den Urteilsbegründungen der traditionelle „paternalistischen" Zugang der Medizin – und der Ärzte, die meinen, es in manchen Situationen besser zu wissen als der selbstbestimmte Patient. Niemand kann gezwungen werden, nach Maßgabe von Dritten vernünftig zu handeln (Ulsenheimer und Gaede 2021).

C. Brezinka (✉)
WOMED, Innsbruck, Österreich
E-Mail: christoph.brezinka@chello.at

B. Maier und K.-H. Wehkamp (Hrsg.), *Ethik und Management für eine patientenzentrierte Medizin*, https://doi.org/10.1007/978-3-662-73308-0_3

3.2 Aufklärung über Schwangerschaft und Geburt

Es ist kein Wunder, dass 30 % der Ärztewitze mit der Patientenaufklärung zu tun haben, etwa: „„Herr Doktor, wie steht es mit mir, was soll ich tun?“ „Nun, kaufen Sie keine Langspielplatten mehr und fangen Sie keinen Fortsetzungsroman mehr zu lesen an …““(Hardy 2020). Freud, der dem Witz eine sehr ernste Monografie gewidmet hat, schrieb, die Stimme im Witz sei das Über-Ich, das im Humor so liebevoll tröstlich zum eingeschüchterten Ich spreche (Freud 1905).

Die Geburtshilfe besitzt die Besonderheit, tatsächlich mit „zwei Patienten“ konfrontiert zu sein, nämlich mit der Schwangeren bzw. Mutter und dem ungeborenen oder geborenen Kind. Der Nasciturus ist, wie die werdende Mutter, vertraglich und deliktisch geschützt. Dem zivilrechtlichen Haftungsrecht für Ärzte und Hebammen ist die Kontrolle inhärent, ob *„die Patientin die von ihr zu beanspruchende medizinische Qualität auch erhalten hat“* (Bock und Brezinka 2024).

Sehen wir uns zwei Standardsituationen an, wie sie jede Woche in den Kreißsälen auftreten:

- Es ist zwei Uhr früh: eine Erstgebärende am Geburtstermin mit kindlichem Schädel auf Beckenmitte. Die Geburt geht zügig voran, die Frau, die zuvor eine PDA abgelehnt hat, hat nun starke Wehenschmerzen und will plötzlich einen Kaiserschnitt.
- Am nächsten Tag zur selben Zeit: Eine Zweitgebärende, die in der letzten Schwangerschaft einen Akutkaiserschnitt hatte, zeigt bei der Aufnahmeuntersuchung ein suspektes CTG mit Dezelerationen, im Ultraschall ist unklar, ob die Narbe der alten Sectio den Wehen noch standhält. Die Patientin verweigert die Einwilligung zum Kaiserschnitt, weil sie diesmal eine natürliche Geburt will.

Beiden Fällen ist gemeinsam, dass die Gebärenden die von Ärzten bzw. Hebammen vorgeschlagenen Wege ablehnen. Im medizinischen Sinn vernünftig wären – die Fortsetzung der Vaginalgeburt in Fall 1 und der dringliche Kaiserschnitt (Sectio) in Fall 2. Beide von den Gebärenden gewünschten Vorgangsweisen bringen dagegen ein deutlich erhöhtes Risiko für Mutter und Kind mit sich. Die Nichterfüllung der Patientinnenwünsche setzt genauso wie die Erfüllung die verantwortlichen Ärzte einem hohen Haftungsrisiko aus.

Nun stellen Diskrepanzen zwischen ärztlichen Empfehlungen und Patientenwünschen in der Aufklärungssituation im medizinischen Alltag keine Besonderheit dar: Eine Patientin will Mammaimplantate der Größe F, die Ärztin empfiehlt Größe B – hier ist meist viel Zeit, Pro und Contra sowie die Langzeitfolgen der verschiedenen Vorgangsweisen zu diskutieren. Schlimmstenfalls reist die Patientin für die von ihr gewünschten Implantate über die Grenze ins benachbarte Ausland.

Die Besonderheit der Situation im Kreißsaal besteht darin, dass sie durch die Dynamik der Geburt bestimmt wird und es meist nur ein beschränktes Zeitfenster gibt, in dem ein spezieller Weg eingeschlagen werden kann. Der „Passagier Kind“

befindet sich in der empfindlichsten Phase seines Daseins: Alle von uns, die vaginal geboren wurden, hatten dabei für einige Minuten einen Sauerstoffpartialdruck wie am Hillary Step knapp unterhalb des Gipfels des Mount Everest (Eastman 1954).

Eine Einwilligungsentscheidung für einen medizinischen Eingriff ist immer eine Kosten-Nutzen-Entscheidung, also eine Konfliktentscheidung, in deren Rahmen unterschiedliche Werte abgewogen werden müssen. Schablonenhaft ausgedrückt steht dabei die unangenehme Vorstellung, sich den Bauch aufschneiden zu lassen, dem Nutzen gegenüber, dass dadurch eine Erkrankung vermieden, geheilt oder gelindert werden kann. Einwilligungsunfähig ist, wer wegen Minderjährigkeit, geistiger Behinderung oder psychischer Erkrankung nicht erfassen kann, welchen Wert oder Rang die von der Einwilligungsentscheidung berührten Güter und Interessen für sie/ihn haben, um welche Tatsachen es bei der Entscheidung geht, welche Folgen und Risiken sich aus der Einwilligungsentscheidung ergeben und welche Mittel es zur Erreichung der mit der Einwilligung angestrebten Ziele gibt, die sie/ihn möglicherweise weniger belasten. Versagt man, Rechtsgüter auszuüben, so kann dies lediglich als Akt der Fürsorge gerechtfertigt werden (Amelung 1998).

Die „psychische Ausnahmesituation Geburt" ist rechtshistorisch ein Rettungspassus für Frauen, denen vorgeworfen wurde, das Neugeborene nach der Geburt getötet zu haben (Löcher 2014). Dieser Milderungsgrund des Ausnahmezustands Geburt wurde in vergangenen Zeiten häufig berücksichtigt, um nicht die sonst sichere Todesstrafe verhängen zu müssen (Oergel 2011). In Mitteleuropa kann eine Frau für „unvernünftiges" Handeln, das zur intrauterinen Schädigung des Kindes führte, nicht verantwortlich gemacht werden, in den USA ist dies anders (Varney 2024).

3.3 Der medizinisch nicht indizierte Kaiserschnitt auf Wunsch der Schwangeren

Bis gegen Ende der 1990er Jahre gab es bei gynäkologischen Fachtagungen und Fortbildungen einen fixen Programmpunkt: mindestens einen Hauptvortrag eines strengen Juristen, der die Wunschsectio zum „nicht indizierten Eingriff" erklärte und daher als „klar sittenwidrig und unärztlich" bezeichnete. Auch eine noch so bereitwillig gegebene Zustimmung der Schwangeren/Gebärenden zu diesem Eingriff sei nach § 228 StGB (Deutschland) unwirksam (Ulsenheimer 2000). Bei jenen Vorträgen verwies man stets auf Regressforderungen der Krankenkassen gegen die handelnden Ärzte – wegen der Mehrkosten, die der nicht indizierte Kaiserschnitt im Vergleich zur Vaginalgeburt verursachte. Auf dem Gebiet kam es in den letzten Jahren zu einer deutlichen Verschiebung der Meinungen und Mentalitäten, auch und gerade bei Juristen: Angesichts der Bedeutung des Selbstbestimmungsrechts bestehen gegen die Durchführung einer Wunschsectio die grundsätzlichen Einwendungen von einst nun nicht mehr (Bock und Brezinka 2024). An geburtshilflichen Abteilungen in Österreich wird mittlerweile die Wunschsectio nach ausführlicher

Aufklärung und Beratung der Schwangeren auf ihren ausdrücklichen Wunsch als primäre Sectio vor Beginn der Wehen geplant und vorgenommen.

Die Wunschsectio auf Abruf zu jedem Zeitpunkt der Vaginalgeburt wird aus mehreren Gründen nicht vorgehalten, da so eine Wunscherfüllung mehrere Faktoren berücksichtigen muss: Wie weit ist die Geburt fortgeschritten, wie groß wäre bei Durchführung eines Kaiserschnittes die Gefährdung von Mutter (Harnblasenverletzung) und Kind (Hirnblutung)? Gefürchtet sind die Probleme, die der späte Kaiserschnitt mit sich bringt: Der kindliche Schädel steckt im Becken fest, lässt sich auch durch Druck von vaginal nicht lösen. Man muss den Hautschnitt und die Uterotomie nach oben erweitern, durch die heftigen Manipulationen, um den Kopf des Kindes zu umfassen, kann es zu einer Hirnblutung, bei der Entwicklung der Schultern zu einer Erb'schen Lähmung beim Kind kommen. Wenn dabei ein Riss im Uterus entsteht, kann eine Hysterektomie bei der Mutter nötig sein.

Genauso wichtig ist die Frage, wie es um die Verfügbarkeit der Anästhesisten, des OPs und des OP-Personals bestellt ist: Soll nachts eine akute Blinddarmoperation oder Hirnblutung bei anderen Patienten warten, weil im einzigen verfügbaren OP erst in großer Eile der Wunsch nach der indikationslosen Sectio befriedigt und die ansonsten drohende Vaginalgeburt verhindert werden muss? Zwangsläufig muss die medizinische Sicht in so einem Kontext auch nichtgynäkologische und selbst männliche Patienten einbeziehen: In ganz Österreich haben die Geburtshelfer lediglich an vier bis fünf Großkliniken den Luxus eines nur für sie Tag und Nacht bereitstehenden Anästhesieteams, während sich die übrigen ca. 70 Gebärabteilungen die Anästhesisten mit den anderen Fächern teilen müssen.

3.4 Geburtsvorgang als temporäre Kompetenzbeeinträchtigung?

Warnungen der Patienten vor ihrem eigenen Verhalten in der bevorstehenden Behandlungssituation sind aus der psychiatrischen und der zahnärztlichen Literatur als „Odysseus-Verfügung" bekannt (Erdman 2023; Hallich 2024). Diese beruht auf dem Befehl von Odysseus an seine Mannschaft, ihn an den Mast des Schiffes zu binden, wohingegen sie sich Wachs in die Ohren stopfte, um beim Durchrudern der Meerenge zwischen Scylla und Charybdis nicht vom Gesang der Sirenen abgelenkt zu werden (Homer 1986). Der Stellenwert dieser Kombination von Selbsterkenntnis und Antizipation ist bei Gericht und im medizinethischen Diskurs umstritten, da Letzterer davon ausgeht, dass der Geburtsvorgang eine temporäre Kompetenzbeeinträchtigung darstellt (Burcher 2013). Auch auf das anachronistische Hierarchieverständnis ist hinzuweisen: Odysseus war der König von Ithaka, seine Mannschaft musste ihm gehorchen, die Gebärende ist keine Königin, Hebammen und Ärzte sind keine Untertanen. Zu einem zeitgemäßeren Zugang führt die Präambel der deutschen Patientencharta, die lautet: *„Der Patient ist für seine Gesundheit mitverantwortlich und kann durch eine gesundheitsbewusste Lebensführung, durch frühzeitige Beteiligung an gesundheitlichen Vorsorgemaßnahmen sowie* *durch aktive Mitwirkung an Krankenbehandlung und Rehabilitation dazu beitragen, den Eintritt von Krankheit und Behinderung zu vermeiden oder ihre Folgen zu überwinden."* (BMG 2002).

Ungeklärt ist, ob eine „Vorwarnung" seitens der Patientin, z. B. an die Hebamme, ein bewusstes Abgehen von der mitwirkenden Rolle ist – oder eine besonders gut angepasste Form der Mitwirkung im Rahmen der von der Gebärenden antizipierten Situation. Diese Fragestellung bietet Stoff für ein ganzes Seminar in Psychosomatik und Medizinrecht.

3.5 Einwilligung in der Geburtshilfe und drei Fallbeispiele

„Euch kriegt man eh nur über die mangelnde Aufklärung …" – dieser joviale Satz eines Richters am Abend nach einem Medizinrechtseminar ist dem Verfasser nachhaltig in Erinnerung geblieben. In geburtshilflichen Arzthaftungsverfahren, die in den USA „bad baby cases" heißen, ist die richterliche Beurteilung der Glaubwürdigkeit der Berichte und Aussagen von Arzt, Hebamme und Patientin entscheidend. Am erfolgreichsten wird jene Klägerin sein, die sich am überzeugendsten überfordert und beschränkt präsentieren kann. Am erfolglosesten wird der Arzt sein, der allen Klischees von arrogant ~~über~~ bis hin zu besserwisserisch entspricht. Kritisch in der Bewertung ist dabei: Die Wirksamkeit einer Einwilligung hängt davon ab, ob die Einwilligende die Tragweite ihrer Entscheidung überblickte.

Im Allgemeinen hält sich die Rechtsprechung an ein paar Grundprämissen: Es wird unterstellt, dass jede Schwangere ihre Schwangerschaft gesund zu einem erfolgreichen Ausgang bringen will bzw. möchte, dass ihr Kind gesund geboren wird. Die Gesundheitsberufe müssen im Rahmen ihrer Möglichkeiten dafür sorgen, dass diese Ziele erreicht werden. Andererseits hat die Rechtsprechung in Sachen Aufklärung und Einwilligung Vorgaben gemacht, die ein rasches Handeln in Akutsituationen unmöglich zu machen scheinen. Freilich beruhen die einschlägigen Urteile/Erkenntnisse, bei denen nun einzelne herausgerissene Formulierungen als sentenzartige Leitsätze ein Eigenleben als vermeintliche Normen des ärztlichen Handelns führen, meist auf elektiven Operationen – und zwar im Bereich der Schönheitschirurgie. Auch die früher leider verbreitete Unsitte des „Einfach-weiter-Operierens", nachdem der eigentliche Zweck der vorher aufgeklärten OP schon erfüllt war, hatte viele Grundsatzurteile zur Folge.

Das heißt aber nicht, dass man – bei Gefahr im Verzug – am Sonntag um 2 Uhr früh die gestresste Schwangere und ihr Kind nun durch Nicht-Handeln bzw.- Zuschauen die BGH-/OGH-Urteile zu Nasenscheidewandoperationen ausbaden lässt: Das geburtshilfliche Team muss das tun, was medizinisch richtig und indiziert ist und wovon man weiß, dass die Patientin das auch so wollen würde, wäre sie bei Bewusstsein und bei Verstand.

3.5.1 OGH zur Aufklärungspflicht

Erstgebärende, 148 cm Körpergröße, 43 kg Gewicht zu Beginn der Schwangerschaft, Schwangerschaftsverlauf unauffällig, in der 36. SSW das Kind im Ultraschall auf 2900 g geschätzt. Die Patientin gab an, sie *„mache sich wegen der Größe des Kindes Sorgen"*. Es ist kein strukturiertes Gespräch mit der Ärztin über die Frage des zu erwartenden Gewichts des Kindes bei der Geburt dokumentiert, lediglich die Aussage *„Man werde sehen, wie es gehe"*. Drei Wochen später, in der 39. SSW, kam es zu einem spontanen Beginn von Wehen, im Aufnahmebefund ist ein Blasensprung vermerkt – und der Schädel hoch im Beckeneingang. Der Geburtsverlauf war schleppend, die Betreuung erfolgte durch eine Hebamme.

Knapp 24 h später war der Muttermund verstrichen, der kindliche Schädel –1, die Wehen wurden mit dem Medikament Syntocinon® gesteigert. Später gab die Patientin bei Gericht an, dass sie ab den frühen Morgenstunden die Hebamme nach einem Arzt bzw. einer Ärztin gefragt habe, der/die allerdings nicht gekommen sei. Sie und ihr Mann unterstrichen, dass sie um einen Kaiserschnitt ersucht hätten, der allerdings nicht durchgeführt worden sei. Als sich das CTG immer pathologischer entwickelte, fiel die Entscheidung für die operative Vaginalgeburt mittels Vakuums (Saugglocke), der einzige Vermerk lautete: „Schulterdystokie, schwere Entwicklung". Es kam zur Geburt eines Knaben mit 3600 g, 50 cm, Apgar 7/9/10, pH-Wert 7,21 und einer Plexusläsion rechts. Ein neuropädiatrisches Gutachten beschreibt eine komplette Plexus-brachialis-Läsion mit Abriss aller Nerven und kommt zu dem Schluss: „Somit muss leider gesagt werden, dass dieser rechte Arm unbrauchbar und funktionslos bleiben wird." Die Eltern klagten. In der ersten Instanz, beim Landesgericht, wurde die Klage abgewiesen, bei der Urteilsbegründung konzentrierte man sich auf medizinische Fragen der Vorhersehbarkeit und der Lösungsmanöver der Schulterdystokie. In der Revision konzentrierte sich das **Oberlandesgericht** auf die ärztliche Aufklärungspflicht und gab der Klage wegen mangelhafter Aufklärung statt. „Auf Wunsch des Patienten ist der Arzt als Ausfluss des Behandlungsvertrages zu einer medizinischen Aufklärung auch dann verpflichtet, wenn er aufgrund seines medizinischen Fachwissens einen Kaiserschnitt nicht als indiziert ansieht." „Auch wenn die Anwesenheit einer Hebamme der Geburt ohne Risikofaktoren genüge, sei von ihr nach einem solchen Begehren der Arzt zu rufen und dieser habe für eine medizinische Aufklärung zur Verfügung zu stehen, wenn dies der Patient wünsche."

Der OGH bestätigte dieses Urteil und hielt zusätzlich fest:

„Es ist nicht nachvollziehbar, warum ab dem Beginn des Geburtsvorgangs schlechthin keine ärztliche Aufklärungspflicht mehr bestehen sollte."

„Dass die Mutter des Klägers zum Zeitpunkt ihres Ersuchens nicht mehr in der Lage gewesen wäre, die erbetene ärztliche Meinungsäußerung zu verstehen und eine eigenverantwortliche Entscheidung über die Entbindungsart zu treffen, hat die beklagte Partei nicht nachgewiesen. Auch andere Patienten werden sich häufig in Ausnahmesituationen befinden, ohne dass deshalb eine ärztliche Aufklärung jedenfalls sinnlos wäre." (5 Ob 162/03i).

3.5.2 Verweigerung des Kaiserschnitts

Spontane Zwillingsschwangerschaft bei 32-jähriger Patientin, die in den Jahren zuvor zwei vaginale Spontangeburten (4200 g, 3900 g) hatte. Während der regelmäßigen Schwangerenkontrollen äußerte die Patientin einen ausgeprägten Wunsch nach einer Vaginalgeburt.

In der SSW 39 + 1 kam die Patientin mit Wehen und Blasensprung um 3.15 Uhr morgens ins Krankenhaus. Der Oberarzt legte fest, dass eine Vaginalgeburt anzustreben sei, da laut der letzten Ultraschalluntersuchung (zwei Tage zuvor) beide Kinder in Schädellage waren. Um 5.16 Uhr kam es zur Spontangeburt des ersten Kindes, es wog 3000 g und hatte einen (günstigen) pH-Wert von 7,27. Nach 10-minütigem Abwarten wies der Oberarzt die Assistentin an, die Fruchtblase des zweiten Kindes zu sprengen – es rann klares FW ab, allerdings war der führende Kindsteil nicht klar zu tasten und das CTG sehr tachykard. Die Patientin ließ sich nicht vaginal untersuchen, warf sich herum, betonte immer wieder, sie wolle keinen Kaiserschnitt. Der Oberarzt holte ein Ultraschallgerät, das Gerät funktionierte nicht, auch bei einem zweiten Gerät, das in den Kreißsaal gebracht worden war, gab es zunächst technische Probleme. Gegen 6 Uhr stand die Diagnose „Schräglage bzw. Beckenendlage" fest. Die Patientin stieg aus dem Bett, sie wollte nicht liegen und keinesfalls einen Kaiserschnitt. Um 6.40 Uhr gelang es der Hebamme nicht, bei der vaginalen Untersuchung einen plausiblen Tastbefund zur Lage und Einstellung des führenden Kindsteils zu erheben. Dann durfte der Oberarzt wieder untersuchen, er tastete kleine Teile (Hände, Füße, Nabelschnur). Bei einem Pressversuch kam es zum Vorfall eines Armes des Kindes. Nun erfolgte die Alarmierung zur Aktusectio. Die Patientin verweigerte auch am Weg in den Sectio-OP die Einwilligung, da sie sich weiterhin eine Vaginalgeburt wünschte. Die Geburt mittels Akutsectio war um 7.13 Uhr, ein Knabe mit einem Gewicht von 3260 g und einem pH-Wert von 6,79 wurde geboren und mittels Akuttransports in das nächste Neonatologiezentrum in das Nachbarbundesland gebracht, wo er nach drei Tagen verstarb.

Fünf Jahre später klagte die Patientin – das Verhalten der Ärzte, die nicht bei ihrer Aufnahme im Kreißsaal, sondern erst nach der Geburt des ersten Kindes einen Ultraschall gemacht hätten, sei *„grob fahrlässig"* gewesen. „Grob fahrlässig" sei auch gewesen, nicht früher einen Kaiserschnitt zu machen, am besten gleich eine primäre Sectio beim Eintreffen im Krankenhaus. Grobe Fahrlässigkeit („auffallende Sorglosigkeit") liegt nach der in Österreich gängigen Definition vor, *wenn die Sorgfaltswidrigkeit so schwer ist, dass sie einem ordentlichen Menschen keinesfalls unterläuft.* Die damals aktuelle Auflage des Facharztlehrbuchs „Die Geburtshilfe" forderte keine ständige Ultraschallbereitschaft bei der Leitung der vaginalen Zwillingsgeburt. Vielmehr wurde besonders auf die Notwendigkeit der exakten Gewichtsschätzung vor Geburtsbeginn hingewiesen (Krampl 2004). Im Nachhinein wurde vor Gericht gefordert, dass sich die Ärzte über die dezidierte Willensäußerung einer Patientin hätten hinwegsetzen müssen. Das war diesen aber erst vertretbar erschienen, als eine eindeutige Akutsituation vorgelegen war (Armvorfall). Vor Gericht widersprachen sich die Zeugen unter Eid: Die Klägerin konnte sich nicht erinnern, sich dezidiert eine Vaginalgeburt gewünscht zu haben, die bei der Geburt anwesenden Ärzte (Gynäkologen und Anästhesisten) sowie Hebammen erinnerten sich gut an die lautstarken Willensäußerungen gegen die Sectio – bis zum Einleiten der Vollnarkose. Aufgrund der Seltenheit des Falls war diese Situation allen sehr gut in Erinnerung. Die Klage wegen grober Fahrlässigkeit wurde abgewiesen.

3.5.3 Odysseus-Verfügung vor der Vaginalgeburt

Eine gesunde 25-Jährige war drei Jahre zuvor von ihrem ersten Kind problemlos vaginal entbunden worden, sie ging für Schwangerenkontrollen und die Geburt in dasselbe Spital. Drei Wochen vor dem Geburtstermin wurde sie anhand des *Thieme-Aufklärungsbogens* umfassend über die möglichen geburtshilflichen Maßnahmen informiert. Dabei gab sie auch an, sie habe sich in geburtshilfliche Texte eingelesen und könne sich gut an ihre letzte Geburt erinnern. Aufgrund der Terminüberschreitung erfolgte eine stationäre medikamentöse Einleitung der Geburt. Während die Hebamme die Badewanne für das Entspannungsbad einließ, erklärte ihr die Schwangere, sie könne bei der Geburt „laut werden“, und warnte sie vor möglichen verbalen Entgleisungen. Es zeigte sich in der Folge bei der Zweitgebärenden ein guter Geburtsfortschritt. Als der Schädel in Beckenmitte war, forderte die Gebärende einen sofortigen Kaiserschnitt. Ihr wurde gesagt, dass es dafür zu spät sei. Kurz darauf machte der Oberarzt ein Vakuum (Saugglocke), ein gesunder Knabe (3800 g, Apgar 8/9/10, pH 7,25) wurde geboren. Die Mutter freute sich überhaupt nicht über das Kind und wollte es auch nicht im Arm halten. Nach der Entlassung klagte sie das Krankenhaus wegen traumatisierender Geburt, da der von ihr unter der Geburt mehrfach explizit geäußerte Wille, einen Kaiserschnitt zu bekommen, ignoriert worden sei.

3.6 Tipps eines alten Gerichtssachverständigen

Potenziell konfliktbeladene Geburtsverläufe sollten zeitnah besonders gut mit genauen Zeitangaben dokumentiert werden. Es empfiehlt sich, selbst zu schreiben, nicht in ein Gerät oder einer Assistenz zu diktieren – man „schwafelt“ weniger. In einer Epikrise soll es ermöglicht werden, auch im Nachhinein den atmosphärischen und organisatorischen Kontext der Situation im Kreißsaal darzustellen:

- „22-Jährige, III Para, ca. 37. SSW, von Rettungswagen mit Wehen aus Flüchtlingsheim XY gebracht, spricht nur Pashtu, Begleiterin (Name) spricht gebrochen Englisch, kein Mutter-Kind-Pass.“
- „44-Jährige, Ig T + 15 nach ICSI (Eizellspende?) in Nordzypern, kommt nach abgebrochener Hausgeburt, verweigert vaginale Untersuchung durch Hebamme und Ärztin.“

Durch die vielen US-Gerichtsserien in deutschsprachigen TV-Sendern kommt es immer wieder vor, dass klagende Patientinnen, aber manchmal auch beklagte Ärzte im Gerichtssaal nach den zwölf Geschworenen, dem Stenografen und dem Zeugenstand neben dem Richterpult Ausschau halten. Tatsächlich entscheidet in Mitteleuropa in nahezu allen Fällen ein Einzelrichter, der sich anhand der vorgelegten Dokumente sowie der Einschätzung des Sachverständigen ein Bild machen muss und dann zu einem Urteil kommt. Keinen guten Eindruck von der Qualität der Abläufe an einer geburtshilflichen Abteilung machen folgende Konstellationen und auch jede Kombination davon:

- Wenn sich in den Primärdokumenten (Ambulanzbericht, Geburtsverlauf) keine Informationen befinden, die darauf schließen lassen, dass Hebammen und Ärzte sich mit der Schwangeren und ihrer Vorgeschichte auseinandergesetzt haben, und der diensthabende Facharzt überhaupt nicht wusste, dass eine Risikoschwangere seit Stunden im Haus ist.
- Unklarheit über die Zuständigkeiten bzw. Verantwortungen sowie Eigenmächtigkeiten einzelner Akteure: Die nachts im Kreißsaal angekommene Gebärende schickt die Assistenzärztin, die die Aufnahmeuntersuchung durchführen und das Geburtsprotokoll anlegen soll, aus dem Zimmer, da sie inoffiziell Privatpatientin eines Oberarztes des Spitals sei, der zwar gar nicht Dienst hat, aber am Handy der Schwangeren zugesichert hat, dass er sich auf den Weg ins Spital machen werde.
- Ein Standard-OP-Bericht aus im Krankenhaus-Dokumentations-Programm vorgefertigten Textbausteinen, z. B. aus solchen für den primären Kaiserschnitt. Dabei gibt es vermeidbare Fehler: Der aktuelle Kaiserschnitt wurde wegen Beckenendlage gemacht, die Textbausteine im OP-Bericht beschreiben aber eine Sectio aus Schädellage. Auch sollten in OP-Berichten Floskeln wie „in typischer Weise“ vermieden werden. Eine Richterin verfügte, dass zehn OP-Berichte desselben Arztes zum gleichen Standardeingriff vorgelegt werden sollten: Diese waren, bis auf das Datum und den Namen der Patientin, vom ersten bis zum letzten Satz wortgleich.
- Nach Einlangen der Beschwerde/Klage werden, angeblich aus der Erinnerung heraus, schriftliche Stellungnahmen aller Beteiligten nachgereicht. Ein bis zwei Jahre später, bei der Gerichtsverhandlung, werden dann noch detaillierte Erinnerungen aller Hebammen und Ärzte vorgelegt. Späte, auffallend präzise Erinnerungen werden immer als „Zeugenschulung“ gewertet, die durch die Rechtsabteilung des Spitals oder den Anwalt erfolgt ist. Zeitangaben, an die sich jemand Monate später plötzlich erinnert, die aber in der strittigen Geburtsdokumentation gar nicht vorkommen, wird eher misstraut.

Einen guten Eindruck macht dagegen eine authentische, zeitnahe Dokumentation der Ereignisse, auch wenn sie vielleicht orthographische oder grammatikalische Fehler enthält (diensthabende Assistentin mit Migrationshintergrund). Dies wird bei Gericht für wesentlich glaubwürdiger befunden als die redigierte, proper gegenderte und geschliffen formulierte Sachverhaltsdarstellung, die ein bis zwei Jahre später vorgelegt wird!

3.7 Forensisches Risiko für Ärzte und Hebammen

Wenn das in Geburtsvorbereitungskursen und in Influencer-Kurzvideos suggerierte idyllische, natürliche und technikfreie Gebärerlebnis in eine Gefahrensituation umschlägt, entsteht für die dabei tätigen Ärzte, aber auch für Hebammen ein forensisches Risiko, also die Gefahr, in die Mühlen der Justiz zu geraten. Dies gilt im Hinblick auf zivilrechtliche Haftung und strafrechtliche Verantwortlichkeit.

Anwälte haben überhaupt kein Problem damit, für eine Geburt im „ganzheitlichen" Geburtshaus, in dem es nicht einmal Steckdosen gibt, im Nachhinein den apparativen Standard einer Uniklinik zu fordern. Die von Tod oder Behinderung des Kindes enttäuschte Mutter wird – als Zeugin vor Gericht – kein Problem damit haben, die Hebamme, mit der sie von Beginn der Schwangerschaft an per Du war, die sie unzählige Male, auch nachts und am Wochenende, angerufen hat und die bei ihr zahlreiche Hausbesuche gemacht hat, als inkompetent, unaufrichtig und fahrlässig darzustellen.

Ein hoher Standard in der Ausbildung, eine intensive Fortbildung, Wissen um häufige und auch seltene Risikokonstellationen bei Schwangerschaft und Geburt können das forensische Risiko reduzieren. Zurückhaltung bei vollmundigen Zusicherungen, wie harmonisch, schmerz- und risikofrei sich eine geplante bevorstehende Vaginalgeburt – vor allem nach einem Kaiserschnitt im Vorjahr – gestalten lasse, verhindert spätere Enttäuschung, Verbitterung und Klagsbereitschaft. Die Aufklärung auf Basis einer rationalen Medizin ohne die Bagatellisierung realer Gefahrenszenarien und die entsprechende Dokumentation sind die Grundlage einer stabilen Beziehung zwischen dem geburtshilflichen Team und der Gebärenden. So können gemeinsam die Herausforderungen von Schwangerschaft, Geburt und Wochenbett bewältigt werden.

Literatur

Amelung K (1998) Irrtum und Täuschung als Grundlage von Willensmängeln bei der Einwilligung des Verletzten. Duncker und Humboldt, Berlin

BMG (2002) Patientenrechte Patientencharta. In. Berlin: Bundesministerium für Gesundheit

Bock RW, Brezinka C (2024) Forensik in der Geburtshilfe. In: Kaisenberg C, Klaritsch P, Hoesli-Krais I (Hrsg.) Die Geburtshilfe, 6. Aufl. Springer, Berlin, S 1339–1364

Burcher P (2013) The Ulysses contract in obstetrics: a woman's choices before and during labour. J Med Ethics 39(1):27–30. https://doi.org/10.1136/medethics-2012-100675

Eastman NJ (1954) Mount Everest in utero. Am J Obstet Gynecol 67(4):701–711. https://doi.org/10.1016/0002-9378(54)90098-8

Erdman KA (2023) Challenging patient behaviours: Psychological schemas and how they impact the dental appointment. Dentistry IQ November

Freud S (1905) Der Witz und seine Beziehung zum Unbewussten. Verlagsbuchhandlung Franz Deutsch, Wien

Hallich O (2024) Nochmals Odysseus: Zum normativen Status vorausschauender Autorisierung von Zwangsbehandlungen für Situationen einer temporären Kompetenzbeeinträchtigung. Ethik in der Medizin 36:563–584

Hardy C (2020) Humor and sympathy in medical practice. Med Health Care Philos 23(2):179–190. https://doi.org/10.1007/s11019-019-09928-0

Homer (1986) 12.Gesang, Sirenen, Skylla und Charybdis Vers 175–180. In Odyssee (Übers Hampe, R.). Reclam, Stuttgart

Krampl E (2004) Mehrlinge. In: Schneider H, Husslein P, Schneider KTM (Hrsg.) Die Geburtshilfe. Springer, Heidelberg, 797–804

Löcher N (2014) Der Faust'sche Paradox und wer an Kindsmord Schuld ist https://digitalcommons.iwu.edu/germanresearch/2014/frauen/2/

Oergel M (2011) The Faustian „Gretchen": overlooked aspects of a famous male fantasy. Ger Life Lett 64(1):43–55. https://doi.org/10.1111/j.1468-0483.2010.01518.x

Ulsenheimer K (2000) Wunschsektio: forensische Aspekte. Gynäkologe 33:882–886

Ulsenheimer K, Gaede K (2021) Aufklärung und Einwilligung. Arztstrafrecht in der Praxis. C.F.Müller, Heidelberg, S 205–208

Varney S (2024) After Roe, pregnant women face increased risk of criminal prosecution. PBS Newshour Transcript, www.pbs.org/newshour/

4 Lebensende am Lebensanfang

Barbara Maier

4.1 Einführung

„Schwangerschaft und Geburt sind so sehr mit Werden und Entfalten menschlichen Lebens verknüpft, dass eine mögliche Bedrohung durch Sterben und Tod – wie sie in alten Mythen vieler Kulturen als Kehrseite des Lebens immer wieder zum Ausdruck kommt – nicht erwogen bzw. massiv verdrängt wird.“ (Maier 1998, S. 19).

Und: „Unser Leben können wir nur dann wirklich voll leben, wenn wir in der Lage sind, uns zu binden und auch angesichts eines möglichen Verlusts nicht vor einer Bindung zurückzuschrecken.“ (Lothrop 1996, S. 26).

Sterben ist ein Tabu. Es konfrontiert uns mit unserer eigenen Endlichkeit. Verdrängt wird das Sterben insbesondere in der Situation, potenziell Leben hervorbringen zu können. Für die schwangere Frau ist ein intrauteriner Fruchttod oder eine Totgeburt eine extrem ich-nahe Erfahrung, die sich in ihrem Körper abspielt. Sie verändert ihre reproduktive Geschichte für immer.

Aber auch Betreuer:innen erleben eine seelische Tiefenwahrnehmung, eine Berührung mit dem Tod in Form einer existentiellen Grenzüberschreitung.

Was man in dieser Situation zu verstehen beginnt: Unsere Sterblichkeit beginnt mit unserer Geburt. Unsere Sterblichkeit ist das einzig sichere Faktum unseres Lebens und gleichzeitig die lebensweltlich am stärksten verdrängte Gewissheit. Sie ist die „Tragödie unseres Lebens“.

„We live and die our metaphors.“ (Thomas 1953/57 S. 6) „Because death is built in … to give birth to a child is to give death to a child … Also, it requires darkness to see, and it requires death to live.“ (Maier und Shibles, 2010, S. 501).

B. Maier (✉)
Wien, Österreich
E-Mail: barbara.maier@aon.at; barbara.maier@medizinuni-bgld.at; barbara.maier@med.sfu.ac.at

B. Maier und K.-H. Wehkamp (Hrsg.), *Ethik und Management für eine patientenzentrierte Medizin*, https://doi.org/10.1007/978-3-662-73308-0_4

Die Geburt, das Gebären hat eine doppelte Dimension: Leben schenken, einen Menschen hervorbringen zu können, und das als vergänglicher Mensch.

In verschiedenen Situationen wird dieses Potenzial infrage gestellt: beim Spätabortus (u. U. induziert nach Pränataldiagnostik), beim Sterben eines Neugeborenen während oder nach der Geburt, bei einer Frühgeburt an der Grenze der (Über-)Lebensfähigkeit, beim Tod eines Zwillingskindes, bei der Geburt eines schwer behinderten Kindes.

In solchen Situationen, z. B. bei extremer Frühgeburtlichkeit, sind Entscheidungen zu treffen. Wer kann, wer sollte sie treffen? Und wer hat am schwersten an den Konsequenzen zu tragen?

Der/die Frauenärzt:in und der/die Neonatolog:in können fachlich kompetent Entscheidungen treffen. Der Mutter und dem Vater des Kindes, die den Großteil der Konsequenzen tragen, ist es emotional nicht zumutbar, über Leben und Tod ihres Kindes entscheiden zu müssen. Die Gesellschaft, in der Pränataldiagnostik angeboten wird, drückt sich davor. Es ist unfair, die Folgen ihrer Inanspruchnahme auf die Eltern abzuwälzen. Eltern können emotional nicht über Leben und Tod ihres Kindes bestimmen, ohne für ihr späteres Leben nachhaltig geschädigt zu sein.

Vor pränatalmedizinischen Untersuchungen ist deshalb genau zu beschreiben, welche Konsequenzen erhobene pathologische Befunde haben können, insbesondere, dass sie eventuell auch eine Entscheidung für einen Spätabbruch und gegebenenfalls für einen Fetozid nach sich ziehen können.

4.2 Die stille Geburt, der intrauterine Fruchttod, die Totgeburt

Zu intrauterinen Fruchttoden (IUFTs) gibt es nur ungenügende epidemiologische Daten. Man schätzt die Inzidenz auf 3–6 von 1000 Schwangerschaften. Zu den Ursachen zählen chromosomale Auffälligkeiten, Fehlbildungen, monochoriale Zwillingsschwangerschaften, Infektionen (mit dem Parvovirus oder dem Cytomegalievirus), intrauterine Wachstumsretardierung, Blutungen aufgrund vorzeitiger Plazentalösung, Nabelschnurkomplikationen, Präeklampsie, Diabetes mellitus, Asphyxie unter der Geburt, Drogenkonsum, Umwelteinflüsse etc. Auch Thrombophilien sind mit intrauterinem Fruchttod assoziiert. Sozioökonomische Faktoren wie Rauchen, Adipositas, massive Gewichtszunahme in der Schwangerschaft spielen möglicherweise ebenfalls eine Rolle.

Eine Obduktion des Fötus und die Gewinnung einer Histologie der Plazenta können Aufschluss über die Ursache geben.

Tot-Geburt, Tod – Geburt, „stillbirth", „stille Geburt" … drücken ein Paradoxon aus. Der Tod greift nach dem Beginn eines Lebens. Im Kreißsaal herrscht bei einer solchen Geburt Sprachlosigkeit, Totenstille.

Um diese Erfahrungen bewältigen zu können, braucht es Trauerarbeit. Trauer ist ein lebenslanger Prozess, der zu einem Teil der Identität von betroffenen Menschen wird.

Für die Trauerarbeit sind Rituale wichtig – als bewusst vollzogene symbolische Handlungen, die Gefühle und Gedanken ausdrücken. Sie sind schöpferische Wege, auf denen sich schmerzliche Erlebnisse integrieren lassen. Sie schaffen kommunizierbare Erinnerungen.

Die Auseinandersetzung mit dem Ereignis geschieht vor allem auch im Tun, durch die Wahl eines Namens für das verstorbene Kind, durch das Schreiben eines Briefes, die Gestaltung von Erinnerungsstücken.

Beim intrauterinen Fruchttod ist die leibhaftige Erfahrung des Todes besonders ausgeprägt. Ist ein Kind im Mutterleib gestorben, dann empfindet sich die Frau als Grab ihres Kindes. Die Geburt bringt nicht Leben, sondern Tod hervor: Totgeburt, „stillborn". Diese ich-nahe Todeserfahrung erschüttert das Vertrauen in die eigene lebenspendende Kompetenz. Manchmal kommen Schuldgefühle und Selbstvorwürfe hinzu – oft auch irrationaler Natur. Schuldgefühle können auftreten, weil man glaubt, man habe sich das Kind nicht genug gewünscht, sondern es bloß akzeptiert, oder man habe in der Schwangerschaft zu viel gearbeitet etc. Gespräche und eine professionelle Begleitung können helfen, irrationale Schuldgefühle zu bearbeiten.

4.3 Der peripartale Kindstod

Geht dem peripartalen Kindstod ein Kaiserschnitt in Narkose als Rettungsversuch voran, fehlt der Mutter in ihrer Wahrnehmung die Zeit, in der das Kind verstorben ist. Sie hat das Gefühl, gar nicht „dabei" gewesen zu sein. Dies fühlt sich wie ein „Filmriss" an.

Wenn das Kind schon länger schwer krank bzw. massiv fehlgebildet war und sich die Mutter aus Selbstschutz emotional von ihm zurückgezogen hat, ist der Kaiserschnitt eine weitere Blockade für ein gelungenes bewusstes Abschiednehmen.

4.4 Verhalten der Eltern bei intrauterinem Fruchttod (IUFT) und peripartalem Kindstod

4.4.1 Wie verhalten sich Eltern bei IUFT und peripartalem Kindstod?

Fehlbildungen und Mazerationen des Kindes haben keinen Einfluss darauf, ob Eltern ihr Kind sehen und/oder im Arm halten wollen. Je höher das Gestationsalter, umso wahrscheinlicher erfolgt eine Namensgebung. Je höher das Gestationsalter, umso häufiger entscheiden sich die Eltern für eine Beerdigung. All diese Handlungen erleichtern die Trauerarbeit.

4.4.2 Was sind mögliche Folgen der Erfahrung eines prä-/ perinatalen Kindstods für die Frau bzw. das Paar?

In der Hälfte der Fälle kommt es nach IUFT oder peripartalem Kindstod zu einer Erschütterung der Paarbeziehung. Ein Viertel der Frauen lebt mit dem damaligen Partner nicht mehr zusammen. Das Vertrauen in die eigene reproduktive Kompetenz ist erschüttert, woraus auch eine sekundäre Sterilität resultieren kann. Die Identität als Eltern ist infrage gestellt. In einem Drittel der Fälle gibt es Auffälligkeiten bei Geschwisterkindern.

Solche Erfahrungen haben einen großen Einfluss auf den Verlauf späterer Schwangerschaften und gelten als Risikofaktoren für eine Frühgeburt, lange Geburts- Einleitungen sowie Kaiserschnitte.

4.4.3 Empfehlungen für die Betreuung betroffener Eltern (Initiative Regenbogen)

- Die Eltern zum Betrachten, Halten ihres Kindes ermutigen.
- Fotos anfertigen.
- Einige Stunden nach der Geburt erneut fragen, ob sie ihr Kind noch einmal sehen wollen.
- Die Eltern genau informieren, wohin das Kind nach der Geburt kommt, insbesondere über Bestattungsmöglichkeiten aufklären.
- Informationen zu gesetzlichen Regelungen bereitstellen.
- Ausführliche Informationen darüber anbieten, wo man Beratung und Hilfe erhält.
- Bücher, auch Kinderbücher, die sich mit Trauer und Verlust auseinandersetzen, empfehlen.

Ein Gespräch über das Sterben am Lebensbeginn bedarf einer guten Vorbereitung und einer Struktur, die es ermöglicht, die Botschaft unter Berücksichtigung der Aufnahmefähigkeit der Betroffenen einfühlsam zu vermitteln, den Prozess der Geburt verständlich zu erklären und auf Fragen einzugehen. Auch die Kommunikationssituation spielt eine Rolle. Solch ein schwieriges Gespräch benötigt einen Rahmen, der Raum für Gefühle und ausreichend Zeit für Fragen lässt. Die Anwesenheit von Vertrauenspersonen („significant others") erleichtert die Aufnahme der Botschaften. Betreuende Ärzt:innen und Hebammen müssen ihrerseits bereit sein, zuzuhören sowie Gefühle und den Ausdruck von Schmerz auszuhalten.

4.4.4 Faktoren, die den Trauerprozess erschweren bzw. zu pathologischen Trauerreaktionen führen (Rand 1998)

- Verdrängung des Verlustes durch Verschleierung der Wahrnehmung in körperlicher, emotionaler, sozialer Hinsicht.

- Sprach- und Empathielosigkeit des betreuenden Personals.
- Pausenloses Agieren des medizinischen Personals, um sich mit der existentiellen Thematik der betroffenen Eltern nicht auseinandersetzen zu müssen.
- Sedierung der Gebärenden.
- „Medizinischer Reduktionismus", also ein Verhalten, das sich auf das medizinische Prozedere zurückzieht, um an einer existentiellen Problematik „vorbeiagieren" zu können.

Ein solches Ausklammern der existentiellen Erfahrung von Betroffenen ist „clinical malpractice" (Wehkamp 1990, S. 442).

Zu beachten gilt es, dass sich die Trauer des Vaters anders äußern kann als jene der Mutter, in deren Körper sich das Drama abgespielt hat. Männer tendieren eher dazu, früher in den Alltag zurückzukehren und sich auch wieder positiv besetzten Dingen wie der Sexualität zuzuwenden. Frauen aber brauchen mehr Zeit und deuten das Verhalten ihres Partners oft als Lieblosigkeit und Unverständnis.

Auch die Geschwister trauern. Deshalb ist es ratsam, schon bei der Geburt auf die Zeit unmittelbar danach einzugehen und auf Hilfsangebote zur Trauerarbeit zu verweisen. Geschwisterkinder können Schuldgefühle entwickeln. Kleinere Kinder können das Geschehene abergläubisch auslegen und denken, dass sie am Tod des Geschwisterkindes schuld seien, weil sie ihm diesen aus Eifersucht gewünscht hatten. Dem ist professionell zu begegnen.

4.5 Frühgeburt

Wie früh geboren zu werden ist zu früh zum Überleben – für ein Leben unter Bedingungen, die es lebenswert machen? Die Frage nach einem lebenswerten Leben ist schwierig zu beantworten und zudem überfrachtet mit historischer Schuld.

In Entscheidungsprozessen an der Grenze der Lebensfähigkeit besteht oft eine große prognostische Unsicherheit. Wer trägt die Verantwortung für die schwer beurteilbaren Folgen bzw. wer soll sie tragen? Durch die intensive Gefühlsbeteiligung der Eltern sind vernünftige Entscheidungen schwierig. Ethisch gesehen ist abzuschätzen: „What is in the best interest of the child?" und „When is birth unfair to the child?" (Steinbock und McClamrock 1994, S. 15). Wann sollte auf eine invasive Therapie verzichtet werden? In der „Provisional Care" gewinnt man einen Beobachtungszeitraum, um besser beurteilen zu können, ob ein Therapieabbruch intensivmedizinischer Interventionen erfolgen sollte oder nicht.

Eltern können aus ihrer emotionalen Verstrickung heraus nicht über Leben und Tod ihres Kindes entscheiden. Sie fühlen sich darüber hinaus inkompetent, wenn nicht sogar schuldig, etwa wenn die Frau das Gefühl hat, dass sie ihr Kind nicht habe halten können und es deshalb zu einer Frühgeburt gekommen sei.

In einem von intensiven Gefühlen geprägten Entscheidungsprozess ist es schwierig, gut zu kommunizieren. Es ist zunächst einmal hilfreich, die Vorstellungen der Eltern zu erfragen, diese mit der Realität abzugleichen und zu konkretisieren, welche Folgen zu erwarten sind. Es wird oft nötig sein, elterliche Erwartungen zu korrigieren. Die realistische Darstellung anhand der Fakten und die Erläuterung der Schritte, die eingeleitet werden müssen, sind die Basis für alles Weitere. Eine sachliche Analyse der Konsequenzen von maximalinvasiven Interventionen bis hin zum Therapierückzug mit „Comfort Care" bildet die Grundlage, auf der Entscheidungen getroffen werden sollten.

Es braucht Rollenklarheit. Die EntscheidungsKOMPETENZ haben die Ärzt:innen. Mit den Eltern ist der Konsens zu suchen. Ihnen kann aber die Verantwortung für die Entscheidung nicht übertragen werden.

„Ich will nicht, dass werdende Eltern mit sich selbst die Debatte über Leben und Tod führen müssen, vor der die Gesellschaft sich drückt." (Flamm 2018, S. 54) Das sagt alles. Mit dem Angebot von Pränatalmedizin ist eine gesellschaftliche Entscheidung getroffen, deren Folgen nicht auf individuelle Eltern abgewälzt werden sollten.

4.6 Fetozid bei Spätabbruch oder Totschlag?

In einem in Berlin 2019 medial intensiv diskutierten Gerichtsfall ging es um die Frage Fetozid bei Spätabbruch oder Totschlag? Für Letzteren sind eine Pränatalmedizinerin und ein Pränatalmediziner, beide renommiert und aus Berlin stammend, angeklagt und verurteilt worden.

Für diesen Beitrag wurden dazu jene Informationen zusammengetragen, die unter den Überschriften „Anklage lautet auf Totschlag: Ärzte spritzen Zwillingsbaby tot – das tragische Schicksal der Mutter", „Berliner Frauenärzte wegen Totschlags verurteilt", „Tod eines Zwillings. Berliner Landgericht verurteilt zwei Mediziner zu Bewährungsstrafen wegen Totschlags", „Gutachter im Prozess gegen Berliner Frauenärzte. Ein Leben für ein Leben" abrufbar sind.

Worum ging es? Um eine Zwillingsschwangerschaft mit monochorialer Plazenta, d. h., die Versorgung der Geminae erfolgt über einen gemeinsamen Mutterkuchen. Sie sind auf Gedeih und Verderb miteinander verbunden. Das eine Mädchen entwickelte sich gut, ihre Zwillingsschwester aber zeigte eine schwere Schädigung des Gehirns. Man hatte versucht, die Verbindungen der Blutgefäße zwischen den beiden in der Plazenta zu durchtrennen, aber ohne Erfolg.

Das behandelnde Ärzteteam entschied im Einvernehmen mit den Eltern, die Geburt so lange hinauszuzögern, wie es gefahrlos für den gesunden Zwilling und seine Mutter möglich war, um ihm für seine Entwicklung möglichst viel Zeit zu geben. Als dies ohne seine Gefährdung nicht mehr gegeben war, wurde ein Kaiserschnitt durchgeführt. Im Juli 2010 kam im Klinikum Neukölln ein gesundes Mädchen mit 1670 g zur Welt. Zehn Minuten später holten die Gynäkologin und der Gynäkologe die 1430 g schwere tote Zwillingsschwester, nachdem sie diese noch in der Gebärmutter mit einer Kaliumchlorid-Injektion getötet hatten. Der Mutter wurde danach ermöglicht, vom toten Mädchen Abschied zu nehmen.

Die Indikation zum Spätabbruch der Schwangerschaft beim zweiten Zwilling war wegen schwerer Hirnschädigung seit 2010 vorgelegen. Die Eltern der Zwillinge hatten sich nach ausführlicher Beratung für einen sogenannten selektiven Fetozid im Mutterleib entschieden.

Der Berliner Staatsanwaltschaft zufolge war jenes medizinische Vorgehen aber als Totschlag zu werten. Franziska S. (36 Jahre alt), die Mutter, war lange Zeit selbst des Totschlags am eigenen Kind beschuldigt worden. Sie war in psychologischer Behandlung gewesen und hatte nur schwer verkraftet, was mit ihr und in ihrem Körper geschehen war.

Es ging nach dem Dafürhalten der Ärztin und des Arztes um selektiven Fetozid. Jedoch wurden sie wegen Totschlags schuldig gesprochen und zu Bewährungsstrafen verurteilt. Die Angeklagten – eine 58 Jahre alte Oberärztin und ein 73 Jahre alter Chefarzt im Ruhestand – erklärten, sie seien davon ausgegangen, dass ihr damaliges Vorgehen rechtlich zulässig gewesen sei.

Laut Anklage hatten die Gynäkologin und der Gynäkologe nach der Entwicklung des ersten Zwillings mittels Kaiserschnitts dem zweiten Zwilling noch in utero eine tödliche Dosis Kaliumchlorid verabreicht. Zu diesem Zeitpunkt sei dies laut Staatsanwaltschaft rechtlich nicht mehr zulässig gewesen, da es sich im Geburtsvorgang (der mit der Eröffnung der Gebärmutter begonnen habe) nicht mehr um einen Fötus, sondern bereits um ein Kind gehandelt habe. Die Staatsanwaltschaft argumentierte, dass mit der Eröffnung des Uterus bei einem Kaiserschnitt aus dem Fötus ein Mensch werde. Deshalb sei dessen Tötung Totschlag.

Die Ärztin und der Arzt seien von einer zulässigen Spätabtreibung ausgegangen. Sie wählten den für den gesunden Fötus sichersten Weg.

Es lag eine Hochrisikoschwangerschaft vor. Der Gutachter Peter Kozlowski, ein Pränatalmediziner aus Düsseldorf, erklärte die Sachlage so: Die gemeinsame Plazenta sei das Problem. Aus medizinischer Sicht sei die Gefahr für den gesunden Fötus am geringsten, wenn die Tötung des kranken Fötus so spät wie möglich im Verlauf der Schwangerschaft und „sehr zeitnah zur Geburt" geschehe.

Nach Paragraf 218a Strafgesetzbuch ist die Tötung eines Fötus unter bestimmten Voraussetzungen bis kurz vor der Entbindung erlaubt. Ein solcher Eingriff muss medizinisch indiziert sein, um die Schwangere vor Belastungen zu bewahren, die für sie als unzumutbar erachtet werden.

Sobald aber die Gebärmutter eröffnet ist oder die Eröffnungswehen begonnen haben, gilt der Fötus nach Ansicht von Strafrechtler:innen als Mensch. Seine Tötung ist dann keine unter bestimmten Umständen erlaubte sogenannte Spätabtreibung mehr, sondern ein Verbrechen, nämlich Totschlag.

Rechtlich scheint der Fall klar zu sein, medizinisch und ethisch nicht.

Welche Alternativen wären denkbar gewesen? Welche Folgen hätten diese gehabt?

Rechtlich nicht zu ahnden gewesen wäre, wenn man …

- … der Natur ihren Lauf gelassen hätte – mit der Konsequenz des Todes beider Kinder.

- … einen Abbruch der gesamten Zwillingsschwangerschaft durchgeführt hätte – mit der Konsequenz des Todes beider Kinder.
- … die Gefährdung des gesunden Zwillings in Kauf genommen hätte – mit der Konsequenz seines Todes oder seiner schweren Schädigung.

Was den zweiten – den getöteten – Zwilling betrifft, ergibt sich eine weitere Frage: „When is birth unfair to the child?“, die Steinbock und McClamrock (1994, S. 17) wie folgt beantworten: „Anyone willing to subject a child to a miserable life, when this could be avoided, would seem to fail to live up to a minimal ideal of parenting.“ Und das gilt für beide Geminae: für das Mädchen mit schwerer Hirnschädigung, nicht einem „miserable life“ ausgesetzt zu werden, wie auch für das gesunde Mädchen, nicht einer massiven Gefährdung der eigenen Gesundheit ausgesetzt zu werden. Das Handeln der Pränatalmedizinerin und des Pränatalmediziners war von diesen Motiven geleitet.

Es ist nicht nur emotional, sondern auch rechtlich herausfordernd, sogar bedrohlich, Ärzt:in in einer solchen Gemengelage zu sein. Die Rechtsprechung in einer Gesellschaft, die Pränataldiagnostik anbietet, verurteilt Ärzt:innen in ihrem Bemühen, medizinisch das Richtige zu tun.

4.7 Abschließende Bemerkungen

In der Pränatalmedizin geht es um Entscheidungen, die eigentlich unmöglich zu treffen sind und dennoch getroffen werden müssen. Nicht zu entscheiden, stellt dabei auch eine Entscheidung dar, die als Verweigerung von aktivem Eingreifen getroffen wird. Ethisch ist eine Entscheidung dann, wenn die Folgen bedacht wurden und keine anderen Motive als die besten Interessen für die unmittelbar wie mittelbar Betroffenen in den Entscheidungsprozess eingeflossen sind.

Es ist unfair, diese Entscheidungen den Eltern aufzubürden, die emotional am intensivsten involviert sind und die Folgen am heftigsten zu spüren bekommen.

Rollenklarheit ist einzufordern. Medizinisch wie ethisch kompetente Verantwortungsübernahme bedeutet: Fachärzt:innen haben fachliche Entscheidungskompetenz und sind verpflichtet, die daraus resultierende Verantwortung zu übernehmen. Eltern sind bestmöglich einzubeziehen und bei der Verarbeitung des Geschehens zu begleiten.

Auch ich möchte als Geburtshelferin nicht – wie Stefanie Flamm (2018, S. 54) es treffend zusammengefasst hat –, dass Ärzt:innen im Bestreben zu helfen, angeklagt und sogar verurteilt werden, wenn sie versuchen, in einem Dilemma Verantwortung zu übernehmen, sich vor Entscheidungen nicht zu drücken und der Natur nicht ihren freien Lauf mit den schlechtesten Folgen zu lassen – das wäre nämlich gegen jedes ärztliche Ethos.

Ich frage mich: Setzt sich solch ein gesellschaftlich-rechtliches System mit der existentiellen Betroffenheit von Menschen – Patient:innen wie Personal – auch ethisch kompetent auseinander?

Literatur

Collected Poems of Dylan Thomas (1953/57) New York, A New Directions Book

Flamm S (2018) Ich will nicht, dass werdende Eltern mit sich selbst die Debatte über Leben und Tod führen müssen, vor der die Gesellschaft sich drückt. Die Zeit Nr 43, 18.10.2018, Seite 54

Initiative Regenbogen: http://initiative-regenbogen.de. Zugegriffen: 7. Dez 2025

Lothrop H (1996) Gute Hoffnung – jähes Ende. Kösel-Verlag, München

Maier B (1998) Todeserfahrung. Trauer und Depression bei prae- und perinatalem Kindstod wie nach Abortus. In: Störfaktor. Zeitschrift kritischer Psychologen und Psychologinnen. Licht und Schatten. Diskussionsbeiträge zu Sterben und Tod 41, 11/1, Seite 9–23

Maier B, Shibles W (2010) The Philosophy and Practice of Medicine and Bioethics. A Naturalistic-Humanistic Approach. Springer Publishing Company. International Library of Ethics, Law, and the New Medicine Bd 47, Springer, New York

Nijs M (2001) Trauern hat seine Zeit. In: Psychische Erkrankungen bei Frauen. Psychiatrie und Psychosomatik in der Gynäkologie. In: Rohde A, Riecher-Rössler A, (Hrsg) S. Roderer Verlag, Seite 132–141

Rand CS, Kellner KR, Revak-Lutz R, Massey JK (1998) Parental behavior after perinatal death: twelve years of observations. J Psychosom Obstet Gynaecol 19:44–48. https://doi.org/10.3109/01674829809044220. PMID: 9575468

Steinbock B, McClamrock R (1994) When is birth unfair to the child? Hastings Center Report 24(6):15–21

Strafgesetzbuch StGB §218a: www.gesetze-im-internet.de

Wehkamp KH (1990, 2. Aufl.) Umgang mit dem perinatalen Kindstod: Ethischer Imperativ und psychoprophylaktische Aufgabe. In: Wulf KH, Schmidt-Matthiesen A (Hrsg) Klinik der Frauenheilkunde und Geburtshilfe, Bd 7/2

5 Palliativmedizin als Haltung: Menschenwürde, Beziehung und Verantwortung in einer technisierten Medizin

Jörg Cuno

5.1 Einleitung

Palliativmedizin wird in der wissenschaftlichen Literatur zunehmend nicht als letzte Möglichkeit, sondern als eigenes Fachgebiet mit einer klaren Zielsetzung beschrieben. Ihr Auftrag beginnt nicht erst am Lebensende, sondern in dem Moment, in dem das Behandlungsziel sich verändert: weg von Heilung und Lebensverlängerung, hin zu Linderung, Orientierung und Beziehung.

Diese Neuorientierung ist kein therapeutischer Rückzug, sondern ein Perspektivwechsel, der den Menschen – seine Biografie, seine Verletzlichkeit, seine Beziehungen – in den Mittelpunkt stellt. Aus klinischer und ethischer Sicht ist nicht die Feststellung der Unheilbarkeit entscheidend, sondern die bewusste Neuformulierung des Therapieziels. Dabei wird anerkannt: Therapie endet nicht. Sie nimmt einen anderen Weg.

In einer Zeit, in der Gesundheitsversorgung zunehmend technisiert und ökonomisiert wird, in der Algorithmen Diagnostik beschleunigen und Zelloberflächen zur Zielstruktur onkologischer Therapien werden, wirft die Palliativmedizin eine grundlegende Frage auf: **Wer ist eigentlich die Zielzelle der Medizin?**

Die Antwort lautet: **der Mensch** – mit seiner Geschichte, seinem Erleben und seiner Würde.

J. Cuno (✉)
Bamberg, Deutschland
E-Mail: joerg.cuno@pallivivo.de

B. Maier und K.-H. Wehkamp (Hrsg.), *Ethik und Management für eine patientenzentrierte Medizin*, https://doi.org/10.1007/978-3-662-73308-0_5

5.2 Neuformulierung des Therapieziels

Die präziseste Zäsur in der Palliativmedizin ist die Klarheit über das Therapieziel. Die Aussage, man könne „nichts mehr tun“, gilt wissenschaftlich wie klinisch als besonders schädlich; sie unterbricht Bindung, erzeugt Verlassenheit und verstärkt Angst. Professionelle Kommunikation sichert Kontinuität: **Es kann sehr viel getan werden – nur anders.**

Symptome wie Schmerz, Atemnot, Übelkeit, Angst, Delir oder Schlaflosigkeit gelten in der palliativmedizinischen Logik nicht als Begleiterscheinungen, sondern als zentrale Behandlungsdiagnosen. Effektive Symptomkontrolle wird möglich, wenn Therapie nicht an der Erkrankung, sondern am Erleben des Menschen ansetzt.

5.3 Kommunikation als therapeutische Intervention

Kommunikation ist kein Addendum, sondern eine therapeutische Hauptmaßnahme. Evidenzbasierte Palliativmedizin zeigt, dass strukturierte Gespräche zu Prognose, Prioritäten und Versorgungszielen:

- Angst reduzieren
- Konflikte entschärfen
- ungeplante Krankenhauseinweisungen verringern
- die Kongruenz zwischen Wunsch und Versorgungsort erhöhen

Zuhören wirkt wie ein Analgetikum für die Seele: Es nimmt nichts weg, aber es macht Belastung tragbar. Menschen, die sich gesehen und verstanden fühlen, erleben Symptome weniger bedrohlich und treffen stabilere Entscheidungen.

5.4 Zeit als therapeutische Ressource

Während viele medizinische Bereiche von Geschwindigkeit, Taktung und Effizienz geprägt sind, nutzt die Palliativmedizin die Verlangsamung als therapeutisches Mittel.

Zeit ermöglicht:

- Orientierung
- emotionales Ordnen
- gemeinsame Entscheidungsfähigkeit
- das Aussprechen unausgesprochener Fragen

Diese Zeit ist begrenzt – und gerade deshalb kostbar. Sie schützt vor aktionistischen Interventionen, die häufig mehr Schaden als Nutzen anrichten.

5.5 Interprofessionelle Zusammenarbeit

Palliativmedizin ist Teammedizin. Die klinische Wirksamkeit entsteht aus der engen Zusammenarbeit ärztlicher, pflegerischer, psychologischer, sozialarbeiterischer, physiotherapeutischer und spiritueller Kompetenzen.

Pflegefachpersonen besitzen eine besondere Beobachtungsnähe. Sie erkennen Veränderungen im Befinden oft zuerst, deuten nonverbale Signale und tragen wesentlich zur Sicherheit des Versorgungssystems bei. Eine Kultur geteilter Verantwortung – nicht Hierarchie – ist Voraussetzung für eine menschenwürdige Versorgung.

5.6 Angehörige als Teil des Versorgungssystems

Sterben betrifft nie nur die betroffene Person, sondern ein soziales System. Angehörige tragen, entscheiden mit, halten aus, trauern voraus. Überlastete Angehörige erzeugen häufig Eskalationsketten: unnötige Klinikeinweisungen, Konflikte, verhärtete Entscheidungen.

Strukturierte Angehörigenarbeit – Edukation, psychosoziale Begleitung, Trauerangebote – stabilisiert das gesamte System. Entlastete Angehörige ermöglichen dem sterbenden Menschen Nähe, Zuwendung und Sicherheit.

5.7 Versorgungsorte und strukturelle Anforderungen

5.7.1 Ambulante Palliativversorgung

Sie ermöglicht vielen Menschen, zu Hause zu bleiben – ihrem vertrauten Raum, in dem Selbstbestimmung und Orientierung leichter gelingen. Voraussetzungen sind:

- ein tragfähiges soziales Netz
- palliativmedizinische Kompetenzen
- 24/7-Erreichbarkeit
- vorausschauende Medikation und Krisenpläne

5.7.2 Stationäre Palliativversorgung

Palliativstationen und Hospize sind keine Orte des schieren Rückzugs, sondern der Gestaltung: interprofessionelle Expertise unter einem Dach, Stabilisierung komplexer Symptome und Entlastung überforderter Familiensysteme.

5.8 Ethische Entscheidungsräume

Entscheidungen über künstliche Ernährung, Beatmung, Reanimation oder therapeutische Intensität gehören zum Alltag der Palliativmedizin. Leitlinien allein reichen nicht aus; sie müssen im Kontext von Biografie, Werten und Zumutbarkeit interpretiert werden.

Gute Ethik bedeutet:

- Ambivalenzen auszuhalten
- Optionen ehrlich zu benennen
- Entscheidungen gemeinsam zu tragen

Therapiemaßnahmen werden dann beendet, wenn sie vereinbarten Zielen – etwa Linderung und Teilhabe – nicht mehr dienen. Das ist kein Aufgeben, sondern verantwortete Indikationsprüfung.

5.9 Existentielle und spirituelle Dimensionen

Menschen fragen am Lebensende selten nach Apparaten, sondern nach:

- Sinn
- Vergebung
- Beziehung
- Ruhe
- Frieden

Palliativmedizin schafft Räume, in denen diese Fragen ausgesprochen werden dürfen – ohne Pathologisierung und ohne therapeutischen Druck. Präsenz kann mehr bewirken als Intervention.

5.10 Palliativmedizin in einer technisierten Medizin

Die moderne Medizin konzentriert sich zunehmend auf technische Zielstrukturen: Tumorantigene, Rezeptoren, Zelloberflächen. Diese Entwicklungen sind wertvoll – doch sie bergen die Gefahr, den Menschen aus dem Blick zu verlieren.

Palliativmedizin bietet den notwendigen Gegenpol: Sie richtet die Aufmerksamkeit auf das eigentliche Ziel jeder Therapie – **den Menschen in seiner Ganzheit.**

In einem System, das unter Ökonomisierung, Personalmangel und technischer Verdichtung leidet, beweist die Palliativmedizin besondere Weitsicht. Sie sorgt dafür, dass das Wesentliche nicht verloren geht: Beziehung, Nähe, Würde.

5.11 Ausblick: Eine menschenwürdige Zukunft

Eine zukunftsfähige Medizin integriert die Endlichkeit des Lebens, statt sie zu verdrängen. Notwendig sind:

- verlässliche Finanzierung
- ausreichend qualifiziertes Personal
- Zeitbudgets für Gespräche
- interprofessionelle Weiterbildung
- flächendeckende ambulante und stationäre Angebote
- klinische Ethikstrukturen
- eine öffentliche Sprache, die Sterben nicht tabuisiert

Palliativmedizin ist nicht die Begleitung des Todes, sondern des Lebens – bis zuletzt. Sie schützt Selbstbestimmung, Zugehörigkeit und Sinn innerhalb der Grenze des Lebens.

5.12 Schlussfolgerung

Palliativmedizin kann Sterben nicht „gut" machen. Sie kann jedoch dafür sorgen, dass es menschlich bleibt.

Sie hält fest an dem, was eine zivilisierte Gesellschaft ausmacht:

- Menschen nicht allein zu lassen
- Nähe therapeutisch zu verstehen
- Würde zu ermöglichen statt herzustellen
- Therapie am Menschen auszurichten – nicht am Machbaren

Damit zeigt sie, vielleicht klarer als jede andere Disziplin: **Die Zielzelle der Medizin ist der Mensch.**

Teil II

Klinischer Alltag und Gesellschaft: Neue Ansätze vom Umgang mit Unsicherheit bis hin zur Förderung von Teilhabe im Gesundheitswesen

6 Umgang mit Unsicherheit in schwierigen klinischen Entscheidungssituationen

Frank Erbguth

6.1 Definition, semantischer Raum und Kontext von Unsicherheit in der Medizin

Zunächst soll der Begriff „Unsicherheit" eingegrenzt werden. Der semantische Raum von „Unsicherheit" umfasst unter anderem die Begriffe „Zweifel", „Verunsicherung", „Beunruhigung", „Bange", „Ungewissheit", „Risiko", „Bedenken", „Unentschlossenheit" und „Unwissen" (Woxikon-Wörterbuch 2025). Unsicherheit ist ein subjektiv wahrgenommener Mangel an Sicherheit. Ein objektiv definierter und gesicherter Mangel an Sicherheit wird treffender als „Risiko" oder „Gefahr" bezeichnet. Während Unsicherheit eher statisch gemeint ist, bezieht sich „Verunsicherung" eher auf einen Prozess, der mit Unsicherheit in bidirektionalem Zusammenhang steht: Einerseits kann Unsicherheit zu Verunsicherung führen, andererseits kann Unsicherheit aus Verunsicherung entstehen. Die Frage, inwieweit Unsicherheiten und Risiken der Medizin grundsätzlich immanent sind, berührt auch die wissenschaftstheoretische Frage, ob die Medizin eher als exakte Naturwissenschaft zu verstehen sei oder als empirisch orientierte, praktische Handlungswissenschaft (Ringkamp und Wittwer 2018). Antworten reichen von der Medizin als „Kunst", die am Einzelnen wirkt („Heilkunst"), bis hin zur modernen Auffassung einer evidenzbasierten Medizin (EBM), die systematisch empirisch gewonnene Erkenntnisse auf die Behandlung des Einzelnen überträgt – dabei tritt die subjektive, aus persönlicher Erfahrung und Intuition abgeleitete Einschätzung hinter statistisch geprägte Wahrscheinlichkeiten (von der erfahrungsbasierten zur evidenzbasierten Medizin) zurück (Lyre 2018; S. 143–166). Da selbst in den

F. Erbguth (✉)
Universitätsklinik für Neurologie, Paracelsus Medizinische Universität – Campus Nürnberg, Nürnberg, Deutschland
E-Mail: frank.erbguth@pmu.ac.at

B. Maier und K.-H. Wehkamp (Hrsg.), *Ethik und Management für eine patientenzentrierte Medizin*, https://doi.org/10.1007/978-3-662-73308-0_6

„exakten“ Naturwissenschaften wie der Physik Unsicherheiten und Unschärfen bestehen (z. B. Heisenberg'sche Unschärferelation, Welle-Teilchen-Dualismus), ist es nicht verwunderlich, dass Unsicherheit in allen Prozessen der Medizin vorkommt und sämtliche Akteure – also Patienten, Ärzte, Pflegepersonal und andere beteiligte Berufsgruppen – beeinflusst. *Unsicherheiten im klinischen Alltag betreffen demnach diagnostische, therapeutische sowie kommunikative Maßnahmen, Entscheidungen und Handlungen.*

Auch die Evidenzorientierung diagnostischer und therapeutischer Maßnahmen lässt Unsicherheiten zurück: Zwar können einige klinische Entscheidungen empirisch begründet und „gesichert“ getroffen werden, aber über 50 % der konkreten klinischen Alltagsfragestellungen bzw. -entscheidungen sind – abhängig vom jeweiligen Fachgebiet – nicht durch evidenzbasierte Empfehlungen gestützt. *Die Übertragung des Evidenzgerüsts als eines grundsätzlichen Sicherheitsrahmens bleibt also bei einer Vielzahl konkreter Einzelfälle eine „systemimmanente“ Quelle von Unsicherheit* (Kunz et al. 2007).

Anders als bei Entscheidungsprozessen in Diagnostik und Therapie, bei denen ein gewisses Maß an Unsicherheit als „systemimmanent“ akzeptiert werden kann, entsteht eine negative Konnotation im Sinne eines Mangels, wenn dem einzelnen Akteur des Medizinsystems – meist dem Arzt oder der Pflegekraft – „Unsicherheit“ attribuiert wird: Einem „unsicheren“ Arzt wird mangelndes Wissen, mangelnde Kompetenz oder mangelnde Souveränität unterstellt. Die Unsicherheit auf Patientenseite wiederum ist oft auch begleitet von Ängstlichkeit.

Um die subjektiv-pragmatische Komponente der notwendigen und erzielbaren Sicherheit von dem in der Medizin in vielen Bereichen unvermeidbaren Rest an Unsicherheit oder Risiko zu unterscheiden, könnte man sie als „Gewissheit“ bezeichnen. Gewissheit kann neben Unsicherheit bestehen. Der Begriff der Gewissheit ist auch im juristischen Kontext gängig und dort plastisch definiert, z. B. im Verhältnis von Sicherheit versus Unsicherheit bei Kausalitätsabwägungen. So gilt ein Zusammenhang als „sicher“, wenn ein „[...] für das praktische Leben brauchbarer Grad von Gewissheit [existiert], der den Zweifeln Schweigen gebietet, ohne sie völlig auszuschließen [...]“ (Bundesgerichtshof 1970). Gewissheit kann als alltagstaugliche und pragmatische Näherung an Sicherheit verstanden werden, bei der ein Rest an Unsicherheit in den Hintergrund tritt.

6.2 Die Selbstdarstellung der Medizin nach außen: ein Hort der Machbarkeit und Sicherheit

Die Medizin präsentiert sich im öffentlichen Raum gerne als „sicher“ und transportiert damit Botschaften, die beim Patienten Erwartungen in puncto Perfektion, Machbarkeit und damit Sicherheit generieren. Als Beispiele seien Kampagnen genannt wie „Schmerzfreies Krankenhaus“ (Vetter 2004) oder „Sicheres Krankenhaus“ (Die Bundesregierung 2025), wozu auch entsprechende Zertifikate zu erwerben sind. Diese an Heilsversprechen erinnernden Botschaften verkünden eine stets mögliche Herstellbarkeit von Sicherheit in der Medizin im Sinne einer

Garantie. Die „Vulnerabilität“ des medizinischen Handelnden *und* des kranken Menschen wird nahezu vollkommen ignoriert, das Unvermeidliche und das Schicksal erscheinen abgeschafft. So findet sich die „angebotene“ Machbarkeit in den Ansprüchen der Patienten auf Machbarkeit und absolute Sicherheit wieder. Dem Patienten wird durch solche Kampagnen das Gefühl vermittelt, dass ihm eine Rolle als „autonomer“ Kunde zukommt, der dem Arzt auf Augenhöhe gegenübertritt. Zugleich bedeutet die innere Logik einer solchen Betrachtung der Arzt-Patienten-Beziehung im Sinne des Anbieter-Kunden-Verhältnisses, dass der Arzt auf der anderen Seite des Kunden zum „Verkäufer“ wird, der Ansprüche des Kunden nicht nur bedient, sondern auch weckt. Betrachtet man die Diskussion um ökonomische Aspekte der Medizin wie sogenannte „IGeL-Leistungen“ (Individuelle Gesundheitsleistungen) oder um fehlanreizgetriebene überhöhte Operationszahlen, so scheint diese Annahme und Konsequenz nicht unrealistisch zu sein.

Das birgt neue Quellen von Unsicherheit in der Arzt-Patienten-Beziehung: Ist der Arzt erst einmal in der Rolle des Verkäufers positioniert, so ist dem Patienten nicht von vornherein klar, ob ein medizinisches „Angebot“ noch zu seinem Wohl gemacht wird – oder eher den ökonomischen Interessen des Arztes oder des Medizinsystems entspringt. Insofern wird die Arzt-Patienten-Beziehung mit einer neuen Unsicherheit „kontaminiert“, die mit einem Wegfall des Vertrauens verbunden sein kann. Kompensiert wird der qualitative Vertrauensschwund dem einzelnen Arzt gegenüber durch ein quantitatives Mehr an Konsultationen weiterer „Anbieter“ (Zweitmeinungen). Solche Zweitmeinungen dienen eben nicht nur der rein fachlich-medizinischen Reduktion von Unsicherheit aufseiten des Patienten, sondern auch der Hinterfragung der Seriosität eines medizinischen „Angebots“.

Der Ersatz des Vertrauensverhältnisses durch ein Anbieter- Kunden-Verhältnis inklusive der damit einhergehenden Vertrauenskrise findet heute auf der Makroebene in einem Klima der „gereizten“ Gesellschaft statt. Die von medizinischer Seite evozierten Ansprüche und Forderungen der Patienten werden mit Nachdruck kommuniziert – bisweilen gepaart mit verbaler und körperlicher Aggressivität. Verunsicherung, Angst und hohe Ansprüche des Patienten in seiner Rolle als Kunde bilden eine explosive Mischung.

6.3 Kognitionspsychologische Grundlagen der „sicheren“ ärztlichen Entscheidung

Unsicherheit bei ärztlichen Entscheidungen lässt sich im Licht der Entscheidungstheorien betrachten. Dabei werden im Wesentlichen zwei Entscheidungswege bzw. -systeme konstatiert (Girgenzer 2013; Laux et al. 2019):

- Beim System 1 – umgangssprachlich am ehesten mit „Bauchgefühl“ zu bezeichnen – handelt es sich um eine schnelle, intuitive Mustererkennung, die unter Rückgriff auf Wissen und persönliche Erfahrung eine Entscheidungssituation automatisch, assoziativ bzw. heuristisch analysiert und danach die Entscheidung trifft. Diese Art der Entscheidungsfindung ist in der Evolution

kognitiver Entscheidungsprozesse alt und läuft schnell ab. Kritisch bewertet werden „Bauchentscheidungen“, weil sie in unsicheren Situationen anfällig für Stereotypien und Vorurteile sind (Bloche et al. 2003).
- Beim System 2, der rational reflektierten Entscheidung, handelt es sich um eine systematische Analyse einer Situation und ihrer entscheidungsrelevanten Komponenten. Die hier erfolgende Bewertung geht die Entscheidungssituation rational, kontrolliert und reflektierend an. Diese Art der Entscheidungsfindung ist in der Evolution kognitiver Entscheidungsprozesse eher neu und benötigt mehr Zeit.

Um in der Medizin den Nachteil der länger dauernden und komplexeren Entscheidungsfindung im System 2 auszugleichen und sie von Unsicherheiten und Fehlern zu befreien, werden Entscheidungen operationalisiert und algorithmisiert in feste bzw. vorgegebene Systeme wie „standard operational procedures“ (SOPs) gegossen (Fink et al. 2018). Damit erlangen sie eine gewisse Automatisierung, die für das System 1 charakteristisch ist.

6.4 Felder der Unsicherheit im klinischen Alltag: praktische Beispiele

Neben dem Entscheidungsprozess an sich lassen sich Unsicherheiten aber auch dahingehend differenziert beschreiben, dass sie in verschiedenen Situationen auftreten. Die unterschiedlichen Facetten des Phänomens Unsicherheit im klinischen Alltag sollen daher nun entlang der folgenden vier Bereiche beschrieben werden:

- *Handeln am Ende des Lebens:* Unsicherheit durch Unwissen und Schwierigkeit der Prognosestellung (Abschn. 6.4.1)
- *Diagnosestellung:* Überdiagnostik und defensive Absicherungsmedizin zur vermeintlichen Reduktion von Unsicherheit (Abschn. 6.4.2)
- *Therapieentscheidungen:* Unwägbarkeiten und Risiken sowie ihre Kommunikation (Abschn. 6.4.3)
- *Kampagne „Kluge Entscheidungen“:* Rückkehr von der Absicherung zur klugen Gewissheit (Abschn. 6.4.4)

6.4.1 Handeln am Ende des Lebens

Unsicherheit bei medizinischem Handeln am Ende des Lebens ist geprägt (1) durch mangelndes und fehlerhaftes Wissen, (2) durch Schwierigkeiten der Prognosestellung und (3) durch Unklarheiten über den Willen des Patienten.

Mangelndes Wissen Die unterschiedlichen Formen der Klinischen Ethikberatung (Klinisches Ethikkonsil, Mobile Ethikberatung) können eine Hilfestellung in Fragen des angemessenen medizinischen Handelns am Ende des Lebens sein und sollen

Unsicherheiten sowie Konflikte reduzieren (Bundesärztekammer 2006). Eine der dominierenden Fragen ist jene nach Abbruch oder Weiterführung lebenserhaltender Therapien. In etwa zwei Dritteln der Ethikkonsile treten Kommunikationsstörungen unter den Beteiligten auf, von denen wiederum etwa 50 % auf Wissenslücken und Fehlinformiertheit in der Beurteilung der ethisch-juristischen Rahmenbedingungen zurückzuführen sind („Was ist erlaubt – was ist verboten?") (Dörries et al. 2008). In mehreren Untersuchungen zeigte sich, dass die Befragten zwar dem Thema „Ethik" eine enorme Wichtigkeit zuschrieben, jedoch das Wissen darüber höchst lückenhaft war: So wurde die anhand von Fallvignetten aufgeworfene Frage der rechtlichen Zulässigkeit einer palliativen Extubation von mehr als der Hälfte der Ärzte falsch beantwortet. Auch räumten 50 % der Befragten „Unsicherheiten" ein (Wandrowski et al. 2012). Ähnliche Ergebnisse brachte eine Umfrage der „Deutschen Interdisziplinären Vereinigung für Intensiv- und Notfallmedizin" (DIVI), an der 2032 Ärzte und Pflegekräfte (Ärzte: 81 %, Pflegekräfte: 19 %) teilgenommen hatten. Zwar maßen über 50 % der Befragten dem Thema eine enorme Wichtigkeit bei (Mittelwert: 8,4 von 10), jedoch gaben 50 % zugleich an, in solchen Fragen unsicher zu sein und sie als belastend zu empfinden (Janssens et al. 2014).

Infolge der genannten Unsicherheiten als Ausdruck von Wissenslücken mit den damit verbundenen Fehleinschätzungen kommt es zu inkonsistenten und inkonsequenten Handlungen. Das belegte unter anderem eine intensivmedizinische Studie der Berliner Charité von 2014: Nach beschlossener Therapiezieländerung bei Intensivpatienten wurde vor allem die Gabe kreislaufunterstützender Katecholamine abgebrochen, während die künstliche Beatmung und Ernährung fast immer fortgesetzt wurde (Graw et al. 2012). Dies dürfte auf die oben erläuterte Unsicherheit der Ärzte zurückzuführen sein, die sich nicht im Klaren darüber waren, ob ein Abbruch der Beatmung bzw. der Ernährung ein zu „aktives" Handeln darstellte. Noch drastischer wurde eine solche durch Unsicherheit generierte Übertherapie in einer Studie gezeigt: Obwohl 26 Patienten mittels einer Patientenverfügung eine künstliche Beatmung klar abgelehnt hatten, wurden 21 von ihnen noch zum Zeitpunkt ihres Todes künstlich beatmet (Hartog et al. 2014). Die genannten Unsicherheiten lassen sich insofern relativ leicht abbauen, als die zu Grunde liegenden Wissensdefizite prinzipiell behebbar sind (siehe unten Abschn. 5.1).

Prognosestellung Die zweite Quelle von Unsicherheit im Umgang mit Schwerstkranken ist die Frage der Prognose. Es geht im Alltag darum, zu entscheiden, inwieweit bestimmte Festlegungen einer Patientenverfügung auf die aktuelle konkrete und die in der Zukunft liegende Situation zutreffen. Die beschriebenen *vorausverfügten* Therapiefestlegungen sind konditional formuliert und beziehen sich auf einen Zustand, der einer prognostischen Einschätzung bedarf. Eine der häufig verwendeten Formulierungen von Zuständen, die eine Therapiezieländerung mit Therapiebegrenzung zur Folge haben sollen, lautet:

> „[...] wenn infolge einer Gehirnschädigung meine Fähigkeit, Einsichten zu gewinnen, Entscheidungen zu treffen und mit anderen Menschen in Kontakt zu treten, nach Einschätzung

zweier erfahrener Ärztinnen oder Ärzte aller Wahrscheinlichkeit nach unwiederbringlich erloschen ist, selbst wenn der Todeszeitpunkt noch nicht absehbar ist".

Für Unsicherheit sorgt hier, dass sich beispielsweise die Prognose einer hypoxischen Hirnschädigung nach kardiopulmonaler Reanimation in die Kategorien „sicher infaust", „wahrscheinlich infaust", „offen" und „schlechte Prognose unwahrscheinlich" einteilen lässt und nicht immer eindeutige Klassifizierungen möglich sind (Erbguth 2019).

In der neurologischen Intensivmedizin gibt es Hinweise darauf, dass Prognosen sowohl in die optimistische als auch in die pessimistische Richtung fehleingeschätzt werden (Finley Caulfield et al. 2010). An der unangemessen pessimistischen Einschätzung haben zudem Mechanismen der „Selbsterfüllenden Prophezeiung" („self-fulfilling prophecy") einen Anteil. Ein interessantes Beispiel dafür lieferte eine Studie von Morgenstern (Morgenstern et al. 2015): Aufgrund der religiösen Einstellungen einer Gruppe von 109 Patienten hatten die Experten für intrazerebrale Blutungen – anders als sonst aus prognostischer Überzeugung – keine Festlegungen zum „Verzicht auf Wiederbelebung" (Do-not-resuscitate(DNR)-Order) getroffen und jene Patienten maximal therapiert. Letztere zeigten überraschenderweise mit einer Sterblichkeitsrate von 20 % nach 30 Tagen eine deutlich niedrigere Quote als die erwartete von 50 %, welche wegen der als gesichert geltenden Prädiktoren vorhergesagt worden war. Die unerwartet hohe Überlebensrate wurde auch nicht mit einem Exzess an Schwerstbehinderung erkauft: Nach 90 Tagen hatten 30 % der überlebenden Patienten ein gutes funktionelles Outcome mit schlimmstenfalls moderater Behinderung. Demnach führen intuitive Erwartungen und „self-fulfilling prophecies" zu objektiv nicht gerechtfertigten „falsch" pessimistischen Prognosen. Das Wissen um solche Unschärfen erhöht die Unsicherheit beim Versuch einer validen Prognosestellung.

Prognostische Unsicherheiten sind daher einer der Gründe für die unterschiedlichen Interpretationen von Patientenverfügungen. Deren Interpretationsspielraum schafft Unklarheiten über das angemessene Vorgehen und stellt damit einen dritten Grund für die Verunsicherung von Ärzten beim Handeln am Ende des Lebens dar.

Zur Unklarheit über den Patientenwillen zeigte eine 2015 im „Deutschen Ärzteblatt" publizierte Studie: Sowohl unter den Ärzten als auch zwischen Ärzten und Angehörigen bestanden in einem Drittel der Fälle Unterschiede bei der Einschätzung, ob die Formulierungen einer Patientenverfügung auf die konkrete Situation zuträfen (Leder et al. 2015).

6.4.2 Diagnosestellung und Absicherungsmedizin: Reduktion von Unsicherheit beim Arzt schafft Verunsicherung beim Patienten

Den Zusammenhang und die Interaktion zwischen der Unsicherheit aufseiten des Arztes und der Verunsicherung aufseiten der Patienten illustriert folgende Fallgeschichte:

Beispiel

Eine 28-jährige Frau hatte an einem Freitagmorgen für ca. zehn Minuten ein vorübergehendes Schleiersehen wahrgenommen, ohne angeben zu können, ob dies auf einem Auge oder auf beiden auftrat. Bei der Patientin war eine Borderlinestörung vorbekannt, und sie befand sich in unregelmäßiger psychotherapeutischer Behandlung. Drei Tage zuvor war bei ihr wegen einer konfliktreichen Beziehung eine Abtreibung vorgenommen worden, die die Patientin psychisch sehr belastet hatte. Die Patientin war etwas verunsichert und telefonierte mit ihrem Hausarzt, der sie an einen niedergelassenen Augenarzt verwies. Letzterer untersuchte sie am Freitagnachmittag, der ophthalmologische Befund beinhaltete keinerlei Auffälligkeiten. Nach dem Hinweis der Patientin, sie könne sich das Phänomen durch den Stress der Abtreibung ganz gut selbst erklären, äußerte der Augenarzt Bedenken, vermittelte der Patientin, es könne sich doch um eine „ernsthaftere Störung" handeln, und bestand auf einer Vorstellung in einer Augenklinik. Dort wurde die Patientin am Freitagabend untersucht: Abermals wurde keine ophthalmologische Auffälligkeit festgestellt. Dies hatte die Patientin zunächst beruhigt und in ihrer Selbstwahrnehmung bestätigt, dass „es wohl nichts Schlimmes ist", und sie wollte „beruhigt" nach Hause gehen. Der Klinik-Augenarzt bestand jedoch auf einer Vorstellung in der Notaufnahme der Neurologischen Klinik, die die Patientin zunächst ablehnte. Daraufhin wurde ihr Folgendes erklärt: Sie müsse „unterschreiben", dass ihr der Arzt erklärt habe, dass eine bedrohliche Erkrankung im Gehirn möglich sei und ausgeschlossen werden müsse. Dies verunsicherte die Patientin erneut, weswegen sie sich – es war mittlerweile Freitagnacht – in der Neurologischen Klinik vorstellte. Die dortige klinische Untersuchung einschließlich einer CT und der Erhebung der Laborwerte war komplett unauffällig, was die Patientin zunächst beruhigte. Wiederum wollte sie nach Hause gehen. Jedoch wurde ihr auch in der Neurologie erklärt, dass nicht mit ausreichender Sicherheit eine Gehirnstörung auszuschließen sei und sie stationär aufgenommen werden müsse. Es könne sich um einen drohenden Schlaganfall oder um Multiple Sklerose handeln, sie müsse beobachtet werden und es müssten noch eine MRT und eine Liquoruntersuchung nach Lumbalpunktion durchgeführt werden. Das werde allerdings erst am Montag möglich sein. Bis zum Montagvormittag blieb die Patientin unauffällig, und bei der Visite wurde ihr das noch „abzuarbeitende" umfangreiche Diagnostikprogramm verkündet.

Die Patientin stellte kritisch die Frage nach der Notwendigkeit dieser Diagnostik aufgrund einer nach ihrer Überzeugung „stressbedingten" kurzen Störung. Nach einem längeren Gespräch mit der zuständigen Oberärztin wurde die Patientin entlassen – mit der beruhigenden Information, dass man tatsächlich keine belastbaren Hinweise auf eine relevante Störung habe und daher die Gewissheit, dass keine bedrohliche Situation bestehe. Bei erneuten Beschwerden solle sie sich wieder melden. Die Patientin stellte sich wegen eines notwendigen Rezepts drei Tage später bei ihrem Hausarzt vor, der ihr mit dem Hinweis auf eine in der Klinik nicht ausreichend ausgeschlossene Multiple Sklerose oder andere Gehirnerkrankung eine dringende stationäre Einweisung zur Krankenhausbehandlung zwecks Durchführung einer Lumbalpunktion anriet und die entsprechende Überweisung ausstellte. Beim Telefonkontakt zur Terminvereinbarung mit der inzwischen hilflosen und verängstigten Patientin wurde eine ambulante MRT-Untersuchung terminiert. Das Ergebnis war komplett unauffällig und die Patientin konnte damit wieder etwas beruhigt werden. Auf die Liquoruntersuchung und weitere Diagnostik wurde verzichtet.◀

Die vorherrschende implizite kommunikative Botschaft der beteiligten Ärzte an die Patientin war: Hinter Ihren Beschwerden könnte im Zweifelsfall „etwas Bedrohliches oder Schlimmes" stecken. Die Patientin selbst hatte eine durchaus stichhaltige subjektive Krankheitstheorie, die allerdings durch die Absicherungsstrategie der Ärzte in hohem Maß ins Wanken geriet. Zudem wurde aufseiten der Ärzte eine Verschiebung von Verantwortung über fünf „Stationen" in Gang gesetzt.

Solch eine Kaskade von Absicherungsschritten negiert das Bedürfnis des Patienten nach einer beruhigenden Rückversicherung bzw. einer „Entängstigung" und bewirkt durch die subtile oder offene Mitteilung, man müsse vom Schlimmsten ausgehen, Verunsicherung und Angst. Es kommt zu einer Art Beweislastumkehr bei unspezifischen Symptomen: Nicht die Erkrankung muss positiv nachgewiesen werden, sondern das Nichtvorhandensein einer Erkrankung durch ihren Ausschluss. Das Anstreben von Sicherheit aufseiten des Arztes durch absichernde Untersuchungen ruft Verunsicherung beim Patienten hervor, der in diesem Prozess kommunikativ unzulänglich begleitet wird.

Die Durchführung solcher multiplen diagnostischen – vor allem apparativen – Abklärungen bei unspezifischen Symptomen wie Schwindel, Kopfschmerzen, Benommenheit und Sensibilitätsstörungen wird immer häufiger/gängiger. So wurden 1990 in der Neurologischen Klinik der Universität Erlangen-Nürnberg ca. 30 % der stationären Patienten aus der Notaufnahme übernommen, 70 % der stationären Patienten waren elektiv aufgenommen worden. Es handelte sich fast ausschließlich um manifest Erkrankte mit abzuklärendem klinisch-pathologischem Befund. Patienten mit unspezifischen Symptomen wurden von der Notaufnahme einer zeitnahen ambulanten Abklärung zugeführt (Klinik für Neurologie 1990). 28 Jahre später – 2018 – sind in der Neurologischen Klinik in Nürnberg 70–80 % der stationär versorgten Patienten aus der Notaufnahme aufgenommen worden.

Bei mindestens der Hälfte davon erfolgte die Abklärung aus Absicherungsgründen. Insgesamt werden zwischen 50 und 70 % der Diagnostik in der Neurologie von klinisch erfahrenen Ärzten als „unnötig" eingestuft (Lange et al. 2016).

Nur in weniger als 1 % ergeben sich aus solchen diagnostischen Maßnahmen relevante Konsequenzen. Der Arzt erwartet einen unauffälligen Befund – meist, um seine klinische Annahme einer belanglosen Störung zu stützen – und glaubt, damit den Patienten beruhigen zu können: d. h., nicht nur seine eigene Unsicherheit beseitigen zu können, sondern auch die des Patienten. Bei einigen Patienten funktioniert diese Strategie („Hauptsache, es ist nichts Schlimmes!"). Allerdings kann sie ebenso die Quelle neuer Unsicherheiten darstellen. Absicherungsmedizinische Diagnostik erbringt nämlich neben den erhofften unauffälligen Befunden auch pathologische Zufallsbefunde. Bei den unauffälligen Befunden kann unzureichende Kommunikation manchen Patienten den Eindruck vermitteln, man unterstelle ihnen „eingebildete" Symptome, weil man nichts habe sehen oder messen können. Dies bildet den Ausgangspunkt einer Spirale weiterer Untersuchungen, um eine „organische" Ursache für die unspezifischen Symptome zu finden oder weiter auszuschließen. Genannt sei hier nur das Beispiel von Patienten mit unspezifischen Rückenschmerzen, die entgegen den Empfehlungen in den entsprechenden Leitlinien in 80 % nicht indizierten MRT-Untersuchungen – oft sogar wiederholt – unterzogen werden (Anforderung: „Ausschluss Bandscheibenvorfall"). Mancher „befundnegative" Patient wird nach einer Odyssee durch die Schritte der apparativen Abklärung eher wenig beruhigt sein und rätseln, wie es denn dann sein könne, dass er trotzdem Probleme habe, und er wird eine noch größere Verunsicherung empfinden als vor der Diagnostik.

Solch eine Art des diagnostischen Handelns ist das Resultat einer Abwägung: Welches Ausmaß an Restunsicherheit kann der Arzt akzeptieren, bei dem er sich dennoch gewiss sein kann, keinen handlungspflichtigen Befund übersehen zu haben? Obwohl die entsprechenden neurologischen Leitlinien zur Diagnostik von Spannungskopfschmerzen und Migräne nur bei ungewöhnlichen Kopfschmerzpräsentationen mit „red flags" zu einer Bildgebung des Gehirns raten (Neeb et al. 2023), wird bei Patienten mit typischen Migräneanfällen oder typischem Spannungskopfschmerz oft wiederholt eine zerebrale Bildgebung vorgenommen, weil Arzt und Patient kaum mehr die geringe Unsicherheit von 0,2 % akzeptieren, einen reaktionspflichtigen Befund zu übersehen.

Auch hier schafft die Erhebung von Zufallsbefunden neue Unsicherheiten, weil neue Problematiken zu bewältigen sind, die vorher durch Unkenntnis nicht bestanden hatten. So werden bei etwa 1–2 % der MRT-Abklärungen wegen unspezifischer „Kopfschmerzen" sackförmige Aneurysmen der Hirnarterien entdeckt, die neue Entscheidungssituationen mit immanenter Unsicherheit erzwingen. Man fragt sich z. B.: Soll man das moderate Risiko einer Rupturhäufigkeit von beispielsweise 0,5 % pro Jahr akzeptieren und nichts unternehmen? Oder soll man die interventionelle Ausschaltung des Aneurysmas mit einem einmaligen Risiko einer schwerwiegenden Komplikation von ca. 3 % wählen?

Einen Beleg für die skizzierten Absicherungsdenkmuster von Patienten und Ärzten, die eine Überversorgung befördern, liefern Ergebnisse der Bertelsmann-Studie 2019. Zwar vermuten in Deutschland etwa 50 % der Bevölkerung, dass in Kliniken und Arztpraxen oft unnötige medizinische Leistungen erbracht würden, allerdings sind sich die Befragten oft gar nicht dessen bewusst, dass sie selbst unnötige Behandlungen einfordern und sich dadurch Risiken aussetzen. Die weitverbreitete Einstellung, im Zweifelsfall lieber nichts unentdeckt und unversucht zu lassen, führt zu Aktionismus. In den Interviews sagten Ärzte und Patienten übereinstimmend, dass Ungewissheit schwer auszuhalten sei und sie daher aktives Handeln bevorzugten: 56 % der Befragten meinten, jedwede Therapie sei besser als Abwarten (Bertelsmann-Stiftung 2019; Hambrock 2019).

Die Zunahme der Absicherungsmedizin ist außerdem verzahnt mit der juristischen Bewertung von Fehlern in der Diagnostik im Sinne des „Befunderhebungsfehlers". Ein solcher liegt gemäß § 630h Abs. 5 BGB vor,

> „[…] wenn es der Behandelnde unterlassen hat, einen medizinisch gebotenen Befund rechtzeitig zu erheben oder zu sichern, soweit der Befund mit hinreichender Wahrscheinlichkeit ein Ergebnis erbracht hätte, das Anlass zu weiteren Maßnahmen gegeben hätte, und wenn das Unterlassen solcher Maßnahmen grob fehlerhaft gewesen wäre."

Ein Befunderhebungsfehler – also eine versäumte Diagnostik – verschiebt als *grob* fahrlässiges Versäumnis die Beweislast vom Patienten zum Behandler, der nun beweisen muss, dass die nicht stattgefundene bzw. unterlassene Diagnostik nicht mit dem eingetretenen Schaden in Zusammenhang steht. Dabei kann die versäumte Befunderhebung als solche durchaus „einfach" fehlerhafter Natur sein. Allein, dass sie Konsequenzen hätte haben können, führt bereits zur juristischen Bewertung „grob fehlerhaft". Hier streiten Kläger und Beklagte oft darüber, inwieweit eine im Nachhinein als notwendig eingestufte Diagnostik (ex post) auch schon in der Situation selbst (ex ante) zu fordern gewesen wäre. Bei der Frage der Kausalität der Unterlassung zum eingetretenen vermeintlichen Schaden reicht es bei einem Befunderhebungsfehler bereits aus, dass die Unterlassung „geeignet" ist, den Schaden verursacht zu haben. Dies lässt sich nur schwer widerlegen. Damit erfolgt aus Unsicherheit und Angst vor einer – aus *Ex-post*-Sicht – fehlerhaft unterlassenen Diagnostik vorsichtshalber ein Übermaß an diagnostischer „Befunderhebung". Die juristische Sicht vermittelt den Ärzten: „Hinterher ist man immer gescheiter…", was die Neigung zu „Im Zweifelsfall mehr Diagnostik!" verstärkt. Jedenfalls erscheint ein „Weniger" an Diagnostik juristisch riskant.

Die Überbetonung der apparativen Absicherungsmedizin-Diagnostik mindert das Ausmaß und die Bedeutung der körperlichen klinischen Untersuchung und der damit verbundenen „sensorischen" Begegnung zwischen Arzt und Patient, die vertrauensbildend ist. Zudem zieht die Zeitnot der Ärzte eine Reduktion der Kommunikation als notwendige Flankierung des apparativen Geschehens nach sich. Anstelle des einen gründlich körperlich untersuchenden Arztes, dem gegenüber sich ein Vertrauensverhältnis entwickeln kann, sind meist unterschiedliche Ärzte „arbeitsteilig" und nur kurz mit dem Patienten zur Bewältigung ihrer diagnostischen Teilaufgabe beschäftigt. Auch in den Kliniken sorgen arbeitszeitschutzrechtliche Rahmenbedingungen dafür, dass das Modell des „zuständigen" und „verantwortlichen" Arztes als Vertrauensperson zugunsten einer sequestrierten ärztlichen Zuständigkeit in den Hintergrund tritt.

Die Absicherungsrituale sind darüber hinaus unmittelbar verzahnt mit ökonomischen Interessen und Fehlanreizen im Gesundheitssystem. So ist etwa die Anzahl von MRT-Geräten in Deutschland mit ca. 34 pro eine Million Einwohner etwa dreimal so hoch wie in den Niederlanden mit zwölf pro eine Million Einwohner. Die Tatsache, dass in Deutschland der einzelne Arztbesuch mit einem nur kurzen Kontakt im einstelligen Minutenbereich und damit für den Patienten oft unbefriedigend verläuft, ist einer der Gründe, warum ein Patient in Deutschland pro Jahr ca. 18 Mal beim Arzt vorstellig wird (Grobe et al. 2018) – im Vergleich zu Skandinavien, wo nur drei bis sechs Arztbesuche pro Jahr stattfinden (Rieser 2015).

„Trügerische Sicherheit" als Falle: Unsicherheit bei diagnostischen und therapeutischen Entscheidungen hat auch einen „positiven" Anteil, und zwar dort, wo sie unreflektierter, vorschneller vermeintlicher Sicherheit („trügerischer Sicherheit") entgegensteht. Als latenter Zweifel im Sinne von stets erneuter Reflexion des eigenen Handelns kann Unsicherheit in diesem Kontext durchaus produktiv sein.

6.4.3 Therapieentscheidungen: Unwägbarkeiten und Risiken sowie die Kommunikation derselben

Jeder medizinischen Maßnahme ist eine Nutzen-Risiko-Bilanz inhärent, die im Idealfall empirisch statistisch definiert ist. Die „Sicherheit" des statistisch kalkulierbaren Risikos ändert jedoch nichts an der Unsicherheit, ob dieses Risiko im Einzelfall zum Tragen kommt. Als Beispiel sei der Erfolg einer Operation an der Halsschlagader (Arteria carotis) genannt: Dem einmaligen Risiko eines Schlaganfalls während der Operation von 3 % steht die Verhinderung von Schlaganfällen mit 2–3 % pro Jahr (!) gegenüber. Dieses in der Nettobilanz vorteilhafte, aber abstrakte Nutzen-Risiko-Verhältnis muss dem Patienten angemessen kommuniziert werden, um seine „Unsicherheit" bei der Entscheidung zu mindern. Allein die Kommunikation von objektiven, empirisch gewonnenen Risikozahlen bietet Raum für subjektive Fehlinterpretation und „gefühlte" Verunsicherung – sowohl auf Arztseite als auch auf Patientenseite. Typisch dafür ist die notwendige – oft nicht vorgenommene – Unterscheidung von absoluten und relativen Risikozahlen. So klingt die Mitteilung „Ihr Risiko ist bei Therapie B doppelt so hoch wie bei Therapie A" auf den ersten Blick dramatisch – gemeint ist die *relative* Risikoerhöhung um 100 %. Entscheidend für die Risikobewertung ist jedoch das Risikoniveau, auf das sich die Aussage bezieht. Dazu zwei Szenarien: Szenario 1: Liegt etwa bei Therapie A ein Komplikationsrisiko von 25 % vor, bedeutet die relative Risikoerhöhung von 100 % eine Komplikationsrate von 50 %. Das stellt fraglos eine entscheidungsrelevante Dimension einer Risikoerhöhung dar und bedeutet: Anstatt einer Komplikation bei jedem vierten Patienten unter Therapie

A tritt unter Therapie B bei jedem zweiten Patienten eine Komplikation auf. Szenario 2: Beträgt das Komplikationsrisiko unter Therapie A 0,2 %, so bedeutet die Risikoverdopplung unter Therapie B eine Rate von 0,4 %. Damit erleidet nicht jeder fünfhundertste Patient eine Komplikation (Therapie A), sondern jeder zweihundertfünfzigste (Therapie B). Folglich bleibt auch die „doppelt" so riskante Therapie B auf einem sehr niedrigen Risikoniveau, das kaum Einfluss auf die Entscheidung haben dürfte. Als entscheidungsfördernde Übersetzung dieser Risikokonstellationen bieten sich die Parameter der „Number-needed-to-treat" für die Kommunikation des Nutzens und der „Number-needed-to-harm" für die Kommunikation des Risikopotenzials an. Eine Visualisierung der Nutzen-Risiko-Bilanz verbessert das Verständnis und verringert „gefühlte" Unsicherheiten (Abb. 6.1).

Unangebracht ist interessengeleitete Risikokommunikation durch Ärzte, die mit der Verunsicherung der Patienten spielt. Ein Beispiel aus der Neurologie bzw. Neurochirurgie ist der Satz: „[…] Wenn Sie sich nicht an der Wirbelsäule operieren lassen, sitzen Sie bald im Rollstuhl." Hier wird die Entscheidung des Patienten durch die Induktion von Unsicherheit und Angst manipuliert.

Aufseiten der Ärzte bestehen oft durch Unsicherheit „intuitive" Fehlannahmen, die die statistisch eindeutigen Fakten ausblenden und zum Handlungsmaßstab werden. Dies lässt sich an zwei Beispielen illustrieren, nämlich 1) an der Gabe von Antibiotika bei Infekten des oberen Respirationstrakts (= ungerechtfertigte Übertherapie) und 2) an der Gabe von oralen Antikoagulanzien (OAK) bei Vorhofflimmern (= ungerechtfertigte Untertherapie). Im ersten Fall resultiert die

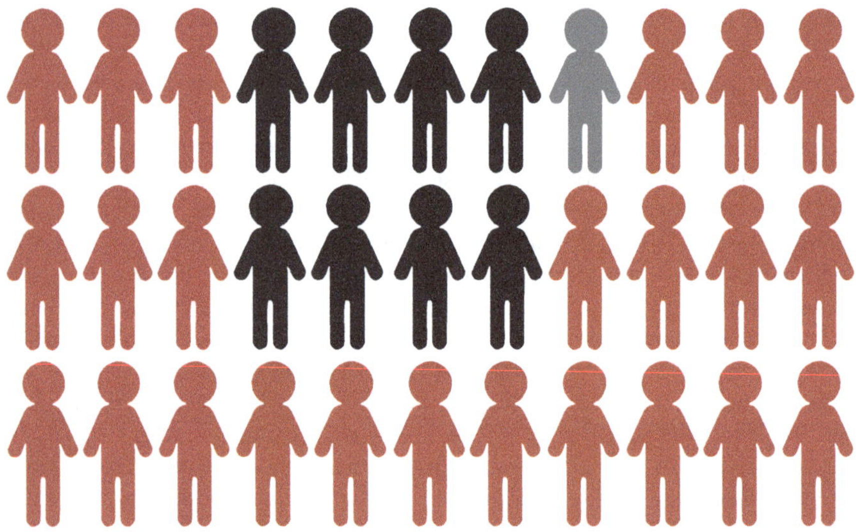

Abb. 6.1 Visualisierte Nutzen-Risiko-Bilanz einer medizinischen Maßnahme zur Reduktion von Unsicherheit: 33 Patienten erhalten eine Therapie, die acht Patienten einen Nutzen bringt (schwarz), einem Patienten schadet (grau) und bei den restlichen 24 Patienten nichts ändert (rot)

Übertherapie aus der Angst vor Unterlassung, im zweiten Fall die Untertherapie aus der Angst vor Komplikationen. In beiden Fällen der Leitlinienabweichung ist das Motiv die Reduktion der „gefühlten" Unsicherheit und der Angst, etwas falsch zu machen. Im ersten Fall sind 80–90 % der Antibiotikaverschreibungen zwar sinnlos, erfolgen aber vermeintlich zum Wohl des Patienten. Ausgeblendet wird der systemische Schaden in Form erhöhter Antibiotikaresistenzen. Im zweiten Fall wird immer noch bei etwa 20 % der Patienten die eigentlich indizierte Antikoagulanziengabe nicht durchgeführt – getriggert von der gefühlten Unsicherheit und der Angst vor dem Schaden durch erhöhte Hirnblutungsraten. Ausgeblendet wird die Erhöhung des Schadens durch vermeidbare Embolien – v. a. Schlaganfälle. Damit findet eine intuitiv unreflektierte und dysbalancierte Abwägung der vier medizinethischen Prinzipien von Beauchamp und Childress statt – nämlich 1) des Wohls des Patienten, 2) der Schadensvermeidung, 3) der Autonomie des Patienten und 4) der Gerechtigkeit (Beauchamp und Childress 2026). Wenn man die beiden Felder der Fehlentscheidungen auf der Matrix der vier medizinethischen Prinzipien verortet, resultiert daraus folgendes Schema (Tab. 6.1):

Tab. 6.1 Entscheidungsmatrix, orientiert an den vier medizinethischen Prinzipien

Ethisches Prinzip	Antibiotika	OAK
Wohl des Patienten	Nicht vorhanden – aber vermeintlich gewahrt durch Handeln	Objektiv nicht gewahrt – Folgen der Unterlassung werden als schicksalhaft empfunden
Nichtschaden	Schaden (Antibiotika-NW) tritt potenziell auf – wird aber ausgeblendet	Überbewertet: Angst vor vermeintlichem Risiko einer Blutung
Autonomie	Wird entsprochen – da vom Patienten oft unkritisch eingefordert. Aufklärung über die „Fakten" erfolgt nicht oder unvollständig. Unreflektiertes ärztliches „Sicherheitshandeln" benutzt „Wünsche" des Patienten als Deckmantel für eigene Fehlentscheidungen	Risiko der Komplikation wird je nach ärztlicher Information überschätzt. In Aufklärung übersteigt ärztliches „Nicht-schaden-Wollen" in inadäquater und suggestiver Weise eigentlich vorhandenen Nutzen
Gerechtigkeit	Systemische Negativfolgen (Kosten, Antibiotikaresistenzen) sind nicht konkret, sondern abstrakt und werden ausgeblendet	Systemischer Schaden nicht unmittelbar spürbar: Folgekosten der in Kauf genommenen erhöhten Schlaganfallrate

6.4.4 Kampagne „Kluge Entscheidungen": Rückkehr von der Absicherung zur klugen Gewissheit als Ausweg aus der Unsicherheit

Als eine Art „moralisch-kultureller" Ruck wurden in den vergangenen Jahren in den USA („Choosing wisely") (Initiative „Choosing Wisely") und Deutschland („Klug entscheiden") (Eckert 2019) Initiativen ins Leben gerufen, die eine Rückabwicklung der Spirale der Absicherungsrituale propagieren. Dadurch sollen mittels konsentierter Empfehlungen für konkrete Entscheidungssituationen kluge Entscheidungen ermöglicht werden – unter dem Motto „Weniger ist mehr". Als Beispiel genannt sei der Aufruf zum Verzicht auf die weithin praktizierten, aber nutzlosen Ultraschalluntersuchungen der Halsschlagader bei Synkopen. *Der vermeintlichen Reduktion von Unsicherheit durch Überdiagnostik und Übertherapie wird „echte", konsentierte Sicherheit durch „algorithmisierte Klugheit im Konsens" entgegengesetzt.*

Die 2016 gestartete Qualitätsoffensive „Klug entscheiden" der Deutschen Gesellschaft für Innere Medizin (DGIM) richtet sich sowohl an Ärzte als auch an Patienten. Mittlerweile sind in Zusammenarbeit mit anderen Fachgesellschaften 149 Empfehlungen (Positiv- und Negativempfehlungen: Was ist zu tun und was hat zu unterbleiben?) veröffentlicht worden und Abhandlungen über die Initiative in mehr als 30 Publikationen erschienen. Die „Zeitschrift für Evidenz, Fortbildung und Qualität im Gesundheitswesen" hat der Initiative einen Sonderband gewidmet (Fölsch et al. 2017). Zudem haben die Empfehlungen Eingang in die Lehre gefunden.

In der Praxis ist es – wie bereits oben erwähnt – oft schwierig, die diagnostischen Rituale abzubauen, was z. B. die massive Überdiagnostik bei Rückenschmerzen durch MRT-Untersuchungen zeigt. Selbst wenn Ärzte sich hier im Einzelfall in Zurückhaltung üben, wird sie konterkariert durch die Einforderung ebendieser (Über-)Diagnostik seitens der Patienten. Den Hinweis des Arztes auf fehlende Konsequenzen kann der Patient meist nicht nachvollziehen. Notfalls urgiert der Patient seine Forderung, indem er mit einer negativen Bewertung in entsprechenden Internetportalen droht.

6.5 Exemplarische Strategien zur Reduktion von Unsicherheit

6.5.1 Vermittlung von Wissen und Strategien zum Umgang mit Unsicherheit

Dort, wo Wissensdefizite und Fehlannahmen die Quelle von Unsicherheit darstellen, etwa beim oben skizzierten Szenario der Entscheidungen am Ende des Lebens (siehe Abschn. 4.1), können diese Ursachen relativ einfach behoben werden. Es geht um entsprechende Fortbildungen, die Berücksichtigung der Thematik in der Weiterbildung und um Formen der interprofessionellen Zusammenarbeit und

Reflexion. Auch für alle anderen geschilderten Szenarien gilt: Kompetenz und eine reflektierte Betrachtung der jeweiligen Zusammenhänge vor allem von der Metaebene aus sollten das Ausmaß von Unsicherheit reduzieren. Seit mehr als 20 Jahren gibt es Instrumente zur Erfassung der Unsicherheit bei Ärzten, etwa die *„Physician's Reaction to Uncertainty Scale" (PRUS)* (Gerrity et al. 1995). Aufbauend auf den Ergebnissen solcher Erhebungen, können spezielle Schulungsprogramme zum Umgang mit Unsicherheit implementiert werden. In einigen Bereichen der Medizin zeigte ein solches Vorgehen einen Rückgang der Unsicherheit und ihrer belastenden Folgen (Taylor et al. 2018).

6.5.2 Fehlerkultur

Eine der Möglichkeiten zur Reduktion von Unsicherheiten ist die systematische Aufarbeitung von stattgehabten Fehlern und von Beinahe-Fehlern. Dabei geht es um die reflektierende Aufarbeitung sowohl von individuellen bzw. systemischen Fehlern und Fehlerquellen als auch von Unachtsamkeiten und Wissenslücken. Solch eine strukturierte Kultur des Umgangs mit Fehlern bieten CIRS-Systeme („Critical Incident Reporting System" = „Berichtssystem für kritische Vorkommnisse") oder M&M-Konferenzen (Morbiditäts- und Mortalitätskonferenzen). Die beiden etablierten Formate haben zum Ziel, durch die Analyse von Vorkommnissen konkrete Maßnahmen zur Verbesserung der Qualität und Sicherheit der Patientenversorgung abzuleiten. Nicht nur kann daraus die Vermeidung von Fehlern resultieren, sondern auch die – aus der Ex-ante-Sicht – Unvermeidbarkeit und das Schicksalhafte bestimmter Ereignisse. Damit lässt sich ein unangemessenes subjektives Schuldempfinden mit der Folge erhöhter Unsicherheit vermeiden. Es geht also nicht nur um die Frage „Was hätte man besser machen können?", sondern auch um die Frage „Was würde man letztlich wieder genauso machen?".

6.5.3 Reduktion von Unsicherheit durch künstliche Intelligenz (KI) oder Wearables

Grundsätzlich erscheint es möglich, den „Unsicherheitsfaktor Mensch" in der Medizin durch computerbasierte, selbstlernende Systeme („künstliche Intelligenz") zu unterstützen. Es ist sehr wahrscheinlich, dass solche algorithmisierten Systeme Fehler reduzieren können. Inwieweit dadurch diagnostische Prozesse sicherer werden, bleibt abzuwarten. In manchen diagnostischen Bereichen, in denen Mustererkennung eine wichtige Rolle spielt, konnten KI-basierte Systeme zwar die „Experten" in der Anzahl richtig positiver Diagnosen übertreffen (hohe Sensitivität) – aber um den Preis einer hohen Zahl falsch positiver Diagnosen (niedrige Spezifität). Am Beispiel der Hauttumoren bedeutet dies konkret, dass durch ein optisches KI-Programm mehr Melanome erkannt werden als durch einen dermatologischen Experten – aber eben auch mehr harmlose Nävi als tumorverdächtig eingestuft werden als durch den Experten. Falsch positive Befunde erzeugen jedoch erneut Unsicherheit. Weiterentwickelte Systeme dürften aber künftig in der Lage sein, diagnostische Unsicherheiten in der ärztlichen Diagnostik – zum Beispiel in der Notaufnahme – zu reduzieren (Grant et al. 2020). Auf eine ausführliche Darstellung dieses aktuellen Themas muss hier verzichtet werden.

Auch im wachsenden Bereich der Selbstüberwachungssysteme wie der tragbaren Devices zur Überwachung von Körperfunktionen (Wearables, Selftracking) ist fraglich, ob der angestrebte Effekt der Reduktion von Unsicherheit durch ständige Überwachung nicht zu neuer Verunsicherung beim Träger führt, weil eine Vielzahl von bedeutungslosen „Irregularitäten" detektiert wird, was weitere diagnostische Maßnahmen nach sich zieht (Knowles et al. 2018).

6.6 Fazit der Ausführungen zum alltäglichen Umgang mit Unsicherheit

- Unsicherheit ist ein der Medizin immanentes Phänomen. Sie betrifft potenziell alle Entscheidungen und Maßnahmen und findet sich bei allen Beteiligten – also Ärzten, Therapeuten, Patienten und Angehörigen.
- Unsicherheit kann sowohl negative Facetten (ungerechtfertigte Angst) als auch positive (kritische Reflexion) aufweisen.
- Entscheidungen erfolgen entweder schnell und intuitiv (Bauchgefühl) oder abwägend und reflektierend. Beide Wege beinhalten Unsicherheiten.
- Der Versuch der Reduktion von Unsicherheit aufseiten des Arztes durch Absicherungsmedizin führt potenziell zur Verunsicherung des Patienten.
- Notwendig ist daher eine Rückkehr zu einer Kultur der „Entängstigung" und Beruhigung der Patienten durch kluge Entscheidungen („Choosing wisely").
- Hilfreich bei der operationalen Erfassung von Unsicherheit sind Skalen wie die „Physician's Reaction to Uncertainty Scale" (PRUS).
- Unproduktive Unsicherheit lässt sich reduzieren durch:
  - Steigerung der Kompetenz und des Wissens,
  - transparente, diskursive und hierarchiefreie Kommunikation *aller* Beteiligten miteinander,
  - kritische Reflexion,
  - Maßnahmen der Fehlerkultur (z. B. CIRS),
  - entsprechende Schulungsprogramme zum Umgang mit Unsicherheit.
- Ein angemessener Umgang mit Unsicherheit impliziert auch das Bewusstsein des gesellschaftlichen Spannungsfeldes zwischen der Erwartung objektiver Sicherheit und der Vermittlung ausreichender Gewissheit. Surrogat dafür ist die Frage an den Arzt: „Welche Entscheidung würden Sie bei Ihrem Ehepartner treffen?"
- Empirisch gesicherte Nutzen-Risiko-Verhältnisse müssen dem Patienten transparent und verständlich kommuniziert werden, um ein „shared decision making" zu ermöglichen.

Literatur

Beauchamp TL, Childress JF (2026) Principles of Biomedical Ethics. 9th edition. Oxford, New York: Oxford University Press.

Bertelsmann Stiftung (2019) Spotlight Gesundheit 5/2019. „Überversorgung“. https://www.bertelsmann-stiftung.de/de/themen/aktuelle-meldungen/2019/november/ueberversorgung-schadet-den-patienten. Zugegriffen: 10. März 2020

Bloche MG, Balsa AI, McGuire TG, Seiler N (2003) (2003): Clinical Uncertainty and Healthcare Disparities. Am J Law Med 29:203–219

Bundesärztekammer (2006) Stellungnahme der Zentralen Kommission zur Wahrung ethischer Grundsätze in der Medizin und ihren Grenzgebieten (Zentrale Ethikkommission) bei der Bundesärztekammer zur Ethikberatung in der klinischen Medizin. Deutsches Ärzteblatt 103:1703–1707

Bundesgerichtshof (BGH) vom 17.2.1970. „Anastasia Urteil“. AZ III ZR 139/67; BGHZ 53, 245 ff

Die Bundesregierung. Patientensicherheit im Krankenhaus. www.bundesregierung.de/breg-de/schwerpunkte/patientensicherheit-im-krankenhaus-427626. Zugegriffen: 25. Okt 2025

Dörries A, Neitzke G, Simon A, Vollmann J (Hrsg) (2008) Klinische Ethikberatung. Ein Praxisbuch. Kohlhammer, Stuttgart

Eckert N (2019) Choosing Wisely. Wege aus der Überversorgung. Deutsches Ärzteblatt 116(46):A-2130

Erbguth F (2019) Akute und chronische Bewusstseinsstörungen bei schwerer Gehirnschädigung. Palliativmedizin 20(5):251–266

Fink GR,Gold R, Berlit P (2018) SOPs Neurologie. Stuttgart.

Finley Caulfield A, Gabler L, Lansberg MG, Eyngorn I, Mlynash M, Buckwalter MS, Venkatasubramanian C, Wijman CAC (2010) Outcome prediction in mechanically ventilated neurologic patients by junior neurointensivists. Neurol 74(14):1096–1101

Fölsch UR, Hasenfuß G (Hrsg.) (2017) Schwerpunkt: Klug entscheiden/Choosing wisely. Zeitschrift für Evidenz, Fortbildung und Qualität im Gesundheitswesen (ZEFQ) 129(12):1–56

Gerrity MS, White KP, DeVellis RF, Dittus RE (1995) Physicians‘ Reactions to Uncertainty: Refining the constructs and scales. Motiv Emot 19:175–191

Gigerenzer G (2013) Risiko. Wie man die richtigen Entscheidungen trifft. Gütersloh

Grant K, McParland A, Mehta S, Ackery AD (2020) Artificial Intelligence in Emergency Medicine: Surmountable Barriers With Revolutionary Potential [published online ahead of print, 2020 Feb 20]. Ann Emerg Med, S 0196–0644(19)31465-9

Graw JA, Spies CD, Wernecke KD, Braun JP (2012) Managing end-of-life decision making in intensive care medicine – a perspective from Charité Hospital, Germany. PLoS ONE 7(10):e46446

Grobe TG, Steinmann S, Szecsenyi J (2018) Barmer Arztreport 2018. Schriftenreihe zur Gesundheitsanalyse. Bd 7. Siegburg. https://www.aquainstitut.de/fileadmin/aqua_de/Projekte/706_BARMER_Arztreport_2018/Barmer_Arztreport-2018.pdf. Zugegriffen: 10 März 2020

Hambrock U (Rheingold Institut) (2019) Erfahrungen mit Überversorgung – Qualitativ-psychologische Studie mit Patienten und Ärzten. https://www.bertelsmann-stiftung.de/fileadmin/files/BSt/Publikationen/GrauePublikationen/VV_Studie_Ueberversorgung_Rheingold.pdf. Zugegriffen: 10 März 2020

Hartog CS, Peschel I, Schwarzkopf D, Randall Curtis J, Westermann I, Kabisch B, Pfeifer R, Guenther A, Michalsen A, Reinhart K (2014) Are written advance directives helpful to guide end-of-life therapy in the intensive care unit? A retrospective matched-cohort study. J Crit Care 29(1):128–133

Initiative „Choosing Wisely“ (2019) www.choosingwisely.org/wp-content/uploads/2019/10/Communicating-About-Overuse-to-Vulnerable-Population_Final2.pdf. Zugegriffen: 15. Dez 2019

Janssens U, Valentin A (2014) Intensivmedizin im Spannungsfeld zwischen Leben und Sterben. Med Klin – Intensivmedizin – Notfallmedizin 109:6–7

Klinik für Neurologie der Universität Erlangen-Nürnberg (1990) Jahresbericht 1990. Selbstverlag

Knowles B, Smith-Renner A, Poursabzi-Sangdeh F, Lu D, Alabi H (2018) Uncertainty in current and future health wearables. Commun ACM 61:62–67

Kunz R, Ollenschläger G, Raspe H, Jonitz G, Donner-Banzhoff N (Hrsg) (2007) Lehrbuch Evidenzbasierte Medizin in Klinik und Praxis. 2. Aufl. Köln

Lange R, Popp S, Erbguth F (2016) Brennpunkt Notaufnahme. Der Nervenarzt 87(6):592–602

Laux H, Gillenkirch RM, Schenk-Mathes HY (2019) Entscheidungstheorie. Berlin.

Leder N, Schwarzkopf D, Reinhart K, Witte O, Pfeifer R, Hartog CS (2015) The validity of advance directives in acute situations. A survey of doctors' and relatives' perceptions from an intensive care unit. Deutsches Ärzteblatt Int 112:723–729

Lyre H (2018) Medizin als Wissenschaft – eine wissenschaftstheoretische Analyse. Ringkamp/Wittwer (2018), S 143–166

Morgenstern LB, Zahuranec DB, Sánchez BN, Becker KJ, Geraghty M, Hughes R, Norris G, Hemphill 3rd JC (2015) Full medical support for intracerebral hemorrhage. Neurol 84(17):1739–1744

Neeb, L. et al. (2023) Diagnostik und Therapie des Kopfschmerzes vom Spannungstyp, S1-Leitlinie. *In: Deutsche Gesellschaft für Neurologie (Hrsg.), Leitlinien für Diagnostik und Therapie in der Neurologie.* www.dgn.org/leitlininen

Rieser S (2015) Inanspruchnahme von Ärztinnen und Ärzten: Lehrreicher Blick nach Norwegen. Deutsches Ärzteblatt 112(12):A-508

Ringkamp D, Wittwer H, (Hrsg) (2018) Was ist Medizin? Der Begriff der Medizin und seine ethischen Implikationen. Freiburg

Taylor D, Picker B, Woolever D, Thayer EK, Carney PA, Galper AB (2018) A Pilot Study to Address Tolerance of Uncertainty Among Family Medicine Residents. Fam Med 50(7):531–538

Vetter C (2004) Pilotprojekt „Schmerzfreies Krankenhaus". Deutsches Ärzteblatt 101(5):A-232

Wandrowski J, Schuster T, Strube W, Steger F (2012) Medizinethische Kenntnisse und moralische Positionen von Ärztinnen und Ärzten aus Bayern. Deutsches Ärzteblatt Int 109(8):141–147

Woxikon Wörterbuch „Synonyme" (2025). https://synonyme.woxikon.de/synonyme/unsicherheit.php. Zugegriffen: 15. Okt 2025

Sozialdiagnostik als komplementäre Ergänzung zur medizinischen Diagnostik: Ressourcenorientierte Ansätze für Teilhabe im Gesundheitswesen

7

Arezou Schulz

7.1 Einleitung

Die Gesundheitsversorgung steht vor der zunehmenden Herausforderung, gesundheitliche Problemlagen nicht isoliert, sondern im Zusammenhang mit den jeweiligen Lebensbedingungen der betroffenen Menschen zu betrachten. Während die medizinische Diagnostik primär auf die Erkennung und Klassifikation von Krankheiten sowie körperlichen und psychischen Funktionsstörungen ausgerichtet ist, richtet die Sozialdiagnostik den Blick auf Lebenswelt, Ressourcen und soziale Bedingungen von Patient*innen. Beide Perspektiven folgen unterschiedlichen diagnostischen Logiken, sind jedoch in der Praxis eng miteinander verschränkt.

In interprofessionellen Versorgungskontexten wie Rehabilitationskliniken, psychiatrischen Einrichtungen, der Eingliederungshilfe oder der Jugendhilfe treffen diese diagnostischen Zugänge unmittelbar aufeinander. Medizinische und nicht-medizinische Professionen sind hier gemeinsam gefordert, gesundheitliche Problemlagen sowie soziale Teilhabebedingungen systematisch zu erfassen und aufeinander zu beziehen. Dabei wird deutlich, dass medizinische Diagnosen zentrale Orientierungsfunktionen für therapeutische Entscheidungen übernehmen, soziale Faktoren jedoch maßgeblich beeinflussen, ob Behandlungserfolge nachhaltig wirksam werden.

Vor diesem Hintergrund rückt die Frage in den Fokus, wie soziale Bedingungen strukturiert in diagnostische Prozesse integriert werden können, ohne medizinische Zuständigkeiten zu relativieren. Sozialdiagnostik eröffnet die Möglichkeit,

A. Schulz (✉)
Unabhängige Autorin im Bereich Sozial- und Gesundheitswissenschaften, Syke/Barrien, Deutschland
E-Mail: arezou.schulz@web.de

B. Maier und K.-H. Wehkamp (Hrsg.), *Ethik und Management für eine patientenzentrierte Medizin*, https://doi.org/10.1007/978-3-662-73308-0_7

soziale Ressourcen, Belastungen und strukturelle Rahmenbedingungen sichtbar zu machen und in die Versorgungsplanung einzubeziehen. Zugleich bleibt in vielen Praxisfeldern unklar, wie sich sozialdiagnostische Verfahren zur medizinischen Diagnostik verhalten, wo ihre jeweiligen Grenzen liegen und wie beide Ansätze sinnvoll miteinander verbunden werden können.

Die praktische Relevanz dieser Fragestellung zeigt sich insbesondere in Feldern wie der medizinischen Rehabilitation, in der Ärzt*innen und Sozialarbeiter*innen gemeinsam Verantwortung für Behandlung und gesellschaftliche Teilhabe der Patient*innen tragen. Auch in der Psychiatrie wird deutlich, dass medizinische Diagnosen allein nicht zu nachhaltiger Stabilisierung führen, wenn soziale Faktoren wie Wohnsituation, Arbeitsmöglichkeiten oder soziale Netzwerke unberücksichtigt bleiben. In der Eingliederungshilfe und der Jugendhilfe bildet die sozialdiagnostische Einschätzung darüber hinaus eine zentrale Grundlage für die Planung passgenauer Unterstützungs- und Inklusionsprozesse.

Der Beitrag greift diese Herausforderungen auf und ist folgendermaßen aufgebaut: Zunächst werden Begriffe und Grundlagen medizinischer Diagnostik und Sozialdiagnostik erläutert. Anschließend werden zentrale theoretische Bezugsrahmen vorgestellt, die das Zusammenspiel von Gesundheit, Lebenslage und sozialem Kontext verdeutlichen. Darauf folgt eine Einordnung sozialdiagnostischer Modelle und ihrer Bedeutung in professionellen Kontexten. Abschließend wird die sozialdiagnostische Praxis in unterschiedlichen Handlungsfeldern dargestellt sowie auf Schnittstellen, Kooperationspotenziale und zentrale ethische sowie professionstheoretische Aspekte eingegangen.

7.2 Medizinische und soziale Diagnostik: Grundlagen und Begriffsabgrenzung

Der Begriff Diagnose leitet sich vom griechischen „diagnosis" („durch und durch erkennen") ab und bezeichnet im medizinischen Verständnis die Benennung einer Krankheit oder Störung auf Grundlage von Symptomen, Befunden und diagnostischen Tests. Die medizinische Diagnostik zielt dabei vor allem auf das Erkennen von Abweichungen oder Funktionsstörungen und ordnet diese mithilfe standardisierter Klassifikationssysteme wie der Internationalen Klassifikation der Krankheiten (ICD-10 bzw. ICD-11) oder dem Diagnostic and Statistical Manual of Mental Disorders (DSM-5) einer Krankheitskategorie zu. Das Ergebnis ist in der Regel eine klinische Diagnose, also eine kategoriale Zuschreibung (z. B. „Depression" oder „Diabetes mellitus"), die als Grundlage für therapeutische Entscheidungen dient. Medizinische Diagnosen sind damit essenziell für die Planung und Steuerung von Behandlungsprozessen und orientieren sich an einem normativen, funktional geprägten Verständnis von Gesundheit und Krankheit.

Demgegenüber versteht sich Sozialdiagnostik in der Sozialen Arbeit als ein Prozess des verstehenden Erschließens komplexer bio-psycho-sozialer Problemlagen mit besonderem Fokus auf die soziale Dimension (Friedli und Rüegger 2023, S. 15). Anders als die punktuelle medizinische Diagnose ist Sozialdiagnostik kein einmaliges Benennen eines Problems, sondern ein fortlaufender, prozesshafter Vorgang. Ziel ist es, gemeinsam mit den Patient*innen relevante Lebensbereiche, Ressourcen, Bedürfnisse und Herausforderungen systematisch zu erfassen und für weitere Planungs- und Entscheidungsprozesse nutzbar zu machen. Der Begriff Diagnostik betont dabei im Unterschied zur Diagnose ausdrücklich das Methodische und Prozesshafte, nicht das Erzielen eines abschließenden Ergebnisses (Buttner et al. 2020, S. 25). Sozialdiagnostik zielt folglich nicht auf eine abschließende Kategorisierung, sondern auf ein differenziertes Verständnis der individuellen Lebenslage. Symptome wie Antriebslosigkeit oder sozialer Rückzug werden dabei nicht isoliert bewertet, sondern im Zusammenhang mit sozialen Belastungen, Ressourcen und Bewältigungsstrategien interpretiert.

Bereits Mary E. Richmond (1917), eine Pionierin der Sozialen Arbeit, prägte mit ihrem Werk Social Diagnosis ein Verständnis, in dem das systematische Erheben und Analysieren der Lebensumstände von Hilfesuchenden zu den Kernaufgaben professioneller Sozialer Arbeit gehört. Diese Tradition wird in der aktuellen fachlichen Diskussion erneut aufgegriffen (Heiner 2004, 4 ff.). Sozialdiagnostik gilt heute als unverzichtbarer Bestandteil professioneller Sozialer Arbeit (Röh 2012, S. 14), da Interventionen nur dann wirksam sein können, wenn sie auf einer fundierten Einschätzung der Ausgangslage und relevanter Wirkfaktoren beruhen. Historisch war Sozialdiagnostik jedoch nicht in allen Praxisfeldern gleichermaßen etabliert; vielfach wurde Soziale Arbeit als ausführende Hilfe ohne eigenständigen diagnostischen Anspruch verstanden. In den letzten Jahren sind jedoch verstärkte Bemühungen zu beobachten, sozialarbeiterische Diagnostikverfahren weiterzuentwickeln, zu systematisieren und dauerhaft in interprofessionellen Teams zu verankern (Buttner et al. 2020, 17 ff.).

Gemeinsamkeiten und Unterschiede zwischen medizinischer und sozialer Diagnostik lassen sich insbesondere anhand ihres jeweiligen Zwecks verdeutlichen. Beide verfolgen das Ziel, relevante Problemlagen und Unterstützungsbedarfe in Bezug auf eine Person zu identifizieren, um darauf aufbauend gezielte Interventionen zu planen. Beide stützen sich dabei auf fachliches Wissen und empirische Grundlagen. Unterschiede zeigen sich jedoch deutlich im jeweiligen Fokus: Während medizinische Diagnostik primär auf individuelle Pathologien und Funktionsbeeinträchtigungen ausgerichtet ist, richtet Sozialdiagnostik den Blick auf die Person-in-Umwelt-Konstellation. Sie berücksichtigt soziale, ökonomische und kulturelle Rahmenbedingungen sowie daraus resultierende Ressourcen und Einschränkungen für gesellschaftliche Teilhabe. Anders formuliert: Die Medizin fragt, welche Krankheit eine Person hat, die Soziale Arbeit fragt, welche Person die Krankheit in welcher Lebenslage erlebt.

Ein weiterer zentraler Unterschied liegt in Methodik und Ergebnisform. Medizinische Diagnosen werden überwiegend durch standardisierte Verfahren, Tests und objektivierbare Befunde gestellt und münden in klar abgegrenzte Klassifikationen. Sozialdiagnostik hingegen arbeitet mit hermeneutischen und rekonstruktiven Methoden. Durch Gespräche, Beobachtungen und Fallanalysen wird versucht, subjektive Bedeutungszuschreibungen sowie den biografischen und sozialen Kontext eines Falls zu verstehen (Große et al. 2024, S. 159 ff.). Das Ergebnis sozialdiagnostischer Prozesse ist häufig eine narrative Falldarstellung oder eine differenzierte Einschätzung, die mehrere Dimensionen umfasst, unter anderem familiäre Situation, soziale Unterstützung, arbeitsmarktbezogene Perspektiven, rechtliche Ansprüche sowie persönliche Ressourcen und Bewältigungsstrategien. Während medizinische Diagnosen meist in knappen, standardisierten Begriffen kommuniziert werden, ist Sozialdiagnostik in der Regel beschreibend und kontextualisierend angelegt.

Sozialdiagnostik steht dabei nicht in Konkurrenz zur medizinischen Diagnostik, sondern ergänzt diese um eine komplementäre Perspektive. Sie erweitert den Blick auf die Person um Dimensionen, die für Genesung, Rehabilitation und gesellschaftliche Teilhabe zentral sind, im medizinischen System jedoch häufig nur begrenzt berücksichtigt werden. So kann eine medizinische Diagnose beispielsweise lauten: „Schlaganfall mit Hemiparese rechts“. Die sozialdiagnostische Perspektive ergänzt dieses Bild durch Informationen zur Lebenssituation, dass die betroffene Person allein im dritten Stock ohne Aufzug lebt, über kein familiäres Netzwerk vor Ort verfügt, von Arbeitsplatzverlust bedroht ist, zugleich jedoch eine hohe Motivation zur Wiedererlangung der Selbstständigkeit zeigt und Anspruch auf Rehabilitationsleistungen hat.

Diese erweiterten Erkenntnisse ermöglichen eine differenziertere und bedarfsgerechtere Planung von Unterstützungsmaßnahmen, unter anderem durch frühzeitige berufliche Rehabilitation, wohnraumbezogene Anpassungen oder die Einbindung ergänzender sozialer Unterstützungsangebote. Insgesamt wird deutlich, dass medizinische und soziale Diagnostik unterschiedliche Ebenen adressieren, jedoch gemeinsam Teil eines ganzheitlichen bio-psycho-sozialen Verständnisses von Gesundheit sind, wie es von der WHO (2001) formuliert wurde. Dieses Verständnis bildet zugleich die theoretische Grundlage ressourcenorientierter Konzepte wie Empowerment.

7.3 Empowerment und Ressourcenorientierung

Empowerment ist ein zentrales Konzept der sozialen Arbeit und der Gesundheitsförderung, das auf Stärkung von Autonomie und Selbstwirksamkeit abzielt. Im Kontext der Diagnostik bedeutet Empowerment, Patient*innen nicht als passive Objekte eines Diagnoseprozesses zu behandeln, sondern sie aktive Mitgestalter*innen sein zu lassen. Sozialdiagnostik versteht sich explizit als partizipativer Prozess: Die Expertise der Adressat*innen, ihr eigenes Wissen über ihre Lebenswelt wird anerkannt und einbezogen. Diese Haltung fördert epistemische Gerechtigkeit, also die gerechte Beteiligung der Betroffenen am Wissens- und Erkenntnisprozess (Fricker 2007, S. 163). Gerade Menschen, die im Gesundheitswesen häufig erfahren, dass über ihre Köpfe hinweg entschieden wird, sollen durch einen empowernden diagnostischen Ansatz wieder zu Subjekten werden, die ihre Lebensführung mitbestimmen.

Ressourcenorientierung ist eng mit Empowerment verknüpft. Anstatt vor allem Defizite zu suchen („Was funktioniert nicht?“), fragt die Sozialdiagnostik: „Was funktioniert trotz der Probleme? Welche Stärken, Fähigkeiten und sozialen Ressourcen sind vorhanden?“. Dieser Perspektivenwechsel hat sich in der sozialen Arbeit seit den 1980er Jahren etabliert (Rappaport 1987, S. 130) und findet auch im Recovery-Ansatz der Psychiatrie und in der salutogenetischen Sichtweise der Gesundheitswissenschaften Parallelen. Eine ressourcenorientierte Diagnostik berücksichtigt beispielsweise, dass eine Patientin mit chronischer Erkrankung über ein stabiles soziales Netzwerk verfügt oder Aktivitäten und Interessen pflegt, die zur Stabilisierung und Bewältigung beitragen. Solche Informationen sind für die Behandlungs- und Rehabilitationsplanung von erheblicher Bedeutung. In der Praxis bedeutet dies, dass diagnostische Gespräche nicht ausschließlich auf die Erfassung von Problemlagen und Belastungen ausgerichtet sind, sondern gezielt auch die vorhandenen Ressourcen einbeziehen. Dazu gehören Fragen nach unterstützenden Bezugspersonen sowie nach bewährten Bewältigungsstrategien, die Patient*innen in früheren herausfordernden Situationen erfolgreich genutzt haben.

Empowerment spiegelt sich zudem in der Sprache und Haltung wider: Sozialarbeiter*innen bemühen sich, Alltagssprache zu verwenden und die „Übersetzer*innen“ zwischen dem professionellen System und der Lebenswelt der Patient*innen zu sein. Im Gegensatz zur medizinischen Diagnostik, die häufig Fachjargon und normative Begriffe nutzt, versucht die soziale Diagnostik, verständliche Übersetzungen zu finden „Wer hilft Ihnen derzeit?“ statt „Von welchen Trägern erhalten Sie Leistungen?“ oder „Woher bekommen Sie Unterstützung?“ statt „Nach welchem Sozialgesetzbuch beziehen Sie Leistungen?“. Solche sprachlichen Anpassungen sind notwendig, weil viele Patient*innen mit administrativen oder rechtlichen Begriffen nicht vertraut sind und erst durch alltagssprachliche Kommunikation zu aktiven Partner*innen im Unterstützungsprozess werden (vgl. Pantuček-Eisenbacher 2019, S. 176 ff.). All dies trägt dazu bei, dass das diagnostische Ergebnis in der Eigenlogik der Patient*innen formuliert werden kann und somit für sie handlungsrelevant und anschlussfähig ist. Letztlich zielt ein empowernder sozialdiagnostischer Prozess darauf ab, dass die betroffenen Menschen aus den Erkenntnissen Handlungsoptionen ableiten können, idealerweise so, dass sie auch ohne ständige professionelle Begleitung umgesetzt werden können (Eigenständigkeit). Sozialdiagnostik wird damit zu einem Instrument, das Selbstwirksamkeit stärkt und den Betroffenen „Rückenwind“ gibt, anstatt sie durch defizitorientierte Zuschreibungen zu entmutigen (Schäfer und Schmitt 2025, S. 68–79). Zugleich gewinnt sie dort besondere Bedeutung, wo gesetzliche und organisatorische Strukturen bislang keine ausreichenden Antworten auf soziale Bedarfe bieten und damit den Handlungsspielraum der professionellen Akteur*innen begrenzen.

7.4 Internationale Klassifikation der Funktionsfähigkeit, Behinderung und Gesundheit (ICF) und bio-psycho-soziales Paradigma

Ein Meilenstein der Verzahnung medizinischer und sozialer Perspektiven ist die Internationale Klassifikation der Funktionsfähigkeit, Behinderung und Gesundheit (ICF) der Weltgesundheitsorganisation (WHO 2001). Die ICF versteht Gesundheit nicht allein als Abwesenheit von Krankheit, sondern beschreibt die Funktionsfähigkeit eines Menschen in seinem konkreten Lebenskontext. Sie umfasst Dimensionen wie Körperfunktionen und -strukturen, Aktivitäten und Teilhabe sowie Kontextfaktoren, zu denen personenbezogene und Umweltfaktoren zählen. Letztere beziehen sich unter anderem auf das soziale Umfeld, gesellschaftliche Barrieren oder förderliche Ressourcen. Damit stellt die ICF ein bio-psycho-soziales Modell bereit, das als konzeptionelle Grundlage für diagnostische Prozesse genutzt werden kann.

Medizinische Diagnostik kann sich diesem bio-psycho-sozialen Paradigma annähern, indem sie neben der krankheitsbezogenen Klassifikation nach der Internationalen Klassifikation der Krankheiten (ICD) auch Aspekte von Aktivität, Teilhabe und Umweltfaktoren in die Befunderhebung einbezieht. In Bereichen wie der medizinischen Rehabilitation oder in sozialmedizinischen Begutachtungen ist diese Perspektivenerweiterung bereits etabliert. Dort bewerten Ärzt*innen und Sozialtherapeut*innen gemeinsam, in welchem Umfang eine Patient*in am gesellschaftlichen Leben teilhaben kann und welche unterstützenden Maßnahmen erforderlich sind, um Teilhabe zu ermöglichen.

Für die Sozialdiagnostik ist die ICF insbesondere deshalb bedeutsam, weil sie einen standardisierten und professionsübergreifend anschlussfähigen Sprachrahmen bietet, um sozial relevante Diagnostikaspekte differenziert zu beschreiben. Anstelle unspezifischer Beschreibungen können Sozialarbeiter*innen mithilfe der ICF beispielsweise festhalten, dass eine Beeinträchtigung der Mobilität auf der Ebene der Aktivität in Verbindung mit hinderlichen Umweltfaktoren wie einem fehlenden Aufzug oder nicht vorhandenen Fahrdiensten zu Einschränkungen der gesellschaftlichen Teilhabe führt. Zugleich erlaubt die ICF auch eine systematische Erfassung vorhandener Ressourcen, unter anderem das Vorhandensein eines unterstützenden familiären Umfelds als förderlicher Umweltfaktor. Auf diese Weise unterstützt die ICF eine ganzheitliche, teilhabeorientierte Diagnostik und trägt zu einer professionsübergreifend anschlussfähigen Versorgung bei.

Neben der ICF ist auch das Konzept der klinischen Sozialarbeit hervorzuheben, das national und international die Verbindung von Gesundheitsfragen und sozialarbeiterischem Handeln beschreibt. Klinische Sozialarbeit basiert ebenfalls auf dem bio-psycho-sozialen Verständnis von Gesundheit und fordert, dass diagnostische und interventionelle Prozesse alle relevanten Ebenen berücksichtigen (Engel 1977, S. 129 ff.; DGSA 2022, S. 4 ff.). In der interprofessionellen Praxis kann die ICF dabei als gemeinsame Bezugssprache dienen, indem sie medizinische Befunde in ihren Auswirkungen auf Alltag und Teilhabe übersetzt. Umgekehrt lassen sich sozialdiagnostische Erkenntnisse in ihrer Bedeutung für den Gesundheitszustand verständlich machen.

7.5 Soziale Determinanten und Analyse der Lebenslage im Zusammenspiel von sozialer Diagnostik und medizinischer Diagnostik

Die Erkenntnis, dass soziale Faktoren die Gesundheit maßgeblich beeinflussen, ist in den vergangenen Jahrzehnten durch sozialwissenschaftliche und interdisziplinäre Forschung umfassend belegt worden. Faktoren wie Bildung, Einkommen, berufliche Stellung, Wohnbedingungen und soziale Unterstützung prägen entscheidend, wie gesund Menschen sind und wie lange sie leben. Studien zeigen, dass Personen mit niedrigem sozioökonomischem Status ein erhöhtes Risiko für chronische Erkrankungen sowie eine geringere Lebenserwartung aufweisen. Diese Befunde verdeutlichen, dass diagnostische Prozesse im Gesundheitswesen nicht an biologischen Symptomen enden dürfen, sondern die sozialstrukturelle Einbettung von Krankheit systematisch berücksichtigen müssen (Marmot und Wilkinson 2005, S. 7 ff.).

Internationale Berichte wie der WHO-Report Closing the Gap in a Generation (WHO 2008) fordern entsprechend ein Gesundheitshandeln, das soziale Ungleichheiten abbaut und strukturelle Lebensbedingungen verbessert. Für die diagnostische Praxis bedeutet dies, dass bei medizinischen Diagnosen wie Adipositas nicht ausschließlich individuelle Verhaltensfaktoren betrachtet werden sollten, sondern auch soziale und strukturelle Barrieren, wie eingeschränkter Zugang zu gesunden Lebensmitteln, finanzielle Belastungen oder ungünstige Wohn- und Arbeitsbedingungen.

Klinische Sozialarbeiter*innen führen Sozialdiagnostik in Krankenhäusern insbesondere im Rahmen des Entlassungsmanagements durch. Nach der Stellung einer medizinischen Diagnose, beispielsweise bei einem Schlaganfall oder einer Schenkelhalsfraktur im höheren Lebensalter, wird die soziale Situation systematisch geklärt. Dabei geht es um Fragen der häuslichen Versorgung, des Pflegebedarfs, möglicher Rehabilitationsmaßnahmen sowie um finanzielle und wohnbezogene Rahmenbedingungen. Diese sozialdiagnostische Einschätzung ist für den weiteren Verlauf der Versorgungskette von zentraler Bedeutung. Zwar kommen in vielen Kliniken strukturierte Assessmentinstrumente mit sozialem Screening-Charakter zum Einsatz, die Praxis zeigt jedoch, dass persönliche Gespräche unverzichtbar sind, da zentrale Problemlagen häufig erst im direkten Dialog benannt werden.

Auch in der Palliativversorgung und Onkologie kommt der Sozialdiagnostik eine besondere Bedeutung zu. Hier stehen psychosoziale Belastungen, existenzielle Sorgen, familiäre Beziehungen, mögliche Konflikte sowie spirituelle Ressourcen im Vordergrund. Diagnostische Prozesse in diesem Feld erfordern ein hohes Maß an empathischer Kompetenz und ethischer Sensibilität. Sozialarbeiterinnen übernehmen dabei häufig eine anwaltschaftliche Rolle im interprofessionellen Team, indem sie die sozialen Prioritäten, Wünsche und Werte der Patient*innen sichtbar machen. Dies ist Teil einer Diagnostik, die nicht auf Heilung, sondern auf Lebensqualität, Autonomie und Würde ausgerichtet ist.

In Modellen integrierter Versorgung, wie in Gemeindezentren, sozialpsychiatrischen Einrichtungen oder Gesundheitskiosken, treten medizinische und soziale Diagnostik zunehmend in einen direkten Dialog. Gemeinsame Sprechstunden, in denen ärztliche und sozialarbeiterische Perspektiven parallel eingebracht werden, verdeutlichen das Potenzial einer gleichberechtigten Co-Diagnostik, die medizinische Symptome und soziale Lebenslagen von Beginn an zusammenführt.

Ein zentraler Bezugspunkt sozialdiagnostischer Analysen ist der Begriff der Teilhabe, der sowohl im Public-Health-Diskurs als auch in der Sozialgesetzgebung, insbesondere im SGB IX, eine zentrale Rolle spielt. Teilhabe diagnostisch zu erfassen bedeutet zu prüfen, in welchen Lebensbereichen Menschen durch gesundheitliche Beeinträchtigungen oder soziale Barrieren eingeschränkt sind, wie in Arbeit, Bildung oder sozialen Beziehungen, und welche Maßnahmen erforderlich sind, um gleichberechtigte gesellschaftliche Teilhabe zu ermöglichen. Sozialdiagnostik liefert hierfür die notwendigen Informationen, sei es für Teilhabepläne, Rehabilitationsgutachten oder sozialrechtliche Einschätzungen, und identifiziert zugleich Möglichkeiten zur Aktivierung gemeindeintegrierter Unterstützungsangebote.

7.5.1 Beispiele sozialdiagnostischer Praxis

Die Bedeutung sozialdiagnostischer Perspektiven zeigt sich besonders deutlich bei Patient*innen mit komplexen psychosozialen Belastungen. So wird eine Patientin mit einer schizophrenen Störung (F20), die obdachlos ist und nur über eingeschränkte Deutschkenntnisse verfügt, medizinisch zunächst anhand funktionaler Einschränkungen beschrieben. Die sozialdiagnostische Analyse macht darüber hinaus eine vielschichtige Belastungslage sichtbar, darunter fehlende Wohnstabilität, unklare Leistungsansprüche und der Verlust sozialer Bindungen. Erst die Verbindung aus rechtlicher Absicherung, Wohnhilfen, Sozialleistungsanbindung, interkultureller Vermittlung und ressourcenorientierter Arbeit eröffnet hier Perspektiven sozialer Teilhabe.

Auch bei einer depressiven Episode (F32) nach Verlust des Arbeitsplatzes wird der Unterschied zwischen medizinischer Diagnose und sozialdiagnostischer Betrachtung deutlich. Während medizinisch Symptome wie Schlafstörungen oder Antriebslosigkeit im Vordergrund stehen, rücken sozialdiagnostisch finanzielle Unsicherheiten, Statusverlust, familiäre Belastungen und soziale Rückzüge in den Fokus. Die Erhebung von Ressourcen ermöglicht es, konkrete Teilhabeoptionen wie berufliche Reintegration, Weiterbildungsangebote oder psychosoziale Unterstützungsformate zu entwickeln.

Ein weiteres Beispiel betrifft eine 78-jährige Patientin nach Implantation einer Hüft-Totalendoprothese, die medizinisch als entlassungsfähig gilt. Sozialdiagnostisch zeigt sich jedoch eine hochbelastete Situation, da sie alleinige Pflegeperson ihres demenzerkrankten Ehemanns ist und keine familiäre Unterstützung zur Verfügung steht. Erst die sozialdiagnostische Klärung pflegerischer, rechtlicher und unterstützender Maßnahmen ermöglicht hier eine sichere und würdige Versorgung im häuslichen Umfeld.

Ebenfalls bei jüngeren Patient*innen, nach einer abgeschlossenen Chemotherapie bei Mammakarzinom, werden sozialdiagnostisch erhebliche Belastungen sichtbar, darunter soziale Isolation, finanzielle Unsicherheit und arbeitsrechtliche Problemlagen. Die sozialdiagnostische Perspektive umfasst hier neben der Klärung sozialrechtlicher Ansprüche auch psychoonkologische Unterstützung, Peer-Angebote und die Aktivierung persönlicher Ressourcen.

Diese Beispiele verdeutlichen, dass soziale Diagnostik kein ergänzendes Randinstrument, sondern ein grundlegender Bestandteil professioneller Gesundheitsversorgung ist. Medizinische Befunde entfalten ihre volle Bedeutung erst dann, wenn sie in Beziehung zu den tatsächlichen Lebensbedingungen der Patient*innen gesetzt werden. Soziale Diagnostik verbindet medizinische Erkenntnisse mit alltagsbezogener Versorgung und ermöglicht eine patienti*nnenzentrierte Praxis, die klinische Wirksamkeit mit sozialer Stabilität und nachhaltiger Teilhabe verknüpft. Hochwertige Gesundheitsversorgung gelingt somit nur dort, wo medizinische und soziale Perspektiven konsequent gemeinsam gedacht und professionell miteinander verbunden werden.

7.6 Habitus und kulturelle Milieus: der Beitrag Bourdieus

Der Begriff Habitus (Bourdieu 1984) stammt aus der Soziologie und beschreibt ein verinnerlichtes System von Dispositionen, durch das Menschen wahrnehmen, denken und handeln, geprägt von ihrem sozialen Herkunftsmilieu. Warum ist dies im Kontext der Sozialdiagnostik relevant? Weil Missverständnisse und Fehldeutungen zwischen Fachkräften und Patient*innen häufig auf kulturellen und sozialen Unterschiedlichkeiten beruhen. Ein bestimmter Kommunikationsstil oder Umgang mit Problemen, der aus Sicht eines Arztes oder einer Ärztin als „unkooperativ" oder „unverständlich" erscheint, kann aus der Perspektive der Patient*innen durch deren Habitus erklärbar sein. So kann eine Patient*in aus einem akademisch geprägten Milieu im Gespräch ausführlich analytische Details betonen, während ein pragmatisch orientiertes Gegenüber ungeduldig reagiert und dieses Verhalten als „umständlich" wahrnimmt. Hier treffen unterschiedliche Habitus aufeinander, was zu Fehlinterpretationen führen kann, wenn soziale Prägungen nicht reflektiert werden.

Sozialdiagnostik, insbesondere in neueren befreiungstheoretischen und reflexiven Ansätzen, versucht, Habitus-, Milieu- und Kulturfaktoren bewusst zu berücksichtigen. Der Ansatz der Habitus- und Milieu-Reflexivität zielt darauf ab, im diagnostischen Prozess kontinuierlich zu reflektieren, welche sozialen, kulturellen oder migrationsbezogenen Prägungen das Erleben und Verhalten einer Person beeinflussen. Zugleich wird der Blick auf den eigenen professionellen

Habitus gelenkt und darauf, wie die Deutungsmuster der Sozialarbeiter*in das Fallverständnis mitprägen.

Durch diese erweiterte Reflexion können Fachkräfte verborgene Ressourcen ebenso wie strukturelle Barrieren besser erkennen. So kann eine Familie aus einem ländlich-traditionellen oder migrationsgeprägten Umfeld den kollaborativen Hilfeplanungsansatz der Sozialarbeit zunächst als befremdlich erleben, da in ihrem Erfahrungswissen medizinische oder therapeutische Autoritätspersonen Entscheidungen vorgeben. Kennt die Fachkraft diesen sozialen und kulturellen Hintergrund, kann sie ihre Vorgehensweise sensibel anpassen, unter anderem durch mehr Struktur und Orientierung, anstatt vorschnell von „mangelnder Motivation" auszugehen.

Pierre Bourdieus Konzept verdeutlicht, dass Alltagspraxen in unterschiedlichen sozialen Räumen jeweils eigenen Logiken folgen. Sozialdiagnostik zielt darauf, diese Eigenlogik der Lebenswelt ernst zu nehmen (Pantuček-Eisenbacher 2019, S. 77 ff.). Auch wenn Außenstehende eine Lebenswelt nie vollständig erfassen können, geht es darum, sie verstehend und lösungsorientiert nachzuvollziehen. Praktisch kann dies bedeuten, narrative Interviews zu führen, biografische Zugänge zu nutzen oder kulturelle Vermittler*innen einzubeziehen, um die Perspektiven der Patient*innen möglichst differenziert zu erfassen. Sozialdiagnostische Verfahren wie die Sozioanalyse oder die Habitushermeneutik knüpfen explizit an Bourdieus Theorie an. Sie analysieren soziale Herkunft, biografische Verläufe sowie typische Handlungs- und Deutungsmuster, um die „innere Logik" eines Falls zu rekonstruieren (Rademacher 2024, S. 36). Dadurch können Diagnostikerinnen die Passung zwischen Person und Versorgungssystem besser einschätzen und erklären, warum bestimmte Rehabilitations- oder Unterstützungsangebote nicht angenommen werden, beispielsweise weil sie nicht mit dem jeweiligen Habitus kompatibel sind.

Eine habitussensible Sozialdiagnostik trägt zudem zur epistemischen Gerechtigkeit bei. Indem anerkannt wird, dass auch fachliche Diagnosen stets durch den Habitus der Diagnostikerinnen mitgeprägt sind, werden vorschnelle Bewertungen relativiert. Dies fördert die Bereitschaft, eine Pluralität von Perspektiven zuzulassen und auch die Deutungen der Patient*innen sowie ihres sozialen Umfelds als wissensrelevant und valide anzuerkennen. Diagnostik wird damit weniger hierarchisch und entwickelt sich zu einem reflexiven Aushandlungsprozess, in dem unterschiedliche Sichtweisen produktiv miteinander in Beziehung gesetzt werden.

7.7 Diagnostikmodelle im Vergleich: klassifikatorische und rekonstruktive Ansätze

In der Diagnostiktheorie wird häufig zwischen klassifikatorischen und rekonstruktiven Modellen unterschieden (Heiner 2004, S. 4–10). Diese Unterscheidung spiegelt in gewisser Weise die Differenz zwischen medizinischer und sozialer Diagnostik wider, wobei beide Modelle grundsätzlich in beiden Bereichen Anwendung finden können.

Klassifikatorische Diagnostik ist kategorial und expertenbestimmt. Typischerweise werden Merkmale eines Falls erhoben und anschließend in bestehende Kategorien eingeordnet. Dies geschieht nach dem Prinzip der Subsumption: Das Besondere wird unter ein Allgemeines gefasst. Medizinische Diagnosen funktionieren meist nach diesem Muster: Bestimmte Symptome (X, Y, Z) werden einer definierten Krankheitskategorie (A) zugeordnet. Auch in der Sozialen Arbeit existieren klassifikatorische Ansätze, wie durch standardisierte Assessmentinstrumente oder Klassifikationssysteme für psychosoziale Problemlagen. Ein Beispiel hierfür ist das Person-in-Environment Classification System (PIE), das darauf abzielt, soziale Probleme und Funktionen ähnlich einem diagnostischen Manual systematisch zu ordnen (Pantuček-Eisenbacher 2019, S. 115 ff.). Der Vorteil klassifikatorischer Diagnostik liegt in der Standardisierung und Vergleichbarkeit: Situationen können schneller eingeschätzt, statistisch erfasst und gezielt bestimmten Angeboten zugeordnet werden, beispielsweise durch Screening-Instrumente in der medizinischen Rehabilitation, die einen besonderen sozialen Beratungsbedarf identifizieren.

Rekonstruktive Diagnostik ist hingegen hermeneutisch und dialogisch ausgerichtet. Hier steht das Verstehen des Einzelfalls über der Kategorisierung. Der diagnostische Prozess verläuft induktiv: Aus Erzählungen, Beobachtungen und Interaktionen wird eine individuelle Fallhypothese entwickelt, die erklärt, wie eine spezifische Problemlage entstanden ist und welche Bedeutung sie für die betroffene Person hat. Die Koproduktion mit den Patient*innen ist hierbei zentral; Diagnostiker*innen agieren weniger als Gutachter*innen, sondern vielmehr als Moderator*innen eines gemeinsamen Erkenntnisprozesses. Rekonstruktive Diagnostik ermöglicht es, Phänomene im Kontext zu erfassen. So wird beispielsweise nicht lediglich die Kategorie „häusliche Gewalt“ dokumentiert, sondern die dahinterliegende Geschichte sowie ihre Verflechtung mit ökonomischer Abhängigkeit, familiären Dynamiken oder biografischen Erfahrungen rekonstruiert. Daraus entstehen differenzierte Fallrekonstruktionen, häufig in Form von Fallgeschichten oder systematischen Übersichten wie Genogrammen, Netzwerkkarten oder lebensweltlichen Analysen. In der Sozialen Arbeit gelten Methoden wie narratives Fallverstehen, systemisch-biografische Diagnostik oder ökogrammatische Analysen als klassische Beispiele rekonstruktiver Ansätze (Buttner et al. 2020, S. 7–26).

In der Praxis der Sozialdiagnostik werden klassifikatorische und rekonstruktive Ansätze häufig miteinander kombiniert. Zunächst können standardisierte Verfahren sinnvoll sein, um zentrale Schlüsselindikatoren wie Wohnsituation, finanzielle Lage oder soziale Unterstützung strukturiert zu erfassen und eine erste Orientierung zu gewinnen. Darauf aufbauend folgt eine vertiefende, verstehensorientierte Exploration, in der biografische Hintergründe, lebensweltliche Bedeutungen und individuelle Ressourcen rekonstruiert werden.

Gerade bei komplexen Problemlagen erweist sich dieser doppelte Zugang als fachlich notwendig. Einerseits ermöglicht die systematische Erfassung, relevante Lebensbereiche transparent abzubilden. Andererseits schafft die rekonstruktive Perspektive ein vertieftes Verständnis für Entstehung, Dynamik und subjektive

Bedeutung der Problemlagen im Kontext der konkreten Lebensführung der betroffenen Person. In der sozialarbeiterischen Beratung einer Patientin auf einer psychiatrischen Station kann eine klassifikatorische Diagnostik beispielsweise zunächst ergeben, dass Wohnungslosigkeit, Arbeitslosigkeit und eine Abhängigkeitserkrankung vorliegen. Diese Einschätzung führt zu standardisierten Handlungsschritten gemäß § 16a Zweites Buch Sozialgesetzbuch (SGB II, Leistungen zur Eingliederung in Arbeit) oder § 17 Zwölftes Buch Sozialgesetzbuch (SGB XII, Hilfen in anderen Lebenslagen). Dazu gehören unter anderem die Prüfung von Leistungsansprüchen, die Beantragung von Übergangswohnangeboten oder die Einleitung von Maßnahmen der Eingliederungshilfe nach dem Neunten Buch Sozialgesetzbuch (SGB IX).

Darüber hinaus kann sozialdiagnostisch erfasst werden, dass die Patientin aufgrund sozialer Isolation oder konflikthafter Beziehungen im Wohnumfeld ein erhöhtes Risiko für Rückfälle oder Chronifizierung aufweist. Auf dieser Grundlage kann ein individueller Teilhabeplan entwickelt werden, der ambulant betreutes Wohnen, die Teilnahme an einem Sozialkompetenztraining oder Unterstützung durch eine Bezugsbegleitung umfasst.

Die rekonstruktive Diagnostik beleuchtet ergänzend die biografischen und situativen Hintergründe dieser Problemlagen, darunter wiederholte Wohnungsverluste infolge einer Suchterkrankung, familiäre Überforderung oder das Fehlen stabiler sozialer Netzwerke. Sie macht sichtbar, welche subjektive Bedeutung diese Erfahrungen für die Patient*in haben, wie Scham, Rückzug oder Kontrollverlust, und welche Ressourcen dennoch aktiviert werden können, darunter frühere berufliche Erfahrungen, kreative Fähigkeiten oder eine grundsätzliche Kontaktbereitschaft gegenüber bestimmten Bezugspersonen. Ohne diese verstehende und biografisch informierte Perspektive bliebe die Diagnostik oberflächlich, und eingeleitete Unterstützungsmaßnahmen würden den tatsächlichen Teilhabe- und Unterstützungsbedarf nicht ausreichend abbilden.

Auch in der medizinischen Diagnostik finden sich Bestrebungen, klassifikatorische und erklärende Ansätze miteinander zu verbinden. Klassifikatorisch ist beispielsweise die Diagnose nach der Internationalen Klassifikation der Krankheiten (ICD), erklärend hingegen eine differentialdiagnostische Hypothese zu möglichen Ursachen. Im biomedizinischen Bereich bleiben solche Erklärungen jedoch häufig biologisch verengt. An dieser Stelle ergänzt Sozialdiagnostik den diagnostischen Prozess, indem sie zusätzliche Erklärungsebenen einbezieht, beziehungsweise soziale Belastungen, materielle Unsicherheiten oder Beziehungsabbrüche. So wird ein Rückfall einer Suchterkrankung nicht allein als medizinisches Rezidiv beschrieben, sondern im Zusammenhang mit Wohnungsverlust oder dem Abbruch sozialer Beziehungen verstanden. Diagnostikmodelle sind damit nicht strikt professionell getrennt, sondern können wechselseitig voneinander lernen und produktiv miteinander kombiniert werden.

Die Leistungen der Eingliederungshilfe nach § 118 Neuntes Buch Sozialgesetzbuch (SGB IX) orientieren sich an neun zentralen Lebensbereichen, die auf dem bio-psycho-sozialen Modell der Weltgesundheitsorganisation (WHO) und der Internationalen Klassifikation der Funktionsfähigkeit, Behinderung und

Gesundheit (ICF 2001) basieren. Dazu zählen Lernen und Wissensanwendung, allgemeine Aufgaben und Anforderungen, Kommunikation, Mobilität, Selbstversorgung, häusliches Leben, interpersonelle Beziehungen, bedeutende Lebensbereiche wie Arbeit, Bildung und wirtschaftliches Leben sowie Gemeinschafts-, soziales und staatsbürgerliches Leben. Diese Struktur verdeutlicht, dass Sozialdiagnostik Gesundheit konsequent im Kontext der Lebenswelt denkt und soziale Teilhabe als integralen Bestandteil qualitätsvoller Gesundheitsversorgung begreift.

Aufbauend auf dieser theoretischen und konzeptionellen Einordnung richtet sich der Blick im folgenden Abschnitt auf die Praxis: Wie zeigt sich das Zusammenspiel von medizinischer und sozialer Diagnostik konkret in unterschiedlichen Handlungsfeldern, darunter in Rehabilitation, Psychiatrie, Eingliederungshilfe, Jugendhilfe und klinischer Sozialarbeit?

7.8 Anwendung der Sozialdiagnostik in ausgewählten Praxisfeldern – Rehabilitation

Im Folgenden werden verschiedene Praxisfelder betrachtet, in denen sowohl medizinische als auch soziale Diagnostik eine Rolle spielen. Dabei wird deutlich, wie die Ressourcenorientierung und Teilhabefokussierung durch Sozialdiagnostik in jedem Feld spezifische Gestalt annimmt. Die medizinische Rehabilitation nach schweren Erkrankungen oder Unfällen, ist ein klassisches Feld, in dem interprofessionelle Diagnostik zentral ist. Hier arbeiten Ärzt*innen, Pfleger*innen, Sozialtherapeut*innen, Psycholog*innen, und weitere Fachpersonen zusammen, um Patient*innen wieder bestmögliche körperliche Funktionsfähigkeit und gesellschaftliche Teilhabe zu ermöglichen.

Die medizinische Diagnostik in der Reha ermittelt z. B. den funktionalen Status (Lähmungen, Schmerzen, Leistungsfähigkeit) und überlegt, welche Therapien indiziert sind. Die Sozialdiagnostik ergänzt dies, indem sie die persönliche Lebenssituation und das soziale Umfeld der Rehabilitand*innen systematisch erhebt: Hat die Person einen Arbeitsplatz, zu dem sie zurückkehren kann? Gibt es dort Anpassungsbedarf (Barrierefreiheit, stufenweise Wiedereingliederung)? Wie ist die finanzielle Absicherung während und nach der Reha? Gibt es familiäre Unterstützung oder bestehen ggf. Pflegeverpflichtungen der Person gegenüber anderen? Solche Fragen sind entscheidend dafür, ob der medizinische Rehabilitationserfolg dauerhaft sein wird oder ob „sozialer Reha-Bedarf" besteht.

Rehabilitationserfolge sind häufig gefährdet, wenn soziale Problemlagen ungelöst bleiben. In der medizinischen Rehabilitation hat sich daher das Konzept der medizinisch-beruflich orientierten Rehabilitation (MBOR) etabliert, das von der Deutschen Rentenversicherung (DRV) entwickelt wurde. Ziel dieses Ansatzes ist es, von Beginn an berufliche und soziale Aspekte in Diagnostik, Behandlungsplanung und Entlassungsmanagement einzubeziehen, um die Wiedereingliederung in Arbeit und gesellschaftliche Teilhabe nachhaltig zu fördern (Deutsche Rentenversicherung Bund 2023).

Sozialarbeiter*innen übernehmen in diesem Kontext eine zentrale Rolle, indem sie im Reha-Team sozialdiagnostische Screenings durchführen, um Patient*innen mit komplexen sozialen Problemlagen frühzeitig zu identifizieren und entsprechende Unterstützungsprozesse einzuleiten.

Ein aktuelles Beispiel ist das Forschungsprojekt „Soziale Diagnostik in der medizinischen Rehabilitation" (SoDia-Reha) der Deutschen Vereinigung für Soziale Arbeit im Gesundheitswesen, (DVSG 2024) das im Jahr 2024 unter der Leitung von Prof. Dr. Dieter Röh an der Hochschule für Angewandte Wissenschaften Hamburg durchgeführt wird. Ziel des Projekts ist die Entwicklung eines bundesweit einheitlichen sozialdiagnostischen Instruments, das den gesamten Rehabilitationsprozess von der Zuweisung über das Screening bis hin zur Entlassungsplanung strukturiert begleitet und sicherstellt, dass relevante Teilhabebedarfe systematisch berücksichtigt werden.

In der praktischen Zusammenarbeit in Rehabilitationskliniken zeigt sich der Mehrwert sozialdiagnostischer Perspektiven deutlich. So kann bei einem Patienten nach einem Herzinfarkt die medizinische Diagnostik den klinischen Zustand und kardiovaskuläre Risikofaktoren wie Bluthochdruck oder erhöhte Cholesterinwerte erfassen. Die Sozialdiagnostik macht ergänzend sichtbar, dass der Patient selbstständig erwerbstätig ist und infolge der Erkrankung in eine finanzielle Belastungssituation gerät, da er vorübergehend nicht arbeiten kann. Zudem lebt er allein und verfügt über keine unmittelbare häusliche Unterstützung. Diese Erkenntnisse fließen in die Rehabilitationsziele ein: Neben körperlichem Training werden sozialarbeiterische Interventionen wie die Beantragung einer Haushaltshilfe, die Beratung zur finanziellen Überbrückung sowie die Anbindung an unterstützende Dienste im Wohnumfeld initiiert. Ohne diese sozialdiagnostische Ergänzung bestünde die Gefahr, dass gesundheitliche Fortschritte nach der Rehabilitation durch ungelöste Lebensprobleme erheblich beeinträchtigt werden.

In Fallkonferenzen und interprofessionellen Teamgesprächen bringen Sozialarbeiter*innen gezielt die lebensweltliche Perspektive ein. Dabei werden neben medizinischen Befunden, wie zur Gehstrecke oder kardialen Belastbarkeit, auch Aspekte der Teilhabeplanung thematisiert. Dazu gehören Fragen nach notwendigen Wohnraumanpassungen, dem Stand der beruflichen Reintegration oder bestehenden psychosozialen Unterstützungsbedarfen, wie der Anbindung an Rehabilitationsnachsorgegruppen, sozialtherapeutische Angebote oder biografische Gruppen, die durch die Profession der Sozialarbeit begleitet werden. Auf diese Weise verbinden sich medizinische und soziale Diagnostik zu einem umfassenden Rehabilitationsverständnis, das sich im Entlassungsbericht häufig in Beurteilungen auf Grundlage der Internationalen Klassifikation der Funktionsfähigkeit, Behinderung und Gesundheit widerspiegelt.

Sozialdiagnostik ist in der Rehabilitation zudem konsequent ressourcenorientiert. Patient*innen bringen trotz gesundheitlicher Einschränkungen häufig eine hohe Motivation oder persönliche Fähigkeiten mit, die für den Rehabilitationsprozess genutzt werden können. Sozialarbeiter*innen erkunden systematisch, welche Aspekte im Leben der Patient*innen bedeutsam sind, beispielsweise die Rolle als Elternteil oder der Wunsch, wieder aktiv am Familienleben teilzunehmen.

Diese Informationen können auch vom ärztlichen Team genutzt werden, um Therapieziele alltagsnah zu begründen und die Therapietreue zu stärken. Ein ressourcenorientiertes Verständnis unterstützt damit nicht nur die medizinische Behandlung, sondern fördert die aktive Beteiligung der Patient*innen und trägt zu einer nachhaltigen Rehabilitation bei.

7.9 Sozialdiagnostik in der klinisch-psychiatrischen Versorgung und Eingliederungshilfe

Im psychiatrischen Arbeitsfeld treffen medizinische und soziale Diagnostik in besonderer Intensität aufeinander. Psychische Erkrankungen besitzen nahezu immer eine soziale und existenzielle Dimension: Sie beeinflussen Beziehungen, Arbeit, Wohnen sowie Sinn- und Alltagsstrukturen. Während in der somatischen Medizin häufig die Wiederherstellung körperlicher Funktionen im Vordergrund steht, ist in der Psychiatrie die Sozialdiagnostik ein integraler Bestandteil der Behandlung, da soziale Stabilität und gesellschaftliche Teilhabe eng mit dem Genesungsprozess verbunden sind.

Unter dem Begriff Sozialarbeit werden im klinischen Kontext zwei Berufsgruppen zusammengefasst: die Sozialtherapeut*innen in der Psychiatrie und Psychosomatik sowie die Sozialarbeiter*innen beziehungsweise der Sozialdienst im somatischen Bereich. Beide Berufsgruppen verfolgen unterschiedliche Schwerpunkte, teilen jedoch das Ziel, soziale Integration, Autonomie und Teilhabe zu fördern. Insbesondere in der Psychiatrie bildet die sozialtherapeutische Arbeit, gestützt auf sozialdiagnostische Verfahren, ein zentrales Element der Behandlung.

Die medizinisch-psychiatrische Diagnostik erfolgt in der Regel anhand des Diagnostic and Statistical Manual of Mental Disorders, Fifth Edition (DSM-5) oder der Internationalen Klassifikation der Krankheiten (ICD-10 beziehungsweise ICD-11) und dient als Grundlage für Therapieentscheidungen wie Medikation oder Psychotherapie. Diese Perspektive greift jedoch zu kurz, wenn es um die konkrete Lebensbewältigung der Patient*innen geht. Sozialdiagnostik und Sozialtherapie erweitern den Blick auf die Auswirkungen psychischer Erkrankungen in zentralen Lebensbereichen wie Wohnen, Arbeit, sozialen Beziehungen, Freizeit, Bildung, finanzieller Situation, Gesundheit, rechtlichen Rahmenbedingungen und Selbstversorgung. Sie erfassen Ressourcen, Belastungen und Entwicklungspotenziale systematisch.

Ein Beispiel verdeutlicht diesen Unterschied: Eine Patientin mit einer schizophrenen Störung weist aus medizinischer Sicht eine stabile Symptomatik auf. Sozialdiagnostisch zeigt sich jedoch, dass sie sozial isoliert lebt, ihre Erwerbstätigkeit verloren hat und keine tragfähige Tagesstruktur mehr besitzt. Eine ausschließlich medikamentöse Behandlung würde unter diesen Bedingungen keine nachhaltige Teilhabe ermöglichen. Die sozialdiagnostische Analyse fragt daher nach den Ursachen der Isolation, nach vorhandenen Ressourcen sowie nach reaktivierbaren Interessen und sozialen Kontakten. Auf dieser Grundlage entstehen konkrete Maßnahmen wie die Teilnahme an einer Sozialkompetenzgruppe, die

Anbindung an eine biografische Gruppe oder die Vermittlung in ein betreutes Arbeitsprojekt.

Sozialdiagnostische Prozesse leisten damit im psychiatrischen Setting einen unverzichtbaren Beitrag – sowohl für das Behandlungsteam als auch aus gesundheitspolitischer Perspektive. Während die medizinische Diagnostik Symptome beschreibt, schafft die Sozialtherapie auf der Grundlage sozialdiagnostischer Erkenntnisse die Voraussetzungen für reale Teilhabe. Trotz der nachgewiesenen Wirksamkeit sozialtherapeutischer Interventionen fehlt bislang eine ausreichende gesetzliche und finanzielle Rahmung. In den meisten Bundesländern existieren keine verbindlichen Personalschlüssel für sozialtherapeutische Fachkräfte auf Akutstationen, und die Personalplanung orientiert sich weiterhin an überholten Modellen (vgl. Deutsche Vereinigung für Soziale Arbeit im Gesundheitswesen 2022; Deutsche Vereinigung für Soziale Arbeit im Gesundheitswesen und Deutsche Vereinigung für Rehabilitation 2025). Für eine zukunftsfähige psychiatrische Versorgung ist daher die strukturelle und politische Anerkennung der Sozialtherapie als gleichwertiger Bestandteil der Behandlung unabdingbar.

In der stationären Psychiatrie ist Sozialdiagnostik häufig in standardisierte Verfahren wie Sozialanamnese oder Entlassungsberichte eingebunden. Dabei werden Wohnsituation, berufliche Perspektiven, finanzielle Lage und rechtliche Rahmenbedingungen systematisch erhoben. Darüber hinaus erfordert sozialtherapeutisches Arbeiten eine vertiefte Einschätzung der individuellen Lebenslage und der zugrunde liegenden Belastungsdynamiken. Zentrale Fragen sind dabei, wie die betroffene Person ihren Alltag bewältigt und welche sozialen Risiken bestehen, unter anderem durch drohende Wohnungslosigkeit, fehlende Unterstützungssysteme oder eskalierende Konflikte im sozialen Umfeld.

Gerade im psychiatrischen Bereich spielt Sozialdiagnostik eine zentrale Rolle, da sie strukturelle und gesellschaftliche Faktoren sichtbar macht, die den Behandlungserfolg maßgeblich beeinflussen. Dies zeigt sich besonders bei Patient*innen mit komplexen Mehrfachdiagnosen, beispielsweise bei der Kombination von Suchterkrankung und Psychose. Sozialdiagnostisch kann erkennbar werden, dass eine Person zwar medizinisch stabil ist, jedoch aufgrund aggressiven Verhaltens Hausverbote in mehreren Einrichtungen erhalten hat und keine geeignete Unterbringungsoption zur Verfügung steht. Solche Konstellationen führen dazu, dass Patient*innen, die klinisch nicht mehr behandlungsbedürftig sind, über längere Zeiträume auf Akutstationen verbleiben. Dies erhöht die strukturelle Überlastung psychiatrischer Kliniken und verstärkt das Risiko von Eskalationen.

Diese Versorgungsprobleme verdeutlichen ein wachsendes gesundheitspolitisches Defizit: Personalressourcen werden für akute Krisenbewältigung gebunden, anstatt für nachhaltige therapeutische Prozesse zur Verfügung zu stehen. Sozialdiagnostik leistet hier einen wichtigen Beitrag, indem sie nicht nur individuelle Teilhabebedarfe erfasst, sondern auch systemische Fehlstellen sichtbar macht, die auf politischer und struktureller Ebene bearbeitet werden müssen (Schulz 2025, S. 16 ff.; Positionspapier der Deutschen Vereinigung für Soziale Arbeit im Gesundheitswesen 2022).

Die Stärke der Sozialtherapie liegt in der praktischen Umsetzung sozialdiagnostischer Erkenntnisse. Sie unterstützt soziale Wiedereingliederung, strukturiert Tagesabläufe und bietet Gruppenformate wie Sozialkompetenztrainings oder biografische Gruppen, die auf Selbstwirksamkeit und soziale Handlungsfähigkeit ausgerichtet sind. Diese Angebote sind wesentliche Bestandteile einer ganzheitlichen psychiatrischen Versorgung.

Auch in der Eingliederungshilfe ist sozialdiagnostisches Arbeiten fest etabliert. Medizinische Diagnosen bleiben bedeutsam, da bestimmte Leistungen an formale Kriterien gebunden sind, beispielsweise an die Feststellung einer seelischen oder körperlichen Beeinträchtigung nach § 35a Achtes Buch Sozialgesetzbuch (SGB VIII) oder nach dem Neunten Buch Sozialgesetzbuch (SGB IX). Entscheidend ist jedoch das Ausmaß der Teilhabeeinschränkung und nicht die Diagnose als solche. Personen mit identischer medizinischer Diagnose können sehr unterschiedliche Unterstützungsbedarfe aufweisen, abhängig von sozialen Netzwerken, Wohnsituation oder individuellen Ressourcen.

Hier wird auch die ethische Dimension sozialdiagnostischer Arbeit deutlich. Fachkräfte bewegen sich häufig im Spannungsfeld zwischen Schutz und Autonomie, insbesondere wenn es darum geht, ob einer suchterkrankten Person Verantwortung zugetraut werden kann oder ein unterstützendes Eingreifen erforderlich ist. Das Konzept der assistierten Entscheidungsfindung fordert, die Willensäußerungen der Betroffenen ernst zu nehmen und sie so zu unterstützen, dass selbstbestimmte Entscheidungen möglich bleiben, auch wenn diese von professionellen Erwartungen abweichen.

In der Kooperation mit der Medizin übernimmt die Sozialdiagnostik eine ergänzende und korrigierende Funktion. Ärzt*innen und Sozialarbeiter*innen profitieren vom wechselseitigen Austausch: Sozialarbeiter*innen können aufzeigen, dass Einschränkungen im Alltag gravierender sind, als standardisierte Tests vermuten lassen, während medizinische Fachkräfte wichtige Informationen zur Prognose liefern, die für sozialdiagnostische Einschätzungen und Hilfeplanungen relevant sind.

Insgesamt zeigt sich, dass die Eingliederungshilfe ein Feld ist, in dem sozialdiagnostisches Arbeiten systematisch institutionalisiert ist und sich konsequent an Teilhabe und Selbstbestimmung orientiert. Medizinische Diagnosen bilden dabei eine notwendige Grundlage, stellen jedoch nicht das Ziel dar. Im Mittelpunkt steht ein möglichst selbstbestimmtes Leben der betroffenen Menschen; Diagnostik wird so zu einem Instrument der Teilhabeplanung und Lebensgestaltung.

7.10 Erkenntnisbeziehungen und kommunikative Spannungsfelder in der Diagnostik

7.10.1 Subjekt-Objekt versus Subjekt-Subjekt

Ein zentraler Unterschied zwischen medizinischer und sozialer Diagnostik liegt in der jeweiligen Erkenntnisbeziehung.

Die medizinische Diagnostik folgt traditionell einem Subjekt-Objekt-Verhältnis: Ärzt*innen untersuchen Körper oder Psyche der Patient*innen aus einer Position fachlicher Autorität heraus, häufig mit dem impliziten Anspruch, das gesundheitliche Problem besser zu verstehen als die Betroffenen selbst. Die soziale Diagnostik hingegen strebt ein Subjekt–Subjekt-Verhältnis an, in dem Wissen dialogisch und gemeinsam konstruiert wird. Fachkraft und Patient*in entwickeln kooperativ ein Verständnis der Situation und ihrer individuellen Bedeutungen (Buttner et al. 2020, S. 7–12).

Dieser Unterschied ist jedoch nicht absolut. Auch in der Medizin gewinnen partizipative Entscheidungsfindung und Shared Decision Making zunehmend an Bedeutung, während Sozialarbeiter*innen in bestimmten Konstellationen ebenfalls Gefahr laufen, paternalistisch zu handeln. Dennoch bleibt die grundlegende Rollenverteilung unterschiedlich: Ärzt*innen und Patient*innen bewegen sich häufig in einem Wissensgefälle zwischen professionellem Expertinnenwissen und subjektivem Erfahrungswissen. Sozialarbeiter*innen und Klient*innen agieren demgegenüber im Idealfall partnerschaftlich und integrieren unterschiedliche Wissensformen, fachliches Wissen und lebensweltliche Erfahrung, in den diagnostischen Prozess.

7.10.2 Klassifikation versus Narration

Medizinische Diagnostik zielt überwiegend auf klassifikatorische Ergebnisse. Diagnoseschlüssel, Laborwerte oder standardisierte Skalen verdichten komplexe Informationen zu klar definierten Kategorien.

Soziale Diagnostik arbeitet demgegenüber narrativ. Sie beschreibt Lebenslagen, Zusammenhänge und Sinnbezüge und rekonstruiert Wechselwirkungen zwischen individuellen und sozialen Faktoren. Daraus ergeben sich unterschiedliche Kommunikationsformen: Eine medizinische Diagnose lässt sich knapp benennen, wie „Diabetes mellitus Typ 2“, während sozialdiagnostische Einschätzungen erklärungsbedürftig sind, da sie Kontexte, Dynamiken und Lebensumstände einbeziehen.

Ein Fallbeispiel verdeutlicht diese Differenz: Eine ältere Patientin wird nach einer Hüftoperation medizinisch als stabil entlassen, versorgt jedoch zu Hause ihren demenzerkrankten Ehemann. Sozialdiagnostisch zeigt sich, dass sie körperlich eingeschränkt ist, keine Angehörigen in räumlicher Nähe hat und die häusliche Versorgung nach der Entlassung nicht sicherstellen kann. Diese Konstellation erfordert umfangreiche Abstimmungen mit ambulanten Pflegediensten, dem Betreuungsgericht und der Wohnberatung. Da solche komplexen sozialen Situationen in bestehenden Abrechnungssystemen kaum abgebildet werden, verlängern sie häufig die Verweildauer im Krankenhaus. Hier wird deutlich, dass strukturelle und politische Rahmenbedingungen die klinische Realität prägen und nicht individuelle ärztliche Entscheidungen.

In der interprofessionellen Zusammenarbeit kann diese Unterschiedlichkeit zu Spannungen führen. Ärzt*innen benötigen für klinische Entscheidungen häufig klare Aussagen, während Sozialarbeiter*innen davor zurückschrecken, komplexe Lebenslagen auf einfache Ja-oder-Nein-Entscheidungen zu reduzieren. Ein konstruktiver Umgang liegt in einer zweistufigen Kommunikationsstrategie: prägnante Kernaussagen für den klinischen Entscheidungsprozess, ergänzt durch ausführliche sozialdiagnostische Darstellungen in Fallkonferenzen. Umgekehrt ist es sinnvoll, dass Ärzt*innen gezielt nachfragen, wenn sozialdiagnostische Einschätzungen mehrdeutig erscheinen, anstatt sie vorschnell als unpräzise einzuordnen.

Die wachsende Zahl älterer Menschen mit Mehrfacherkrankungen sowie die zunehmende Komplexität bei Patient*innen mit Flucht- oder Migrationserfahrungen verschärfen diese Herausforderungen. Viele verfügen über eingeschränkte Sprachkenntnisse, andere soziale Netzwerke oder ein ausgeprägtes Misstrauen gegenüber Institutionen. Sie fallen häufig aus standardisierten Versorgungsstrukturen heraus, was die soziale Komplexität der Behandlung erhöht und eine besonders sensible interprofessionelle Kommunikation erfordert (Schulz 2025, S. 16 ff.; Positionspapier der Deutschen Vereinigung für Soziale Arbeit im Gesundheitswesen 2022).

7.10.3 Macht, Deutungshoheit und strukturelle Verantwortung

Historisch besaßen medizinische Diagnosen die Deutungshoheit in klinischen Entscheidungsprozessen. Was Ärzt*innen feststellten, galt als maßgeblich. Soziale Diagnosen wurden demgegenüber lange weniger berücksichtigt, nicht zuletzt aufgrund der hierarchisch niedrigeren Position der Sozialen Arbeit im klinischen System. Dieses Machtungleichgewicht wirkt bis heute fort.

Ein Beispiel verdeutlicht dies: Der Sozialdienst empfiehlt eine Kurzzeitpflege, da eine Patientin nach einer Operation zu Hause nicht selbstständig zurechtkommt. Dennoch erfolgt die Entlassung, weil das Versorgungssystem auf wirtschaftliche Effizienz und schnelle Bettenfreigabe ausgerichtet ist. Solche Situationen entstehen nicht aus mangelnder Kooperation, sondern aus strukturellen Rahmenbedingungen, in denen Fallzahlen und Kostendruck die Versorgungsrealität dominieren. In der Folge verliert sozialdiagnostisches Wissen an Gewicht, obwohl es für nachhaltige Behandlungserfolge zentral ist.

Die Verantwortung hierfür liegt auf gesundheitspolitischer Ebene. Aktuelle Finanzierungssysteme berücksichtigen weder den sozialen Aufwand komplexer Fälle noch die Ressourcen, die für präventive Entlassungsplanung erforderlich wären. Interprofessionelle Teams geraten dadurch in vermeidbare Zielkonflikte und sehen sich gezwungen, soziale Vielschichtigkeit auf medizinische Kategorien zu reduzieren.

Epistemische Gerechtigkeit bedeutet, dass Wissen unterschiedlicher Professionen gleichwertig anerkannt und geprüft wird. Dafür bedarf es verbindlicher Strukturen, darunter sozialdiagnostische Dokumentation in der Patient*innenakte, regelmäßige multiprofessionelle Fallbesprechungen und Fortbildungen zu sozialen

Determinanten von Gesundheit. Nur wenn medizinische und soziale Diagnostik auf Augenhöhe agieren, kann Versorgung ganzheitlich und teilhabeorientiert gestaltet werden (Schulz 2025, S. 16 ff.).

Zugleich müssen Machtasymmetrien in der professionellen Reflexion präsent bleiben. Jede diagnostisch tätige Person verfügt über definitorische Macht: Ein Bericht kann den Zugang zu Leistungen, Rehabilitationsmaßnahmen oder gerichtlichen Entscheidungen maßgeblich beeinflussen. Transparenz, Nachvollziehbarkeit und sprachliche Sorgfalt sind daher zentrale Elemente professioneller Diagnostik (Buttner et al. 2020, S. 8 ff.). Auch Sprache formt Wirklichkeit. Diagnosen, ob medizinisch oder sozial, können stigmatisierend wirken, wenn sie defizitorientiert formuliert sind. Beschreibende, ressourcenorientierte Formulierungen eröffnen hingegen Entwicklungs- und Handlungsspielräume.

7.10.4 Timing und Verlauf diagnostischer Prozesse

Medizinische Diagnostik weist häufig einen klar definierbaren Endpunkt auf. Sobald ausreichende Befunde vorliegen und die Diagnose leitliniengerecht gestellt ist, gilt der diagnostische Prozess als abgeschlossen und die Therapie beginnt. Soziale Diagnostik ist demgegenüber offen und prozesshaft angelegt. Fallverstehen kann sich fortlaufend vertiefen; Diagnostik begleitet hier die Intervention. In der Kinder- und Jugendhilfe wird der Hilfeplan regelmäßig fortgeschrieben, wobei jede Fortschreibung eine erneute diagnostische Einschätzung auf der Grundlage veränderter Lebensumstände oder bisheriger Interventionen darstellt.

Dieses unterschiedliche Zeitverständnis kann in der interprofessionellen Zusammenarbeit zu Irritationen führen, wenn eine Seite schnelle und eindeutige Diagnosen erwartet, während die andere auf Entwicklungsprozesse verweist. Hier sind klare Absprachen erforderlich, bis zu welchem Zeitpunkt welche diagnostischen Informationen vorliegen müssen, beispielsweise für einen Rehabilitationsantrag, und welche Aspekte zu einem späteren Zeitpunkt ergänzt werden können.

7.10.5 Normverständnis und diagnostische Bewertung

Medizinische Diagnostik basiert stark auf einem Norm-Abweichungs-Modell, beispielsweise im Vergleich zwischen gesund und krank oder zwischen normwertigem und pathologischem Befund. Soziale Diagnostik kann sich weniger eindeutig auf solche Normen stützen, da soziale Problemlagen nicht binär strukturiert sind. Vorstellungen von gelingender Familie oder gelungener Teilhabe sind kulturell, normativ und kontextabhängig.

Dies birgt Risiken. Sozialdiagnostik wurde in der Vergangenheit kritisiert, normativ verzerrt oder beliebig zu sein, beispielsweise durch die unreflektierte Übernahme bürgerlicher Wertvorstellungen. Die Profession Soziale Arbeit hat darauf reagiert, indem sie theoretisch fundierte und transparente Kriterien für gelingende Lebensbewältigung entwickelt hat, unter anderem die Lebensbewältigungstheorie nach Lothar Böhnisch oder Konzepte sozialer Inklusion. Dennoch bleibt eine Grauzone, in der unterschiedliche fachliche Bewertungen möglich sind.

Medizinische Diagnosen erscheinen demgegenüber objektiver, obwohl auch sie auf normativen Setzungen beruhen, unter anderem bei der Festlegung diagnostischer Schwellenwerte. Für die interprofessionelle Kooperation bedeutet dies, die Konstruktivität aller Diagnosen anzuerkennen. Keine Diagnose entsteht losgelöst vom sozialen Kontext. Diese Einsicht kann helfen, dogmatische Positionen zu vermeiden und stattdessen gemeinsam zu reflektieren, wie unterschiedliche Perspektiven ein umfassenderes Bild der Situation ermöglichen.

7.11 Kooperationspotenziale und Synergien

Die Verbindung von medizinischer und sozialer Diagnostik eröffnet ein umfassenderes und realitätsnäheres Bild vom Menschen und seinem Versorgungskontext. Aus dieser systematischen Verknüpfung ergeben sich mehrere zentrale Kooperationspotenziale.

7.11.1 Ganzheitliche Hilfeplanung

Wenn medizinische Diagnosen und sozialdiagnostische Einschätzungen konsequent miteinander verschränkt werden, können Interventionen präziser, passgenauer und nachhaltiger gestaltet werden. Im Entlassmanagement klärt die medizinische Seite, welche medizinische Nachsorge erforderlich ist, beispielsweise physiotherapeutische Maßnahmen oder ärztliche Verlaufskontrollen, während die Sozialdiagnostik die alltagspraktischen, finanziellen und organisatorischen Rahmenbedingungen berücksichtigt. Dazu zählen Pflegebedarf, Haushaltshilfen, Ansprüche auf Krankengeld sowie die Planung rehabilitativer Maßnahmen. Erst durch diese Verzahnung entsteht eine lückenlose Versorgung. Ohne sozialdiagnostische Perspektive drohen Versorgungslücken, ohne medizinische Diagnostik können relevante gesundheitliche Risiken unberücksichtigt bleiben.

7.11.2 Ressourceneffizienz durch frühzeitige Diagnostik

Die Kombination medizinischer und sozialer Diagnostik bedeutet nicht zwangsläufig einen höheren Aufwand. Im Gegenteil kann sie langfristig zur Schonung von Ressourcen beitragen. Werden in der medizinischen Rehabilitation soziale Belastungen frühzeitig erkannt, lassen sich weiterführende Maßnahmen gezielt planen, statt Patient*innen unvorbereitet in instabile Lebensverhältnisse zu entlassen und erneute Krankenhausaufenthalte zu riskieren. Vergleichbare Effekte zeigen sich in der Kinder- und Jugendhilfe: Wird nicht nur das Kind, sondern auch das familiäre Umfeld diagnostisch berücksichtigt, können kombinierte

Unterstützungsangebote bedarfsgerechter eingesetzt werden. Das Zusammenspiel beider Perspektiven reduziert Doppelarbeit und verhindert Folgekosten, die aus unvollständigen diagnostischen Einschätzungen resultieren.

7.11.3 Innovative Ansätze integrierter Versorgung

Internationale Modelle integrierter Versorgung, darunter das Konzept des Social Prescribing, verdeutlichen das Potenzial einer engen Verzahnung medizinischer und sozialer Diagnostik. In Großbritannien stellen Hausärzt*innen zunehmend soziale Verordnungen aus, wie für die Anbindung an Gemeinschaftszentren oder für die Teilnahme an Gruppenangeboten zur Reduktion sozialer Isolation. Voraussetzung für solche Ansätze ist ein diagnostischer Prozess, der soziale Dimensionen systematisch einbezieht. Perspektivisch könnten multiprofessionelle Teams gemeinsame Diagnosen entwickeln, die sowohl medizinische Klassifikationen nach der Internationalen Klassifikation der Krankheiten (ICD) als auch teilhabeorientierte Einschätzungen auf Grundlage der Internationalen Klassifikation der Funktionsfähigkeit, Behinderung und Gesundheit (ICF) enthalten. Dies würde Verwaltungsprozesse vereinfachen und Versorgungsübergänge erleichtern.

7.11.4 Ethik und Gerechtigkeit

Die Ergänzung medizinischer Diagnostik durch sozialdiagnostische Perspektiven trägt zur Chancengerechtigkeit im Gesundheitswesen bei. Eine ausschließlich medizinische Indikationsstellung kann sozial benachteiligte Gruppen unbeabsichtigt ausschließen, da soziale Belastungen häufig nicht im medizinischen Befund sichtbar werden. Wird der soziale Kontext systematisch berücksichtigt, entstehen gerechtere Priorisierungen. So kann ein wohnungsloser Patient trotz weniger ausgeprägter medizinischer Symptomatik einen höheren Unterstützungsbedarf aufweisen, da seine Teilhaberisiken deutlich gravierender sind. Sozialdiagnostik ermöglicht es, solche Kontexte strukturiert zu erfassen und in Versorgungsentscheidungen einzubeziehen.

7.11.5 Strukturelle Voraussetzungen für Kooperation

Kooperation zwischen medizinischer und sozialer Diagnostik gelingt nur dann nachhaltig, wenn entsprechende institutionelle und rechtliche Rahmenbedingungen vorhanden sind. Innerhalb von Kliniken funktioniert interprofessionelle Zusammenarbeit häufig gut, außerhalb der Einrichtungen stoßen Fachkräfte jedoch auf bürokratische Hürden. Gesundheitsämter, Krankenkassen, Betreuungsbehörden und weitere Kostenträger arbeiten mit unterschiedlichen Zuständigkeiten, Datenschutzregelungen und Kommunikationswegen, die den Informationsfluss erheblich verlangsamen. Dadurch gehen wertvolle Zeit und Handlungsspielräume verloren, wenn Anschlussmaßnahmen verzögert bewilligt werden oder Informationen mehrfach erhoben werden müssen.

Um sozialdiagnostische Erkenntnisse wirksam umzusetzen, bedarf es daher verbindlicher und datenschutzkonformer Kooperationsstrukturen zwischen den beteiligten Systemen. Fachautor*innen betonen die Bedeutung gemeinsamer digitaler Dokumentationssysteme, klar definierter Verantwortlichkeiten sowie regelmäßiger interprofessioneller Fallkonferenzen auch über Institutionsgrenzen hinweg (Friedli und Rüegger 2023, S. 13 ff.). Nur so lässt sich verhindern, dass bürokratische Prozesse die Versorgung behindern und sozialdiagnostische Potenziale ungenutzt bleiben.

7.12 Ethische und professionstheoretische Reflexion

Diagnostik ist nicht neutral, sondern stellt stets einen Eingriff in die Lebensrealität eines Menschen dar. Wer diagnostiziert, beschreibt und definiert Wirklichkeit, zumindest in bestimmten Aspekten. Diese Deutungsmacht birgt ethische Risiken. Ein falsch-positiver medizinischer Befund kann eine Person als „krank" klassifizieren, obwohl keine entsprechende Beeinträchtigung vorliegt. Ebenso können vorschnelle soziale Zuschreibungen wie „erwerbsunfähig" oder „erziehungsunfähig" stigmatisierend wirken und sich zu selbst erfüllenden Prophezeiungen entwickeln. Diagnostik erfordert daher Achtsamkeit, fachliche Demut und kontinuierliche Reflexion. Gerade sozialdiagnostische Prozesse, die mit kontextabhängigen und interpretativen Faktoren arbeiten, müssen darauf achten, nicht moralisch zu bewerten, sondern professionell zu verstehen. Hilfreich ist dabei das Bewusstsein, dass Diagnosen konstruiert sind und keine objektiven Wahrheiten darstellen (Schirmer und Schörmann 2025, S. 9–12).

Zentral ist die ethische Maxime der Wahrung von Würde und Selbstbestimmung der Adressat*innen. Partizipative Diagnostik ist nicht nur methodisch fundierter, sondern auch ethisch geboten, da sie Menschen als handelnde Subjekte anerkennt. Während marginalisierte Gruppen in der Vergangenheit häufig übergangen oder etikettiert wurden, gilt heute der Grundsatz: „Nichts über die Person ohne die Person."

Epistemische Gerechtigkeit bedeutet, dem Erfahrungswissen der Patient*innen denselben Stellenwert beizumessen wie dem professionellen Fachwissen. Miranda Fricker (2007, S. 147 ff.) beschreibt, dass bestimmten Gruppen, insbesondere sozial benachteiligten oder psychisch erkrankten Menschen, systematisch geringere Glaubwürdigkeit zugeschrieben wird. Sozialdiagnostik kann diesem Mechanismus entgegenwirken, indem subjektive Sichtweisen systematisch einbezogen und dokumentiert werden. Dies zeigt sich unter anderem darin, dass in Hilfeplänen sowohl die fachliche Einschätzung als auch die Perspektive der Betroffenen oder ihrer Angehörigen transparent nebeneinander dargestellt werden. Auf diese Weise wird sichtbar, wo Übereinstimmungen bestehen und wo divergierende Wahrnehmungen vorliegen, aus denen gemeinsame Lösungsansätze entwickelt werden können. Weisen Eltern auf strukturelle Belastungen im Schulsystem hin, kann dies Anlass sein, schulische Rahmenbedingungen mitzudenken, anstatt Schwierigkeiten ausschließlich beim Kind zu verorten.

Diagnostische Einschätzungen haben häufig weitreichende Konsequenzen. Ein sozialpsychiatrisches Gutachten kann zur Einrichtung einer rechtlichen Betreuung führen, ein Bericht im Jugendamt Einfluss auf sorgerechtliche Entscheidungen nehmen. Daraus ergibt sich eine hohe ethische Verantwortung. Fachautor*innen wie Silke Gahleitner (Forum Sozial 4/2020, S. 12 ff.) empfehlen daher, Diagnostik als kollegialen und reflexiven Prozess zu gestalten, der durch Teamreflexion, Supervision und interdisziplinäre Beratung getragen wird. Auf diese Weise lassen sich blinde Flecken reduzieren und die in jeder diagnostischen Deutung liegende Macht verantwortungsvoll nutzen.

7.13 Sozialdiagnostik im Kontext von Professionstheorie, Handlungsmacht und institutioneller Positionierung

Sozialdiagnostik war innerhalb der Sozialen Arbeit lange umstritten. Einige Fachautor*innen warnten vor einer möglichen Medizinisierung des Berufs und einer Abkehr vom unterstützenden und emanzipatorischen Selbstverständnis hin zu einer kontrollierenden oder bürokratischen Rolle (Nauerth 2012, S. 20 ff.). Gleichzeitig wurde darauf hingewiesen, dass die Soziale Arbeit ohne eine eigene diagnostische Kompetenz Gefahr läuft, im Schatten von Medizin und Psychologie zu verbleiben und ihre fachliche Expertise nur eingeschränkt sichtbar zu machen. Inzwischen überwiegt die Auffassung, dass Sozialdiagnostik Professionalität stärkt, sofern sie fachlich reflektiert und ethisch fundiert erfolgt (Röh 2012, S. 10 ff.). Sie verdeutlicht, dass die Soziale Arbeit über ein eigenständiges Wissensgebiet und ein differenziertes methodisches Repertoire verfügt, um soziale Problemlagen ressourcenorientiert zu analysieren und zu bearbeiten.

Diagnostische Kompetenz verleiht Sozialarbeiterinnen im interprofessionellen Team eine veränderte Position. Sie agieren nicht mehr ausschließlich als ausführende Instanz, sondern als analytisch und planerisch tätige Fachkräfte mit einem eigenständigen Beitrag zur Behandlungs- und Versorgungsstrategie. Dadurch steigt die fachliche Anerkennung, und die Interessen der Patient*innen können differenzierter vertreten werden. Voraussetzung hierfür ist, dass die Soziale Arbeit ihre Diagnostik nicht an medizinische Modelle anlehnt, sondern eigene fachliche Maßstäbe entwickelt (Buttner et al. 2020, S. 7–14). Prinzipien wie Partizipation, Lebensweltorientierung und Ressourcenfokus bilden dabei zentrale Qualitätskriterien, die die Eigenständigkeit und zugleich die Komplementarität zur Medizin unterstreichen.

Zunehmend gewinnt auch das Konzept der epistemischen Autorität an Bedeutung. Soziale Arbeit benötigt hierfür eine klare Anerkennung als fachlich fundierte und erkenntnisgenerierende Profession. Durch Publikationen, theoretische Modelle und empirische Forschung in der Klinischen Sozialarbeit entsteht eine belastbare Wissensbasis, auf deren Grundlage sozialdiagnostische Einschätzungen Gewicht erhalten. Werke wie das Handbuch Soziale Diagnostik (Buttner et al. 2020) oder Forschungsprojekte wie Qualitative Sozialdiagnostik (QuaSoDia) (Große et al. 2024) leisten hierzu einen wesentlichen Beitrag. Für Praktiker*innen bedeutet dies, sich auf diese Fachdiskurse zu beziehen, fachlich fundiert zu argumentieren und sozialdiagnostische Einschätzungen selbstbewusst zu vertreten. Diese beruhen auf anerkannten Kriterien und Methoden und stellen eine eigenständige epistemische Leistung innerhalb interprofessioneller Versorgung dar.

Machtasymmetrien können reduziert werden, wenn Leitungsebenen medizinische und soziale Perspektiven gleichermaßen anerkennen. In einigen Kliniken, unter anderem im Klinikverbund Bremen (Gesundheit Nord gGmbH), arbeiten sozialtherapeutische Teams, in denen ärztliche und sozialarbeiterische Fachkräfte gemeinsam die Fallsteuerung übernehmen. Entscheidend ist, dass diese Zusammenarbeit nicht allein auf praktischer Ebene erfolgt, sondern auch institutionell verankert ist, sodass beide Professionen unter einer gemeinsamen Direktion agieren. Dadurch wird diagnostische Verantwortung geteilt, und jede Profession verantwortet ihren spezifischen Teilprozess auf einer klar legitimierten organisationalen Grundlage. Dieses Modell verdeutlicht, dass Gesundheit ein gemeinsames Arbeitsfeld darstellt, in dem unterschiedliche Professionen verschiedene Dimensionen menschlicher Lebenswirklichkeit erfassen und gemeinsam eine umfassendere Versorgung ermöglichen.

In der öffentlichen Wahrnehmung wird der Begriff „Diagnose" überwiegend mit Medizin assoziiert. Sozialarbeiterische Beiträge, wie die Analyse sozialer Hintergründe bei Krankheit, Gewalt oder Krisen, bleiben häufig unbeachtet. Eine Erweiterung dieses Diskurses ist daher erforderlich. Medien und politische Akteur*innen sollten Konzepte wie soziale Lage, Lebensweltanalyse oder sozialdiagnostische Einschätzung stärker berücksichtigen. Berufsverbände wie die Deutsche Vereinigung für Soziale Arbeit im Gesundheitswesen betonen in Positionspapieren die Schlüsselrolle sozialdiagnostischer Arbeit für den Erfolg moderner Versorgungssysteme und verknüpfen diese Einschätzung mit politischen Forderungen nach ausreichenden personellen Ressourcen und klaren strukturellen Rahmenbedingungen für Soziale Arbeit im Gesundheitswesen.

Die Frage, wer definiert, was als Problem gilt und welcher Unterstützungsbedarf besteht, beeinflusst unmittelbar den Zugang zu Ressourcen. Mit der Konvention der Vereinten Nationen über die Rechte von Menschen mit Behinderungen sowie dem Bundesteilhabegesetz hat die Sozialdiagnostik weiter an Bedeutung gewonnen, da Leistungen zunehmend bedarfsorientiert und nicht pauschal vergeben werden. Daraus ergibt sich eine erweiterte Handlungsmacht, die verantwortungsvoll und konsequent im Sinne der Adressat*innen genutzt werden muss.

7.14 Fazit

Sozialdiagnostik sollte im Zusammenspiel mit der medizinischen Diagnostik als emanzipatorischer und interprofessioneller Prozess verstanden werden. Sie stärkt Würde, Rechte und Selbstbestimmung der Patient*innen, fördert eine reflektierte

Teamkultur und sensibilisiert dafür, wie Wissen entsteht und wessen Perspektiven im Versorgungsgeschehen Gehör finden. In ihrer konsequenten Anwendung eröffnet sie Menschen neue Handlungs- und Teilhabemöglichkeiten, anstatt sie durch starre Kategorien oder defizitorientierte Zuschreibungen einzuengen.

Medizinische Diagnose und soziale Diagnostik greifen dabei komplementär ineinander. Erst ihr Zusammenspiel ermöglicht eine Versorgung, die biologische, psychologische und soziale Dimensionen gleichermaßen berücksichtigt. Während die medizinische Diagnose Symptome und Krankheitsverläufe präzise beschreibt, erweitert die Sozialdiagnostik den Blick auf Lebenswelt, Ressourcen und strukturelle Barrieren. Beide Perspektiven verfolgen ein gemeinsames Ziel: Teilhabe und Lebensqualität nachhaltig zu fördern. Sie stehen nicht im Gegensatz zueinander, sondern bilden unterschiedliche, sich ergänzende Zugänge zu einem ganzheitlichen Verständnis von Gesundheit.

Für Fachkräfte ergeben sich daraus zwei zentrale Aufgaben: die eigene diagnostische Expertise kontinuierlich weiterzuentwickeln und kooperative Strukturen aktiv zu stärken. Die Soziale Arbeit benötigt empirisch fundierte und klar kommunizierte sozialdiagnostische Verfahren, während die Medizin soziale Einflussfaktoren konsequenter in Forschung, Diagnostik und klinische Praxis integrieren sollte. Gemeinsame Fallbesprechungen, kollegiale Reflexion und abgestimmte digitale Schnittstellen schaffen hierfür die Grundlage einer Zusammenarbeit auf tatsächlicher Augenhöhe.

Dieser Verbindung liegt ein Menschenbild zugrunde, das Gesundheit nicht als bloße Abwesenheit von Krankheit begreift, sondern als Fähigkeit zu einem selbstbestimmten, sinnstiftenden Leben in sozialer Einbindung. Diagnostik wird damit zu einem gemeinsamen Such- und Verständigungsprozess, der nicht primär Defizite benennt, sondern Bedarfe klärt und Entwicklungschancen sichtbar macht.

Die Vision ist ein Gesundheitssystem, in dem auf die Frage „Was fehlt Ihnen?" selbstverständlich auch die Frage folgt: „Was brauchen Sie, um gut leben zu können?" Beide Antworten erhalten gleiches Gewicht. Sozialdiagnostik ist der Schlüssel, um diesen Anspruch fachlich, ethisch und strukturell einzulösen (vgl. WHO 1986).

Literatur

Bourdieu P (1984) Distinction: A Social Critique of the Judgement of Taste. Cambridge, MA: Harvard University Press. (Französisches Original 1979).

Buttner P, Gahleitner SB, Freund UH, Röh D (2020) Soziale Diagnostik in den Handlungsfeldern Sozialer Berufe. In: Buttner P, Gahleitner SB, Freund UH, Röh D (Hrsg) Soziale Diagnostik in den Handlungsfeldern der Sozialen Arbeit. Handbuch Soziale Diagnostik, Bd 2 (S 7–26). Deutscher Verein für öffentliche und private Fürsorge, Berlin

Deutsche Rentenversicherung Bund (2023) Rahmenkonzept zur medizinisch-beruflich orientierten Rehabilitation (MBOR). Deutsche Rentenversicherung Bund, Berlin

Deutsche Gesellschaft für Soziale Arbeit (DGSA) (2022) Positionspapier zur Sozialen Arbeit im Gesundheitswesen. DGSA, Berlin

DVSG – Deutsche Vereinigung für Soziale Arbeit im Gesundheitswesen (2022) Entlassmanagement durch Soziale Arbeit in Krankenhäusern und Rehabilitationskliniken. (2. Aufl.). DVSG, Berlin

DVSG – Deutsche Vereinigung für Soziale Arbeit im Gesundheitswesen und DVfR – Deutsche Vereinigung für Rehabilitation (2025) Reha-Kompetenzen für die Soziale Arbeit – Gemeinsames Positionspapier. Deutsche Vereinigung für Soziale Arbeit im Gesundheitswesen/Deutsche Vereinigung für Rehabilitation, Berlin

Engel George L (1977) The need for a new medical model: A challenge for biomedicine. Science 196(4286): S. 129–136

Fricker M (2007) Epistemic Injustice: Power and the Ethics of Knowing. Oxford University Press, Oxford

Große L, Gahleitner SB, Golatka A, Freund UH, Rademaker AL, Pammer B (2024) Konzepte der Sozialen Diagnostik. In: Gahleitner SB, Gebrande J, Giertz K, Kröger C, Röh D, Wunderer E, Sektion Klinische Sozialarbeit (Hrsg) Handbuch Klinische Sozialarbeit (S 159–166). Beltz Juventa, Weinheim und München

Heiner M (2004) Diagnostik zwischen Standardisierung und Rekonstruktion. Forum Sozial 1:4–10

Marmot M, Wilkinson R (Hrsg) (2005) Social Determinants of Health, 2. Aufl. Oxford University Press, Oxford

Nauerth M (2012) Soziale Diagnostik stärkt Herrschaftskritik und Partizipation. Forum Sozial 4:20–23

Pantuček-Eisenbacher P (2019) Soziale Diagnostik: Verfahren für die Praxis Sozialer Arbeit. (4., überarbeitete und, aktualisierte. Vandenhoeck & Ruprecht, Göttingen

Rappaport J (1987) Terms of empowerment/exemplars of prevention: Toward a theory for community psychology. American Journal of Community Psychology 15(2):121–148

Richmond ME (1917) Social Diagnosis. Russell Sage Foundation, New York

Röh D (2012) Längst überfällig: Unsere Profession entdeckt ihre Diagnostik (neu)! Forum Sozial 4:10–15

Röh D, Deutsche Vereinigung für Soziale Arbeit im Gesundheitswesen (DVSG) (2024) Forschungsprojekt „Soziale Diagnostik in der medizinischen Rehabilitation (SoDia-Reha)". Hochschule für Angewandte Wissenschaften Hamburg.

Rüegger C, Friedli T (2023) Der Beitrag Sozialer Diagnostik an die interprofessionelle Behandlung – Eine Orientierung für Gesundheitsprofessionen. Klinische Sozialarbeit 19(4):13–15

Schäfer N, Schmitt J (2025) Emanzipationsmedium Soziale Diagnostik – theoretische Fundierung und praktische Implikationen. Sozial Extra 80(1):72–77

Schirmer W, Schörmann J (2025) Soziale Konstruktionen in der Fallarbeit: Die zweite Ordnung des Falls. In: Spiegel Michael (Hrsg) Sozialdiagnostik in Theorie und Praxis. Beltz Juventa, Weinheim, S 9–18

Schulz A (2025) Zur Bedeutung von Sozialwissenschaften im Gesundheitswesen: Eine integrale Betrachtung in der psychiatrischen Versorgung. Forum sozialarbeit + gesundheit, 30(2).

WHO – World Health Organization (1986) Ottawa Charter for Health Promotion. WHO, Genf

WHO – World Health Organization (2001) International Classification of Functioning, Disability and Health (ICF). WHO, Genf

WHO – World Health Organization (2008) Closing the Gap in a Generation: Health Equity through Action on the Social Determinants of Health. Final Report of the Commission on Social Determinants of Health. WHO, Genf

8 Das Gewissen – moralisches Mikromanagement in der Medizin aus soziopsychosomatischer Perspektive

Michael Szonn

8.1 Einführung

Das Gewissen ist in seiner Existenz ein Rätsel. Als intrapsychisches und psychosomatisches Phänomen lässt es sich nur unzureichend beschreiben und kaum begreifen. In der dialogischen Struktur, mit welcher das Gewissen das Selbst kommentiert, dient es dem moralischen Fühlen, Denken und Handeln als eine Art Wegweiser. Entscheiden und Handeln in der Medizin ist somit immer auch mit einer Gewissensfrage verbunden.

Dieser Beitrag betrachtet das Gewissen in seiner phylo- und ontogenetischen Entwicklung und richtet den Blick auf seine steuernde Funktion für die Qualität von Leistungen, die in der Medizin erbracht werden. Darüber hinaus macht der vorliegende Text auf eine u. U. starke Ambivalenz gegenüber der geltenden Moral sowie ihren äußeren und inneren Instanzen aufmerksam. Jene kann bei den Handelnden zu einer gewissen Ethikscheu führen. Es wird der Frage nachgegangen, wie sich diese Scheu auf der Mikroebene zum Positiven wenden lässt und welche Rolle moralisch begründetes Handeln als gestaltende Kraft in dem im 21. Jahrhundert anstehenden Transformationsprozess des Medizinbetriebs spielen kann.

Die Moral sagt uns, wie wir handeln sollen, die Ethik fragt nach dem Warum. Letztere reflektiert die geltenden moralischen Normen und Werte, auch jene, nach denen wir die Medizin gestalten und in ihr wirken. Man geht gemeinhin davon aus, dass die jeweils bestimmenden moralischen Grundsätze universell sind. Sie gälten in der Gesellschaft und ihren diversen Feldern wie auch im Gesundheitswesen mit seinen speziellen Herausforderungen und Konflikten.

M. Szonn (✉)
Bremen, Deutschland
E-Mail: praxis@szonn.de

B. Maier und K.-H. Wehkamp (Hrsg.), *Ethik und Management für eine patientenzentrierte Medizin*, https://doi.org/10.1007/978-3-662-73308-0_8

Die Beiträge des vorliegenden Bandes beschäftigen sich mit einigen spezifischen Herausforderungen sowie insbesondere mit den Organisationen und Institutionen der Medizin auf der Makro-, Meso- und Mikroebene. Dieser Text geht auf die Mikroebene ein – auf die Basis, die Grundlagen und Voraussetzungen moralischen Handelns für die konkret Handelnden.

Was löst das Wort Moral in uns aus? Erscheint uns die Moral als willkommene Entlastung durch klare Orientierung und wertkonforme Verbundenheit mit anderen oder als bedrückendes Moment einer unerwünschten Revision unseres Sündenregisters? Ist sie eine sinnvoll ordnende Referenz oder ein lässliches Übel? Die Einstellung zur Moral ist oft und je nach Situation ambivalent.

Die Quelle der Moral liegt im Empfinden und Denken von Handelnden. Sie kann im Hintergrund wirken oder in bewusster und reflektierter Form hervortreten. Sie kann etwas Einsames, Zweisames bzw. Gemeinsames sein.

8.2 Die Mikroebene in der Medizin

Welche Erfahrungen machen Menschen auf der Mikroebene der Medizin konkret? Hier bringe ich meine Erfahrungen als Balintgruppenleiter ein: Stellvertretend für viele Handelnde begegnen wir Lara und Lars in einem öffentlichen Krankenhaus, zwei engagierten Mediziner:innen, typischerweise im ersten Drittel ihrer Laufbahn. Sie sind pflichtbewusst und wollen ihren Patient:innen die optimale Behandlung und Versorgung zukommen lassen.

Über meine Praxis erfahre ich in diversen Settings viel über die Wahrnehmung aktueller Arbeitsbedingungen, welche Ärzt:innen unglücklich stimmen. Sie berichten von personeller Unterbesetzung, ständiger Zeitnot, Frustration durch fachfremde Dokumentations- und Verwaltungsarbeit, von überfordernden Vertretungssituationen, unzureichender fachlicher Unterstützung durch erfahrene Kräfte, mangelndem kollegialem Vertrauen infolge hoher Personalfluktuation und vor allem von ihrer Zeugenschaft unzureichender oder fehlerhafter Behandlung. An diesem Punkt kommen in der geschützten Gesprächssituation Verzweiflung und der Gedanke an eine neue berufliche Ausrichtung auf.

Typische Aussagen sind: „Ich hetze von Patient zu Patient, dazwischen Notfälle. An manchen Tagen kann ich nichts so zu Ende bringen, wie es mein Anspruch wäre. Die vielen unnötigen Tätigkeiten und die schlechte Organisation, an der ich nichts ändern kann, machen mich fertig. Wenn ich nach Hause gehe, habe ich oft ein schlechtes Gefühl, mich verfolgt die Angst, etwas Wesentliches übersehen zu haben. Am schlimmsten ist es, gravierende Missstände mitzubekommen und nichts dagegen tun zu können, ohnmächtig zu sein. Mich quält mein schlechtes Gewissen."

Im Frontoffice begegnen sich Ärzt:innen und Patient:innen mit ihren Leiden in einer dissoziierten Situation. Eingebunden in eine Organisation und arbeitsteilige Teams, sind die Ärzt:innen dennoch letztlich allein für ihr Handeln verantwortlich. Das Erleben von Einsamkeit und Verunsicherung zieht sich wie ein roter Faden durch viele Berichte.

Ed Pellegrino, einem amerikanischen Bioethiker, wird der Satz „Medicine is a moral enterprise“ zugeschrieben, der als Leitmotiv vielen seiner Werke vorangestellt ist (Pellegrino 1993).

Pellegrino geht dabei von einem uralten Kanon jener Grundsätze aus, die im „Eid des Hippokrates“ erstmals verschriftlicht wurden. Vier Grundprinzipien dienen als moralischer Kompass in der Medizin (Beauchamps und Childress 1979), nämlich Beneficence/Fürsorgeprinzip, Non-Maleficence/Nichtschadensprinzip, Justice/Gerechtigkeit, Respect for Autonomy/Selbstbestimmung. Diese scheinbar spezifisch für den Medizinbereich formulierten grundlegenden moralischen Werte sind tatsächlich allgemeingültig. Sie stellen das Grundgerüst sämtlicher ethischer Theorien und moralischer Praxen dar, allerdings mit relativistischen Einschränkungen. Während die ersten beiden Grundprinzipien keinem wesentlichen kulturellen Wandel unterworfen sind, gilt das nur bedingt für das dritte Grundprinzip, wenn sich kulturell die Annahme einer natürlichen oder gottgegebenen Ungleichheit durchgesetzt hat. Das vierte Grundprinzip unterliegt in hohem Maß gesellschaftlichen Vorgaben und Entwicklungen.

Wenn man von der Grundannahme ausgeht, Ethik sei eine zentrale Aufgabe guter Medizin, dann muss man das Gesundheitswesen auch als soziales System moralisch empfindender, denkender und handelnder Menschen betrachten.

Die moralische Orientierung findet meist nonverbal über Handlungen statt. Es geht um die Frage: Wie machen es die anderen bzw. wie macht man das hier? Moral wird miteinander gelebt. Über die Vorschriften aus Leitlinien, Anweisungen und vermittelten Erfahrungen hinaus manifestiert sie sich faktisch.

Sicher werden wir uns im medizinischen System nur dann fühlen, wenn die Diskrepanz zwischen dem impliziten Faktischen und den expliziten Vorschriften nicht zu groß ist. Sicherheit lässt sich herstellen, wenn die Dissonanzen im Team oder in der hierarchischen Organisation über die Frage nach dem Warum so und nicht anders geklärt werden können. Eine konventionelle Ordnungsmoral ist gegenüber einer vom Gewissen geleiteten Entscheidungsmoral den Herausforderungen oft nicht gewachsen. Sie bietet allenfalls eine Scheinsicherheit.

Bei gelebter Moral stehen die Lebenswelt (symbolische Reproduktion durch Verständigung) und die Systemwelt (materielle Reproduktion durch Geld und Macht per Recht, Verwaltung und Markt) in einem dialektischen Verhältnis (Habermas 1981). Im medizinischen System treffen Lebenswelt und Systemwelt in jeder agierenden Person, zwischen Mitgliedern einer Gruppe und den Instanzen der Organisation mehr oder weniger dissonant aufeinander.

Moralisches Empfinden und Denken ist allgegenwärtig. Es läuft implizit blitzschnell im Vorbewussten ab oder explizit in informellen oder institutionalisierten Foren des sozialen Raums.

Man findet es von der Gemeinschaft ausgehend im Wir als Ergebnis von Vereinbarung oder als Vorgabe, vermittelt durch Glaubenssysteme, Recht, öffentliche Meinung und Propaganda. Der Zustand der gesellschaftlichen Institutionen bestimmt die allgemeine Verbindlichkeit und Akzeptanz von Moral. Sie kann nur über lebendige Gemeinschaften existieren.

In der Medizin manifestiert sich die Moral situativ am Ort des Geschehens. Sie hat eine leibliche und eine räumliche Dimension. Um sich zu entfalten, braucht Moral beispielsweise Rückzugs- und Besinnungsmöglichkeiten, gemeinsame Pausen und Essenszeiten, Nachrichtengruppen zur kollegialen Beratung und Arbeitsorganisation. Gegen ihre Entfaltung stehen Zeiterfassungssysteme, Vereinzelungsstrukturen, Misstrauenskulturen, eine hohe Fluktuation des Personals, infolge derer Sinnentleerung erlebt wird.

Im Arbeitsalltag geht es um die Erfassung und Bewältigung aller anfallenden Aufgaben. Priorisierungen stellen unerlässliche Voraussetzungen dar, um den Alltag zu meistern. Minipriorisierungen sind systembedingte Bestandteile aller Entscheidungen und immer auch moralisch begründet. An dieser Stelle wird ein maßgeblicher Zusammenhang zwischen moralischem Handeln und Stress deutlich. Ob Stress in seiner positiven oder negativen Form erfahren wird, wird kurz gesagt durch die Relation von Anforderungen und Ressourcen determiniert. Überwiegen die Ressourcen, machen wir die Erfahrung von Wirkungsmacht und gehen gestärkt aus der erfüllten Aufgabe hervor. Bewältigungsstress wirkt sich psychosomatisch positiv aus. Dominieren die unerfüllbaren Anforderungen, sind wir überfordert und verunsichert. Überforderungsstress hat auf Dauer negative psychosomatische Effekte. Als objektives Kriterium zur Unterscheidung von positivem und negativem Stress ließen sich der aktuelle und der chronische Cortisolspiegel heranziehen.

8.3 Moral Distress und Gewissen

Gibt es im medizinischen Denken und Handeln so etwas wie einen spezifischen Moralstress? Bei psychosomatischer Betrachtung resultiert dieser aus dem Wirken des Gewissens. Mutatis mutandis kann – angelehnt an den Begriff Empathiestress – Gewissensstress postuliert werden, der stärkend oder überfordernd sein kann. Lässt sich Gewissensstress in seiner Überforderungsvariante im Sinne der Prävention psychosomatischer Probleme bei Ärzt:innen vermeiden? Kann das Besprechen moralischer Entscheidungen und ethischer Überlegungen dabei hilfreich sein oder zusätzlich belastend?

Für die Beantwortung dieser Frage greife ich auf meine langjährige Erfahrung im Gesundheitswesen als Arzt für Psychosomatische und Innere Medizin zurück – und insbesondere auf jene als Leiter von Balintgruppen, in denen Ärzt:innen ihre Arzt-Patienten-Beziehung gemeinsam reflektieren können.

Die Beschäftigung mit Empfinden, Denken und Handeln unter ethischen Gesichtspunkten wird überwiegend als belastend erlebt. Die Angst, im ethischen Denken nicht ausreichend geübt zu sein, ruft Scham hervor. Sie geht häufig mit einem Ressentiment gegen eine akademische Ethik einher. Ebendieses wird nicht offen ausgesprochen, sondern zeigt sich in beiläufigen Äußerungen. Der Selbstreflexion in der Gruppe, auch in ihrer geschützten Form, steht große Angst entgegen. Es handelt sich um ein typisches Gruppenphänomen, das als Realisierungsangst bezeichnet werden könnte: Was vor anderen ausgesprochen und somit offenbart wird, realisiert sich unwiderruflich in dem Moment. In den Augen und im Urteil der anderen zeigt sich, ob ich schmutzige Wäsche im Gepäck habe. Auch wird deutlich, ob meine Bewertung dem kritischen Urteil der anderen standhält. So manifestiert sich die Angst vor dem eigenen Gewissen.

Alle auf die Selbstreflexion in der Gruppe bezogenen Widerstände könnte man als Ethikscheu bezeichnen.

Ist der Druck des Gewissens groß und genug Sicherheit in der Gruppe vorhanden, werden moralische Themen in den Diskurs aufgenommen. Eine öffnende Funktion haben immer die drängenden moralischen Affekte.

In Abgrenzung zu den Grundaffekten Freude, Trauer, Angst, Ärger, Neugierde sowie Ekel bezieht sich Moral auf selbstreflexive Affekte: auf Schuld, Scham und schlechtes Gewissen.

Die reflexiven Affekte gehen mit einem steuernden negativen psychischen und körperlichen Signal einher, das man vereinfachend Angst nennen könnte: Schamangst, Schuldangst und Gewissensangst.

Wenn man dem Gewissen neben Schuld und Scham sinnvollerweise eine eigenständige Entität und eine eigenständige Funktion zugestehen will, müsste es auch eine eigenständige Affektqualität besitzen. Dazu gehören ein spezifisches körperliches wie seelisches Gefühl und Handlungsbereitschaft. Während die Scham mit einer Peinlichkeit einhergeht, die mich in den Augen der anderen vom Erdboden verbannen sollte, ist es bei bekannter Schuld eine drückende Last, die mir die aufrechte Haltung und die freie Atmung nimmt.

Eine typische Äußerung des belasteten Gewissens ist: „Das habe ich auf dem Gewissen, es ist quälend." Die psychosomatische Schmerzqualität wird als beißend und scharf beschrieben. Einerseits wird die Gewissenslast getragen, andererseits nach einem Weg gesucht, sie loszuwerden. Das Gewissen ist ein unbarmherziger Buchhalter – es vergisst nie, wenn man einmal gegen es gehandelt hat.

Gewissenskonflikte hinterlassen immer eine psychosomatische Spur. Sie gehen in das vegetativ-somatische Gedächtnis ein. Eine negative Zuordnung ist mit einem krankmachenden Gewissensstress verbunden. Bezogen auf die Leistungs- und Lebensqualität, führt dies ohne Abhilfe zu einer kurzfristigen oder – im ungünstigeren Fall – einer dauerhaften Minderung von Lebensqualität.

Die Begriffsgeschichte des Gewissens ist komplex. Das Gewissen, in der Antike syneidēsis oder mala conscientia, stellt die mitwissende Instanz in uns dar.

Bereits in der Bibel werden die konstituierenden Merkmale des Gewissens benannt. Das Alte Testament kennt kein eigenes Wort für Gewissen, es fasst das Herz als Ausgangspunkt guter wie böser Taten auf, die Nieren mehr als gefühlsmäßige Komponente des Gewissens. Im Neuen Testament wird sowohl der Begriff Herz als auch der griechische Ausdruck syneidēsis (= *Mitwisser, Gewissen*) verwendet.

Für Sokrates ist die innere Stimme sein Daimonion (*daimónion,* lateinisch *genius*), das ihm warnende Zeichen gibt, um ihn von Fehlentscheidungen abzuhalten (Platon 399 v. Chr.). Ein schweigendes Daimonion deutet er als Billigung seines Verhaltens.

Im 13. Jahrhundert definiert Thomas von Aquin das Gewissen als Vollzug eines Urteils über den moralischen Wert einer Handlung. Er erkennt im Gewissen zwei Aspekte: eine Gewissensanlage (Synderesis) und den konkreten Gewissensakt (Conscientia), in dem von außen herangeführte Normen und Erfahrungen aufgrund der Gewissensanlage zu einem Urteil verschmelzen (Thomas von Aquin 1265/66). Das Urteil des Gewissens ist für ihn die letzte Instanz, nach der sich der Mensch zu richten hat.

Erst bei Martin Luther tritt ein peinigendes Gewissen in den Vordergrund. Dies führt zur Betonung der Gewissensfreiheit als Freiheit von der Anklage durch das Gewissen, basierend auf der Gnade Gottes und nicht auf menschlichen Werken (Luther 1521).

In der Analytischen Psychologie von C. G. Jung (1958/1959) ist das Gewissen ein unbewusster, autonomer Komplex der menschlichen Psyche, der sich gegebenenfalls auch gegen die bewusste Absicht des Individuums durchsetzt.

Niklas Luhmann interpretiert das Gewissen im Rahmen seiner Systemtheorie als Funktion im Dienst der Identitätsbildung. Der Mensch braucht Kontrollinstanzen, mit deren Hilfe es ihm gelingt, eine stabile Persönlichkeit zu werden und zu bleiben. Luhmann definiert das Gewissen als systemregulatives Element ohne zwingende ethische Aussage. Das Gewissen als psychosoziale Ordnungsfunktion des Menschseins ohne definitive Wertbindung entspricht dabei dem radikal metaphysikkritischen Ansatz der Systemtheorie (Luhmann 1965).

Das Gewissen kann zum einen als moralisches Gefühl leiblich erfahren werden. Zum anderen kann es ein Verstandesakt sein, der äußere wie auch innere Werte und Normen berücksichtigt. Er ist nicht automatisch, nicht obligat und kann mit dem ihm vorangehenden moralischen Gefühl dissonant sein. Ebenso kann es zu einem Konflikt zwischen unvereinbaren Normen und Werten kommen.

8.4 Die Entstehung von Gewissen

Die Phylogenese des Gewissens als Voraussetzung für moralisches Fühlen, Denken und Handeln lässt sich mittels Säuglings- und Kleinkindbeobachtung nachvollziehen.

Zur Illustration, wie früh und unentrinnbar wir an ein basales Set moralischen Urteilens und Handelns evolutionsbiologisch gebunden sind, kann das YouTube-Video des Baby-Labors der Yale-University herangezogen werden. Es ist unter dem Suchbegriff „Helper Hinderer" oder über den Link: https://www.youtube.com/watch?v=anCaGBsBOxM verfügbar.

Auf beeindruckende Weise zeigt es die Fähigkeit von Säuglingen ab dem dritten Lebensmonat, hilfreiche von behindernden Objekten zu unterscheiden und den Kategorien „gut" und „schlecht" zuzuordnen. Weiterführende Experimente der Yale-University veranschaulichen dies ebenfalls (Videos unter dem Link: https://www.youtube.com/watch?v=FRvVFW85IcU).

Sie demonstrieren, dass einer behindernden Figur selbst in ihrer Notlage nicht geholfen, sie sogar aktiv ausgeschlossen wird. Sie wird zum Fremden gemacht.

Ausgehend von dieser ins Leben mitgebrachten elementaren Fähigkeit, gut von schlecht zu unterscheiden und sich dementsprechend sozial zu organisieren, entwickelt sich die sozialisierte Fähigkeit, moralisch zu fühlen, zu denken und zu handeln. Das ist die Entwicklung von Moral Capability. Sie hat viele Voraussetzungen und Bedingungen und ist so labil wie komplex.

Neben der Genetik sind die Epigenetik in Form von intrauteriner und postpartaler Entwicklung sowie das frühe soziale Umfeld entscheidend. Weitere wichtige Faktoren sind zum einen das Grundvertrauen, die Fähigkeit zur Besorgnis, das Einnehmen-Können einer depressiven Position als Voraussetzung für die Anerkennung persönlicher Schuld und Wiedergutmachung, zum anderen die Fähigkeit zur Einfühlung (Empathie) und zum Mitgefühl (Compassion). Die Fähigkeit der Mentalisierung – des Perspektivenwechsels, des Sich-Hineinversetzens in einen anderen Menschen – bildet die Voraussetzung für die Bewertung einer Situation von einem dritten Standpunkt aus.

8.5 Schlussbemerkungen

Das Mikromanagement moralischen Handelns im Gesundheitswesen besteht in der Bewusstmachung moralischer Konflikte und Entscheidungen im Kontext der Organisation durch Selbstwahrnehmung und kollegialen Diskurs. Es unterstützt die Fähigkeit zu gewissenhaftem moralisch motiviertem Handeln und bemüht sich um dessen Förderung. Ist der Diskurs gewollt und sind die Voraussetzungen für ihn gegeben, können Meso- und Makroebene des Gesundheitswesens erreicht und von dort aus die Bedingungen verantwortungsvollen Handelns an der Basis verbessert werden. Die Verantwortlichen auf der Meso- und Makroebene haben die ethische Aufgabe, die Arbeit von Ärzt:innen so zu organisieren, dass ein stetiger Diskurs als Grundbedingung für gemeinsames moralisches Handeln möglich ist.

Literatur

Beauchamps T, Childress J (1979) Principles of Biomedical Ethics, Oxford University Press, S 20–50

Habermas J (1981) Theorie des kommunikativen Handelns, Suhrkamp, Frankfurt am Main, Bd 2, S 173–293

https://www.youtube.com/watch?v=anCaGBsBOxM. Zugegriffen: 5. Jan 2026

https://www.youtube.com/watch?v=FRvVFW85IcU. Zugegriffen: 5. Jan 2026

Jung CG (1958/1959) Einige Bemerkungen zur Natur des Gewissens, Gesammelte Werke, Bd 18

Luhmann N (1965) Die Gewissensfreiheit und das Gewissen, In: Archiv des öffentlichen Rechts, Verlag Mohr Siebeck, Stuttgart, S 257–286

Luther M (1521) Rede auf dem Reichstag zu Worms, Projekt Gutenberg

Pellegrino ED (Hrsg) (1993) The Virtues in Medical Practice, Oxford University Press, Vorangestelltes Leitmotiv

Platon, 399 v. Chr., Apologie des Sokrates, C.H. Beck, München, 3. Aufl., S 35–38

Thomas von Aquin (1933) 1265/66, Summa Theologica, Deutsche Thomas-Ausgabe DTA, 1933, Hrg. Felixberto M. Bohnen, Bd 17, S 320–325

9 Ethik als Kompetenz. „Ethik des Herzens“

Karl-Heinz Wehkamp

> „Der letzte Schritt der Vernunft ist, anzuerkennen, dass unendlich viel über sie hinausgeht.“ (Blaise Pascal (1623–62), französischer Mathematiker und Philosoph)

9.1 Einleitung

Mein Beitrag geht von der Erfahrung und Überzeugung aus, dass ein Teilgebiet der Philosophie, genannt Ethik, im Feld der Medizin, des Gesundheitssystems und der Gesundheitswirtschaft sowohl für Patienten und Bürger (Public Health) als auch für die Entscheidungsträger selbst auf allen Ebenen von großem Nutzen sein kann. Als Ethik-Kompetenz hilft Ethik bei der Entscheidungsfindung und somit der allerersten Grundvoraussetzung der medizinischen Qualität. Dies bedingt, dass „Ethik“ in der medizinischen sowie pflegerischen Praxis und darüber hinaus in den Strukturen von Organisationen, Management und Politik verwurzelt ist. Gute medizinische Entscheidungen dienen dann den Patienten und ihren Angehörigen wie auch den Teammitgliedern selbst, ihrer Arbeitsfähigkeit und ihrer mentalen Gesundheit.

Entscheidungen beruhen nicht allein auf intellektuellen Prozessen, sondern auch wesentlich auf Zielen und damit auf Wertkonzepten. Diese sind fest in unserer Persönlichkeit, somit ebenso in unserer Gefühlswelt verwurzelt. Auf der Mikroebene gilt das gleichermaßen für das medizinisch-pflegerische Personal und für die

K.-H. Wehkamp (✉)
Bad Segeberg, Deutschland
E-Mail: karl.wehkamp@t-online.de

B. Maier und K.-H. Wehkamp (Hrsg.), *Ethik und Management für eine patientenzentrierte Medizin*, https://doi.org/10.1007/978-3-662-73308-0_9

Patienten selbst. Die reflektierte Wahrnehmung der eigenen persönlichkeitsnahen Haltung, auch als Tugend bezeichnet, ist Teil der individuellen Ethik-Kompetenz. Für das medizinische Personal als Ganzes beschreibt das „hippokratische Fundament“ der Ärzteschaft zudem klare Vorstellungen moralischen Handelns und Verhaltens (Eid des Hippokrates (o. J.), Weltärztebund (2017)).

9.2 Innovationen der Medizin gewissenhaft nutzen

Die immer engere Verflechtung von wissenschaftlicher Forschung und technologischer Entwicklung hat die Potenziale der Medizin und Gesundheitsförderung fortlaufend erweitert. In Zukunft wird die Geschwindigkeit der Neuerungen noch zunehmen. Damit wurden und werden überkommene Vorstellungen, Überzeugungen und Systeme an ihre Grenzen geführt und angezweifelt. Für den gesamten menschlichen Lebenszyklus stellen sich dramatische existenzielle Fragen. Ihr Spektrum reicht von der künstlichen Erzeugung und Gestaltung menschlicher Lebewesen über Organoide, Organtransplantationen bis hin zur Frage, wie alt Menschen werden können, sollen und dürfen. Selbstverständlich ist die „normale“ Krankenversorgung ebenfalls davon betroffen. Die bedingungslose und lange unhinterfragte Praxis der Lebensrettung und Lebensverlängerung wird durch Aspekte der Finanzierung und die Strukturen der Gesundheitssysteme beeinflusst, aber auch durch neue Lebenskonzepte der Menschen einschließlich eines selbstbestimmten Lebensendes.

Bei patientenbezogenen Entscheidungen *sowie* Entscheidungen über Einsatz, Organisation und Entwicklung der Medizin steigt der Komplexitäts- und Schwierigkeitsgrad. Entsprechend anspruchsvoll, ja gewissenhaft müssen die Rahmenbedingungen der Entscheidungsprozesse gestaltet und gewahrt werden. Im Zentrum steht letztendlich die Abschätzung von Lebenschancen unter Berücksichtigung der Situation von Patienten und Bevölkerung sowie der vorhandenen Ressourcen. Und da es um Entscheidungen und Handlungen bezüglich der Existenz von Menschen geht, ist das Gewicht der moralischen Verantwortung von Behandlern, Planern und Entscheidern besonders groß.

9.3 Zentrale Bedeutung der Indikationsstellung

Gute medizinische Entscheidungen stehen am Anfang von Handlungen in guter Absicht. Was als „gut“ gelten soll oder kann, ist nicht immer klar. Zu treffen sind die Entscheidungen jedoch grundsätzlich in Situationen der Unsicherheit, denn in genau berechenbaren Szenarien bedarf es keiner Ent-Scheidung. Und ob das angestrebte Ziel trotz bester Absicht auch wirklich erreicht wird und ob sich das Resultat dann auch wirklich als „gut“ herausstellt, ist im Vorhinein nicht präzise absehbar. Zu groß ist die Komplexität des menschlichen Seins, als dass eine vollständig berechenbare medizinische Strategie möglich wäre. Aus diesen Gründen ist jede medizinische Entscheidung ein Stück weit riskant und mit der Übernahme von Verantwortung verbunden. Letztere wiederum muss zwar primär von Ärzten, Pflegenden und Therapeuten wahrgenommen werden, sie betrifft aber auch die Repräsentanten der Rahmenbedingungen medizinischer Praxis, nämlich jene der Organisation (auf Unternehmensebene) und solche des „Systems" auf politischer Ebene.

In der Medizin ist die Indikationsstellung ein erster *entscheidender* Schritt. Als Voraussetzung hierfür dienen gute Überlegungen und ein intensiver Austausch – zwischen Patienten und ihren Behandlern sowie unter den entscheidenden Personen, die in vielfacher Hinsicht die Verantwortung tragen müssen. Nimmt man das Wort Ver-ant-wort-ung ernst, so ist ein „Antwort-Geben" einem Gegenüber, also ein komplexer Wechselwirkungsprozess, gemeint.

Entscheidungen darüber, wie Entscheidungsprozesse zu gestalten sind, welche Organisation dafür erforderlich ist, wie eine Entscheidung zu dokumentieren und letztlich umzusetzen ist, sind *Entscheidungen über Entscheidungen.* Von zentraler Bedeutung für das Ergebnis ist dabei die Entscheidung, wer entscheiden soll und darf bzw. wer in die Entscheidungsprozesse einbezogen werden soll und wer nicht. Mit der Auswahl der Teilnehmenden wird indirekt auch darüber entschieden, welches der vielfältigen Verständnisse von *Ethik* bevorzugt zur Anwendung kommen soll. Solche Entscheidungen sind ebenfalls nicht frei von Einflüssen der Macht und müssen transparent verantwortet werden.

Die Frage, was dann als „gut" zu verstehen ist, was gute Medizin ausmacht, welche Werte, Maßstäbe oder Maximen den Beurteilungen von uns Ärzten faktisch zugrunde gelegt werden, aber auch gelegt werden *sollen* oder müssen, muss im Fundament der Professionalität aller Gesundheitsberufe fest verankert und beantwortbar sein. Die jeweiligen Antworten sind dabei auf die individuellen Patienten zu beziehen, und sie bedürfen diskursiver, oft kontroverser Aushandlungsprozesse.

9.4 Ethik-Kompetenz

Ethik-Kompetenz hilft sowohl bei den notwendigen Abwägungsprozessen, über die jeweils individuell angemessenen Maßnahmen zu entscheiden, als auch bei der Übernahme und persönlichen Akzeptanz der Verantwortung. Sie prägt zudem den Stil der Teambesprechungen, lässt unterschiedliche Sichtweisen und Werte zur Sprache kommen und weiß von den Schmerzen der Dilemmata, die kein eindeutiges Richtig oder Falsch kennen. Ethik-Kompetenz gehört demnach zu den wertvollsten und wichtigsten Charakteristika der medizinisch-pflegerischen Teams. Sie zu entwickeln und zu pflegen, dient der Sorge um unsere Patienten, welche eng verwoben ist mit der Selbstfürsorge der medizinisch-pflegerischen Teams und der Sorge der Unternehmensführung für die Qualität ihrer Einrichtung und das Potenzial ihrer Mitarbeiter.

Leider wird der Ethik-Kompetenz in der Ausbildung der Ärzteschaft sowie der gesamten „Gesundheitsberufe" nicht der erforderliche Platz eingeräumt. Das gilt noch mehr für das Management der Versorgungseinrichtungen im stationären und ambulanten Bereich. „Ethik" wird, sofern man sie überhaupt erwähnt, bevorzugt den „theoretischen Fächern" zugeordnet. Ihre praktische Relevanz wird unterschätzt, von den Klinikern selbst ebenso wie vom Management, das in Deutschland fälschlicherweise oft nicht als Teil des „Health-Care-Teams" verstanden wird. Die patientennahen Berufe finden auch deshalb selten die Zeit, sich mit „Ethik" zu beschäftigen. Dies kann sich erst ändern, wenn das ethisch reflektierte konkrete Bemühen um eine „gute Medizin" in die Alltagsprozesse und Institutionen der Heilberufe integriert ist.

9.5 „Ethik" ist kein eindeutiges und klares Phänomen

Einmal erscheint Ethik als (umstrittene) Disziplin, einmal als Kompetenz, einmal als Wissenschaft, ein andermal als kritischer, gerade nichtwissenschaftlicher Begleiter der Wissenschaften. Oft gleicht „sie" einer Waffe im Kampf unterschiedlicher Interessen und Positionen. Nicht selten wird sie missbraucht, als Tarnung fragwürdiger Praktiken. Deshalb soll hier auch „Ethik" kritisch betrachtet werden. Keinesfalls soll der Anschein erweckt werden, dass Ethiker per se privilegierte Urteile zu moralischen Themen abgeben können. Auch für Ethik-Gremien gilt: Ihre Stellungnahmen sind durch jene Mächte beeinflusst, die über ihre personelle Zusammensetzung entscheiden. Eine saubere Grenzziehung zwischen Ethik und Moral ist – wenn überhaupt – selten möglich, sodass „Ethiker" nicht nur ihre eigenen Werte, sondern auch ihre Interessen offenlegen sollten.

Obgleich die Befassung mit „der Ethik" verwirrend sein kann und einen manchmal an die Grenzen des eigenen Verstandes bringt, gehen wir doch von der Überzeugung aus, dass die sensible, höchst störanfällige Kultur der Medizin, ihrer Einrichtungen und Rahmenbedingungen bevorzugt durch Ethik-Kompetenz gestärkt und „zivilisiert" werden kann und muss.

9.6 „Es reicht nicht aus, Entscheidungen nur rational zu begründen – man muss sie auch übers Herz bringen"

Die akademisierte Ethik der Lehrstühle, Journale und Seminare folgt dem Ideal der Wissenschaften, versteht sich zunehmend als Wissenschaft von Entscheidungen. Als Reflexionstheorie der Moral hat sie den Anspruch rationaler Entscheidungsfindung in diskursiven Prozessen. Dabei wird die Grenze zur Wissenssoziologie, zur Kritischen Theorie (u. a. der Frankfurter Schule) und generell zu den „objektiven Wissenschaften" häufig verwischt. Jedoch geht es der Ethik, sofern der Begriff überhaupt für etwas Gemeinsames steht, um das „Sollen". Die Wissenschaften hingegen sind dem „Seienden" verpflichtet, „dem, wie etwas ist" und „dem, wie etwas funktioniert" und beherrscht werden kann.

Eine Entscheidung und die nachfolgende Handlung gegenüber Patienten mögen auf wissenschaftlicher Grundlage, beispielsweise auf Leitlinien, beruhen, sie sind aber im Angesicht von kranken oder gar sterbenden Menschen nicht frei von emotionalen Gewissensaspekten. Auch gesunden Patienten gegenüber müssen alle Maßnahmen verantwortet werden können. Da sie dem Patientenwohl dienen sollen, spricht neben dem Intellekt auch „das Herz" ein gewichtiges Wort.

Gegenüber der „wissenschaftlichen Ethik" erscheint eine „Ethik des Herzens" heute überholt. Dabei fand sie vor einhundert Jahren im deutschsprachigen Raum und international durchaus große Resonanz. Ihr Protagonist war ein „Basisarzt", Albert Schweitzer, der für sein Werk mit dem Nobelpreis geehrt wurde. Für ihn war Ethik praxisbezogen, Praxis am Menschen und am Leben. Gleichwohl war Schweitzer ein ausgezeichneter Kenner der verschriftlichten Ethik der Hochkulturen. Eine gesonderte Medizinethik hat er jedoch nicht entwickelt, als Arzt verfolgte er einen ethischen Lebensstil.

Ich erinnere mich an eines der ersten Treffen eines künftigen Klinischen Ethik-Komitees der kommunalen Hamburger Krankenhäuser. Es war uns wichtig, dass außer Ärzten und Pflegenden auch Menschen aus Verwaltung und Management teilnahmen. Wie froh waren wir, als ein Vertreter des Medizinischen Controllings zu uns stieß. Er kam etwas zu spät, setzte sich wortlos in den Kreis und stellte demonstrativ ein Buch von Albert Schweitzer auf den Tisch: „Die Ehrfurcht vor dem Leben" (Schweitzer 1966).

Bei einigen von uns, die durch die Schule der „Four Principles of Bioethics" (Beauchamp und Childress 2019) gegangen waren, sorgte dies für Irritationen und sogar für so etwas wie ein mitleidiges Lächeln. War das nicht gänzlich aus der Zeit gefallen? Wir verstanden unter Medizinethik eben „Bioethics" nach Beauchamp und Childress als „Reflexion auf Moral" unter Zuhilfenahme der festen „Four Principles", die sich mit den Kant'schen Maximen vergleichen lassen. Albert Schweitzer hingegen, dessen Leben und Anschauung wir nur sehr oberflächlich kannten, stand für eine Ethik als „Haltung", als christliche Nächstenliebe, eher als Realisierung denn als Reflexion, und für eine Art Ethik des Herzens. Als aufopferungsbereiter Arzt hatte er jedoch keine „Medizinethik" entworfen, eher hatte er „seine Ethik" als praktizierte Medizin im Urwalddorf Lambarene gelebt. Wir konnten jedenfalls die stille Demonstration des Controllers nicht aufnehmen.

Nach Albert Schweitzer gehört zum Ethischen, „dass es nicht in abstraktes Denken verfällt, sondern elementar bleibt, indem es Hingebung an die Welt auffasst als Hingebung des menschlichen Lebens an alles lebendige Sein, zu dem es in Beziehung treten kann. Ethik entsteht …" (Schweitzer 1966, S. 225).

„Ethik ist ins Grenzenlose erweiterte Verantwortung gegen alles, was lebt." (ebd. S. 231).

Wenig später wurde mir dieser Vorfall peinlich, musste es doch zu denken geben, dass ausgerechnet das Krankenhausmanagement auf einer praktischen Ethik medizinischen Handelns bestand, die neben rationaler Diskursivität auch einer „Stimme des Herzens" einen gebührlichen Platz einräumte. Das Ganze hat mit dem „Fall" zu tun, den wir kurze Zeit später lösen sollten – und doch nicht lösen konnten.

9.7 Dilemmata lebenserhaltender Medizin: Eine Fallgeschichte aus der Kinderheilkunde

Eine Kinderintensivstation war ratlos: Der Notarzt war zu einem schlimmen Verkehrsunfall gerufen worden. Zwei Erwachsene waren auf der Stelle tot gewesen, ein kleines Kind von gut einem Jahr hatte noch Lebenszeichen gezeigt. Man hatte es sofort intubiert, ihm kreislaufstabilisierende Mittel verabreicht, es beatmet und umgehend ins Krankenhaus transportiert. Die Erstuntersuchung brachte ein erschreckendes Ergebnis: Das kleine Mädchen hatte mehrere Wirbelfrakturen und war vom obersten Halswirbel an querschnittsgelähmt. Aber das Herz schlug, der Kreislauf ließ sich schnell stabilisieren und bald war das Kind wach.

Sprechen hatte das Mädchen noch nicht gelernt. Was ihr geblieben war: der Ausdruck der Augen, die Möglichkeit, Tränen abzusondern und den Unterkiefer gegen den Oberkiefer zu pressen. Die Eltern waren wie gelähmt, sie legten die Verantwortung für die weitere Behandlung ganz in die Hände der Ärzte.

Als sich eine Einschränkung der Nierenfunktion andeutete, kam im Behandlungsteam die Frage auf, ob eine Dialyse indiziert sei. Ein Verzicht darauf könnte den Tod herbeiführen. Sollte man den Tod des Mädchens in Kauf nehmen – oder gar als Erlösung betrachten?

Die ethische Fallbesprechung mit dem gesamten Team kreiste um die Frage, ob lebenserhaltende Maßnahmen dem Wohl der kleinen Patientin, sie hieß Bärbel, dienen oder ihr eher Schaden zufügen würden. Was würde sie selbst wollen? Ein Leben ohne Bewegungsmöglichkeit, den Erhalt eines Gehirns ohne die Möglichkeit sprachlicher Verständigung? Das Gefangensein in einem Körper, der keine Bewegung zulässt? War es zu verantworten, dem Kind und den Eltern eine möglicherweise qualvolle Entwicklung zuzumuten, ohne dass es sich dazu äußern konnte?

Die „Four Principles" halfen uns nicht weiter: Worin würde das anzustrebende Wohl der kleinen Patientin bestehen? Welcher Schaden wäre zu vermeiden? Wie würde das Kind entscheiden, wenn es selbst entscheiden könnte? Was tun, wenn die Eltern als Stellvertreter sich nicht in der Lage sahen, eine Entscheidung zu treffen? Und sollte man die Eltern nicht von der Zumutung einer Entscheidung entlasten? Es war eine verzweifelte Situation.

In den folgenden Wochen stabilisierte sich der Zustand, die Frage einer Dialyse erübrigte sich. Die Eltern konnten die Kleine in einem Kinderwagen unter Einsatz eines Beatmungsgeräts spazieren fahren. Da die Mutter erneut schwanger war, nahm sie ihr gelähmtes Kind mit zur Ultraschalluntersuchung. Als auf dem Bildschirm der Fötus erkennbar war, liefen Bärbel die Tränen aus den Augen. Offenbar war sie in der Lage, zu erkennen und Gefühle zu empfinden. Das Behandlungsteam war gerührt, sah Bärbels Leid, von dem sie vielleicht nur der Tod erlösen könnte. Leben erhalten bzw. ermöglichen, das ohne Medizin nicht mehr leben würde? Sterben lassen? Den Tod durch Unterlassen medizinischer Hilfe in Kauf nehmen?

Wir befragten einige Medizinethiker in anderen Städten, ohne zu einem Ergebnis zu kommen. Ein Kinderarzt betonte das unvermeidbare permanente Leid

Bärbels und die Überforderung ihrer Eltern. Eine Rund-um-die-Uhr-Pflege zu Hause sei erforderlich, Druckgeschwüre, Vereiterungen, Infektionen würden den Weg begleiten, danach trete vielleicht der Tod infolge einer Sepsis ein. Er empfahl schweren Herzens einen Sauerstoffentzug unter einer CO2-Narkose. Die Mehrheit des Teams der Kinderintensivstation schloss sich seiner Meinung an. Bedenken kamen aber wegen der Nähe zur aktiven Sterbehilfe auf. „Totschlag" aus Mitleid?

Ein anderer Medizinethiker warnte vor einem solchen Schritt, aber weniger wegen des Kindes, sondern wegen des Rufs der Klinik. Die Öffentlichkeit dürfe das nicht erfahren, rechtliche Probleme seien zu erwarten.

Viel wurde von meiner Position als Ethikberater abhängig gemacht. Ich kam nach langen Überlegungen und zahlreichen Einzel- und Gruppengesprächen für mich zu dem Schluss, dass alle Maßnahmen, das Leben mit künstlichen Mitteln zu erhalten, dem Wohl Bärbels nicht dienlich seien. Mehr noch, ich hielt es für unverantwortlich, Bärbel zu einem Leben zu zwingen, dem wesentliche Möglichkeiten der lebendigen Entwicklung verweigert würden. Der pädiatrische Ethiker hatte mich überzeugt. Aber war es zu verantworten, das Kind in einer CO2-Narkose sterben zu lassen? Das wurde zwar mehrheitlich gebilligt, jedoch wollten wir diese Option einige Tage lang überdenken. Und ich bat darum, Bärbel einmal direkt sehen zu können.

Wenige Tage später begegnete ich den Eltern mit Bärbel in einem Kinderwagen. Sie war mit Gurten stabilisiert, konnte den Kopf ruhig halten und geradeaus schauen. Bei der Begegnung sah ich Bärbel in die Augen – und sie in meine. Ein kurzer, aber lebendiger Austausch. Ihr Blick erschien mir fragend und ängstlich, auch wie ein Appell. Hatte mein Blick nicht die gleiche Färbung? Wie auch immer, augenblicklich wurde mir klar, dass dieses Leben leben wollte und es dazu auch meiner Unterstützung bedurfte. Und sofort war mir bewusst: Ich würde es nicht übers Herz bringen, für ein Sterben des Kindes einzutreten.

Danach ging mir ein Satz des Philosophen Emmanuel Levinas durch den Kopf, von der grenzenlosen Verantwortung für den Anderen, der man sich nicht entziehen könne (Levinas 1987). Aber die Entscheidung bedurfte keiner philosophischen Begründung. Sie war ein Erzeugnis des Augenblicks.

Bärbel wurde nach einigen Tagen inmitten ihrer Familie nach Hause entlassen. Ihr Zustand war inzwischen stabil, eine maschinelle Beatmung sowie eine 24-h-Intensivpflege waren jedoch auf Dauer erforderlich. Mit dem Pflegeteam und dem hausärztlich-pädiatrischen Dienst wurde eine Symptomkontrolle vereinbart, deren Ziel es war, erkennbares Leiden zu lindern. Weitergehende intensive medizinische Maßnahmen sollten jedoch nicht ergriffen werden. Man würde Bärbel sterben lassen, aber niemals töten. Sie hat noch fast ein Jahr zu Hause gelebt, starb dann an einer der immer wieder auftretenden Pneumonien. Am Ende hatte man auf Antibiotika verzichtet. Die Eltern hatten genügend Zeit, sich auf das Lebensende ihres ersten Kindes einzustellen.

Das Team der Kinderklinik war mit dem neu gefassten Entschluss zufrieden – ganz im wörtlichen Sinn. Man hatte seinen Frieden mit einer Entscheidung gemacht, die alle sehr stark herausgefordert hatte. Die Erfahrung, gemeinsam einen guten Weg für die kleine Bärbel gefunden zu haben, hat das Team gestärkt.

Albert Schweitzer hätte vermutlich ähnlich gehandelt. „Es reicht nicht aus, Entscheidungen nur rational zu begründen – man muss sie auch übers Herz bringen", hatte die Chirurgin gesagt. Ich sah es genauso – wie all die anderen Teilnehmer unserer Ethik-Konferenzen. Aber was bedeutet das für die Ethik? Dass es nicht genügt, mit Prinzipien, Maximen und rationalen Diskursen allein klinische Entscheidungen zu treffen, dass es Raum geben muss für das, was wir metaphorisch mit „Herz" umschreiben, ohne damit in Irrationalität oder Mystik abzugleiten. Ein Befürworter dieser Auffassung könnte neben Albert Schweitzer der große Mathematiker und Philosoph Blaise Pascal (1623–1662) sein:

„Das Herz hat seine eigenen Gründe, die der Verstand nicht kennt." („Le cœur a ses raisons, que la raison ne connaît point"). „Dies tritt bei tausend Gelegenheiten hervor." (Pascal 1905, S. 144).

Pascal, Erfinder der Wahrscheinlichkeitsrechnung und der ersten Rechenmaschine, der die Doktrin von der Unmöglichkeit des Vakuums widerlegte, unterschied Wahrheiten, die nur vom Herzen erkannt werden können, von solchen der Vernunft. Das Fühlen als Herzensqualität stehe neben der rationalen Vernunft, deren Vernünftigkeit auch in der Anerkennung ihrer Grenzen liege.

Was bedeutet das für die Ethik der Medizin, wenn wir Entscheidungen am vermeintlichen Lebensende zu treffen haben?

Vielleicht kann es dazu keine allgemeine Antwort geben, sondern nur den Anspruch, neben aller Rationalität auch das Herz sprechen zu lassen und „ihm" zuzuhören, im Kreis der Entscheidenden, zu denen ja – wenn irgend möglich – zuerst unsere Patienten gehören.

Warum nicht auch von der Poesie lernen, etwa von der amerikanischen Lyrikerin Edna St. Vincent Millay (1892–1950), Trägerin des Pulitzer-Preises 1923 für Lyrik:

„Wie seltsam weise ist das Empfinden gegenüber dem Verstand? Und wie notwendig sind Zweifel und der Mut, sich selbst zu widersprechen." (zit. nach FAZ 9/2024).

Die Erfahrung, dass auch „das Herz" eine Stimme hat, die gehört werden will, unter anderem weil es eng mit dem persönlichen Gewissen verbunden ist und folglich mit der Selbstachtung, bringt wiederum die Arbeit an uns selbst als „Ethik-Kompetenz" ins Spiel. Diese umfasst außer Wissen und Erfahrung auch die Fähigkeit, eigene Positionen infrage zu stellen oder stellen zu lassen, den Mut zum Eingeständnis von Unsicherheit und Fehlern, die Bereitschaft zum offenen Diskurs.

„Gute Medizin" im Spannungsfeld von Kuration und Palliation beruht auf einer in der Entscheidungs- und Handlungspraxis integrierten Ethik-Kompetenz, die kognitiv und emotional hoch anspruchsvoll, umwegig und selbstkritisch und daher auf Dialog, Wahrnehmung, Perspektivenwechsel und Argumente angewiesen ist. Dabei bleibt sie das Ergebnis eines kooperativen Teams, dessen Kultur eine „ethische Lebensweise" vorsieht, ohne die Einzelnen zu überfordern. Umso wichtiger ist für die Führungspersonen aus Ärzteschaft, Pflege und Management die Arbeit an der Teamkultur, an der „Culture of Care".

9.8 Hilflos ohne Ethik-Kompetenz – zum Schaden einer Patientin, zum Schaden des Teams und zum Schaden der Entscheider

Ich kann mich nicht daran erinnern, während meines Medizinstudiums von 1976 bis 1982 je das Wort „Ethik“ gehört zu haben. Der Hippokratische Eid, von dem so viele Menschen glauben, Ärzte müssten ihn schwören, wurde in keiner Veranstaltung thematisiert. Um zu wissen, dass man den Patienten helfen müsse, ihr Leben zu erhalten, ihr Sterben zu verhindern, brauchte man keinen Eid und keine Ethik. Patienten Schaden zuzufügen, musste selbstverständlich vermieden werden.

Während der folgenden Jahre in einem großen Klinikum der Maximalversorgung war es kaum anders. Wer das Skalpell oder eine Schere falsch ansetzte, wer eine aufgeplatzte Bauchnaht erst am kommenden Morgen meldete, der kriegte etwas zu hören und wurde im schlimmsten Fall für einige Wochen vom OP-Plan ausgeschlossen. Aber niemand schien eine Vorstellung davon zu haben, dass „Ethik“ im Sinne einer Kompetenz etwas mit unseren Therapieentscheidungen und Behandlungsmaßnahmen zu tun hat. Selbstverständlich gab es Auseinandersetzungen um Indikationsstellungen und Therapiekonzepte, es gab hin und wieder Streit über die besten Maßnahmen. Aber in echten Konfliktsituationen, in denen kein therapeutischer Weg richtig oder falsch erschien, waren wir als Team oft hilflos oder heftig zerstritten. Das Konzept der „Ethischen Fallbesprechung“ war nicht geläufig bzw. unbekannt. Ergo war man oft mit den schwierigen Entscheidungen und ihren Konsequenzen allein.

Ereignisse wie das folgende bleiben dann über die ganze Spanne der ärztlichen Tätigkeit glasklar in Erinnerung, verbunden mit belastenden Gefühlen und der immer wiederkehrenden Frage, ob man es nicht hätte besser machen können.

9.9 Mutter oder Kind? (Schwangere oder Fötus): Eine Fallgeschichte aus der Geburtshilfe

Eine Frau von vierzig Jahren wurde als „Risikoschwangere“ wegen drohender Fehlgeburt und der Gefahr einer Eklampsie (auch EPH-Gestose oder HELLP-Syndrom) eingewiesen. Sie hatte ein chronisches Nierenleiden, ihr Hausarzt hatte sie auf die großen Gefahren einer Schwangerschaft hingewiesen, aber sie wollte mit ihrem neuen Lebenspartner unbedingt ein Kind. Nun lag sie in einem sogenannten Intensivkreißsaal, wurde rund um die Uhr überwacht, durfte das Bett nicht verlassen, bekam wehenhemmende Medikamente und ihre immer wieder auftretenden Hochdruckkrisen alarmierten die gesamte Abteilung.

Das Kind in ihrem Bauch wäre bei einer Frühgeburt noch nicht überlebensfähig gewesen. Das Behandlungsziel bestand darin, einen Geburtstermin zu erreichen, an dem das Kind mit Hilfe intensiver Medizin jedenfalls eine Mindestchance haben würde. Angestrebt wurden mindestens sechs Wochen, eine für die Patientin sehr belastende, aber auch lebensgefährliche Phase. Da sie aber an ihrem Kinderwunsch trotz Aufklärung über die Risiken streng festhielt, war sie zu allen Belastungen bereit.

Unser gesamtes Team wurde darauf vorbereitet, im Falle einer Gefährdung der werdenden Mutter eine Cito-Sectio (auch „Blitzkaiserschnitt“) durchzuführen, einen Kaiserschnitt innerhalb weniger Minuten. Neben den Geburtshelfern, Hebammen und Neonatologen wurden deshalb auch die Narkoseärzte einbezogen. Letztere schätzten die Gefahren für die Patientin jedoch sehr hoch ein und rieten den Gynäkologen dringend zum Abbruch der Schwangerschaft – um das Leben der Frau nicht zu gefährden. Eine vermeidbare Gefahr für die Frau, doch eine tödliche Option für das ungeborene Kind.

Die behandelnden Gynäkologen entschieden sich, die Frau und ihren Partner in ihrem dringenden Wunsch nach einem Kind zu unterstützen, wohl wissend, dass mit der Erkrankung eine potenziell tödliche Gefahr verbunden war. Sie befanden sich noch in einem weiteren Konflikt: einerseits die Gefahren deutlich machen zu müssen, da letztendlich die Patientin über ihr Wohl selbst entscheiden musste, andererseits die Risiken der Frau nicht durch zusätzliche Verängstigung zu steigern. Die Patientin und ihr Lebenspartner erwarteten den klaren Beistand in ihrem Wunsch nach einem gemeinsamen Kind.

Tatsächlich glückte das Bemühen, sowohl die drohende Eklampsie als auch die drohende Frühgeburt immer wieder abzuwenden, bis schließlich die Chance auf Überlebensfähigkeit des Kindes ausreichend gut war, wenngleich ein hohes Risiko ernster gesundheitlicher Schäden des Neugeborenen bestand und eine längere intensive neonatologische Versorgung unvermeidbar war.

Im Gefühl, sich auf sicherem Boden zu befinden, entschied das geburtshilfliche Team, beim ersten neuerlichen Anzeichen einer Krise umgehend die Schwangerschaft durch eine Sectio zu beenden. Bei den ärztlichen Verantwortlichen lagen die Nerven sowieso schon blank. Dann stieg der Blutdruck der Patientin dramatisch, die Anzahl der für die Blutgerinnung wichtigen Blutplättchen fiel ab, auf den sofort ausgelösten Alarm folgte innerhalb weniger Minuten der Kaiserschnitt in Vollnarkose. Wenige Minuten nach dem Schnitt wurde das Kind lebendig geboren und den Kinderärzten übergeben. Doch noch während die Nachgeburt entfernt wurde, kam es bei der Patientin zum Herzstillstand. Trotz aller Bemühungen des gesamten Teams, insbesondere der Narkoseärzte, konnte der Tod nicht verhindert werden.

Was geschah danach? Noch im Operationssaal entlud sich die Anspannung in heftigen Vorwürfen der beiden Anästhesisten gegen die Gynäkologen. Sie sahen sich ja in ihren Warnungen und in ihrem Bild von ihren „verantwortungslosen Kollegen“ bestätigt. Es fielen Worte wie „Die Frau habt ihr auf dem Gewissen!“ Und später: „Das muss vor Gericht gebracht werden!“ Es kam zu heftigen wechselseitigen Vorwürfen, die Stimmung im OP war sehr gereizt. Eine Stunde später ließ der Chefarzt der Geburtsabteilung in Erwartung einer möglichen gerichtlichen Verhandlung die Patientenakte beschlagnahmen. Zwischen den beiden medizinischen Abteilungen herrschten fortan Schweigen und ein verdeckter Krieg.

Das Team, das in der folgenden Nacht Dienst tat, stand noch unter Schock. Für die meisten war es die erste Konfrontation mit dem Tod einer Frau im geburtshilflichen Kontext. Und jene Patientin war ja allen nach so vielen Wochen bestens bekannt und ans Herz gewachsen. Ihr Tod bedeutete auch eine Niederlage für das Team. Dann kamen Zweifel auf: „Hätten wir nicht doch früher aufhören sollen?" „Aber dann hätten wir das Kind auf dem Gewissen gehabt und die Eltern hätten uns ewig Vorwürfe gemacht." So ging es ohne Einigung hin und her. Jemand sagte: „Morgen in der Frühbesprechung sollten wir eine Kerze anzünden." Die anderen Anwesenden lachten zynisch. Niemand traute sich, damit Ernst zu machen. In der Frühbesprechung wurde dann „das Ereignis" wie gewohnt knapp berichtet, einige Fragen und Antworten, etwas länger als sonst, aber in wenigen Minuten war „der Fall" erledigt. Jeder war damit allein.

Die spätere Sektion des Leichnams bestätigte den Verdacht auf eine massive Lungenembolie. Das Neugeborene stabilisierte sich erstaunlich schnell. Der Vater war zwar erschüttert, aber in seinen Augen war das lebendige Kind ein Vermächtnis seiner Frau an ihn.

9.10 Was hätte „ethische Kompetenz" in diesem Fall vermocht?

Zunächst hätte man sich im engeren Behandlungsteam klar gemacht, dass man sich in einem grausamen Dilemma befand: Das Leben des ungeborenen Kindes stand gegen das Leben der werdenden Mutter. Das Selbstbestimmungsrecht der Mutter stand gegen ihr eigenes Wohl. Eine der Gefahr angemessene Aufklärung hätte womöglich den Stress der Frau und das Risiko einer Fehlgeburt und Eklampsie gesteigert.

Diese Dilemmata anerkennend, hätte eine *ethische Fallbesprechung* eine Hilfe sein können, für die Patientin, die entscheidenden Ärzte und das Team als Ganzes. Daran zu beteiligen gewesen waren von ärztlicher Seite die Gynäkologen, Anästhesisten und Neonatologen. Ferner die Hebammen und die weiteren Pflegepersonen. Ein Gespräch mit dem Lebenspartner der Frau hätte wichtige Informationen gebracht angesichts der Frage, ob er bereit sei, für das Leben des Kindes das Leben seiner Frau aufs Spiel zu setzen. Im gemeinsamen Gespräch mit gleichen Möglichkeiten zu sprechen für alle wäre deutlich geworden, dass es keinen „sauberen" Ausweg aus den Dilemmata bzw. hierbei kein Richtig oder Falsch geben konnte. Die medizinischen Entscheidungen hätten eine breite Basis bekommen, die praktischen Maßnahmen wären aufeinander abgestimmt gewesen und eine Aufspaltung des Teams in „Gute und Böse" hätte vermieden werden können.

Die Frau und ihr Partner hätten über Risiken und Gefahren aufgeklärt werden müssen, und zwar in einer Weise, die das Recht der Frau auf Selbstbestimmung nicht infrage stellt. Es hätte alles getan werden müssen, um ihrem Wunsch nach Austragung der Schwangerschaft gerecht zu werden. Eine Grenze wäre erreicht gewesen, wenn die medizinischen Maßnahmen von vornherein chancen- und somit sinnlos gewesen wären. Das war aber nicht der Fall gewesen. Chancen und Risiken wären gegeneinander abzuwägen gewesen, aber es hätte keinen klaren Maßstab für eine Entscheidung in die eine oder andere Richtung gegeben. Am Ende der Besprechung hätte man im Idealfall eine gemeinsame Linie aller Beteiligten gefunden. Falls sich keine Einigkeit hätte erzielen lassen, hätte zumindest gegenseitiger Respekt zwischen den Vertretern der jeweiligen Positionen entstehen können. Alle hätten verstanden, dass es weder den richtigen noch den falschen Weg gibt und auf alle Fälle eine reibungslose Zusammenarbeit sichergestellt werden muss.

Während der Behandlung hätten aufgrund neuer Situationen neue Abstimmungen unter allen stattfinden sollen. Der von Beginn an vorhandene Graben zwischen Geburtshilfe und Anästhesie hätte durch gemeinsame Konsultationen überbrückt werden müssen. Der Eindruck eines zerstrittenen Teams der Patientin gegenüber hätte vermieden werden können.

Wenngleich all dies nicht stattgefunden hat, so wäre zumindest *nach* dem tragischen Ereignis eine gemeinsame Aufarbeitung im Sinne einer *„Morbiditäts-Mortalitäts-Konferenz (MMK)“* angebracht gewesen, unter ausdrücklicher Einbeziehung der Indikationsfrage. War alles getan worden, um das Wohl der Patientin als Richtschnur zu nehmen? War alles getan worden, um Schaden von ihr abzuwenden? War ihre Autonomie hinreichend respektiert worden? Wie ist das Wohl der Patientin gegen das Wohl des ungeborenen Kindes abzuwägen? Schließt das Wohl der Patientin das kindliche Überleben ein, auch im Fall des mütterlichen Todes? Was tun, wenn zwei ethische Grundsätze nicht miteinander vereinbar sind?

Zweifellos hätte es keine eindeutigen Antworten auf all diese Fragen gegeben. Aber allein das Bewusstsein der Unausweichlichkeit „falscher“ Entscheidungen hätte dem gesamten Team belastende gegenseitige Vorwürfe erspart und Schuldgefühle genommen sowie das Klima im Team verbessert. Man hätte auch eine gemeinsame Trauer fördern können, als Team. Bei allen Beteiligten hätte das einer schleichenden emotionalen Verhärtung entgegengewirkt. Schließlich hätte die ethische Kompetenz im Team und im Klinikum Beeinträchtigungen der Zusammenarbeit, in dem Fall erhebliche Feindschaften, vermeiden oder jedenfalls vermindern können.

9.11 „Culture of Care" – ein ethisches Konzept

Ethik in der Medizin, der Pflege, der Palliativversorgung dient dem Ziel „guter Medizin“, für unsere Patienten und für die Gesellschaft. In der hippokratischen Tradition ist Ethik ein Tugendkatalog, ein Versprechen der Ärzteschaft (und heute der gesamten Gesundheitsberufe) gegenüber den Patienten und der Gesellschaft zur Herstellung einer umfassenden Vertrauensbasis. Es geht um das Versprechen, das Wohl der Kranken und Patienten als oberstes Gebot zu sehen, Schaden an ihnen möglichst zu vermeiden, ihre Würde zu achten. Da diese Ziele nur erreicht werden können, wenn die Angehörigen der Gesundheitsberufe selbst auf ihre Kräfte, Motivation und Gesundheit achten, wurde folgender Passus in das „Genfer Gelöbnis“ des Weltärztebundes aufgenommen:

„Ich werde auf meine eigene Gesundheit, mein Wohlergehen und meine Fähigkeiten achten, um eine Behandlung auf höchstem Niveau leisten zu können." (Weltärztebund 2017).

Der Anspruch ist so ehrenwert wie naiv, denn die Versorgung unserer Patienten erfolgt nicht allein durch Ärzte, Pflegende, Therapeuten, die autark über die Bedingungen ihrer Arbeit entscheiden können. Die Versorgung der Patienten erfolgt im Rahmen von Einrichtungen, Organisationen, Firmen und Konzernen sowie übergeordnet im Rahmen komplex finanzierter Gesundheitssysteme. Man ist also nicht allein Herr im Hause, sondern befindet sich zunehmend in Abhängigkeit von makro- und mikroökonomischen und politischen Entscheidungen. Auf diesen Ebenen ist die Ethik der Gesundheitsberufe wenig präsent, sie wird bestenfalls pauschal vorausgesetzt. Was fehlt, ist eine Ausrichtung von Politik und Management an den Bedingungen der Möglichkeit zu ethisch guter Medizin, Therapie und Pflege. Was kaum beachtet wird: Das Fundament jedweder vollmundig beschworenen „Qualität" ist ethisch formuliert!

Gute Palliativversorgung verlangt die Übereinstimmung der täglichen Praxis mit den moralischen Geboten der Gesundheitsberufe. Dazu muss die kritische Auseinandersetzung mit der konkreten Praxis möglich sein. Sie beinhaltet die tägliche Überprüfung unserer Indikationsstellungen, die routinemäßige Infragestellung der Angemessenheit unserer Maßnahmen. Und sie verlangt, nicht wegzusehen, wenn ausgebrannte Mitarbeiter Patienten, Pflegeheimbewohner oder auch Kolleginnen und Kollegen vernachlässigen, traktieren oder gar misshandeln. Dann wird die Ethik praktisch, muss in die Auseinandersetzung gehen: Ethik als Haltung, als Kompetenz und als Waffe.

Doch die einzelnen Mitarbeiter dürfen nicht überfordert werden. Die Herstellung der Möglichkeit einer kritischen Überprüfung und Auseinandersetzung mit der eigenen Praxis und ihren patientenbezogenen Ergebnissen zählt zu den Aufgaben der Führungskräfte. Es bedarf einer ernstzunehmenden Unternehmensverfassung, die im Sinne einer Organisationsethik den Mitarbeitern die Chance gibt, bei Verletzungen ethischer Grundsätze kollegial Abhilfe zu schaffen, um eine echte Qualität zu gewährleisten, die gleichbedeutend ist mit guter Medizin und Pflege. Strukturen wie die Einrichtung ethischer Fallbesprechungen gehören dazu. Sie ermöglichen den Beteiligten, ihren moralischen Stress abzubauen, innerhalb des Teams – anstelle von Misstrauen und Vorurteilen – Verständnis und Solidarität zu entwickeln. Strukturen bedürfen ihrerseits aber einer umfassenden Kultur, die die Sorge für die Patienten sowie für die Mitarbeiterschaft gleichermaßen bedenkt.

Wie haben keine befriedigende deutsche Übersetzung der hier gewünschten „Culture of Care". Das mag auch daran liegen, dass sie bislang kein Ziel auf den Leitungsebenen gewesen ist. Dabei ist es so einfach: „Caring is a powerful medicine!"

Literatur

Beauchamp TL, Childress JF (2019) Principles of Biomedical Ethics. 8th ed. Oxford University Press

Levinas E (1987) Totalität und Unendliches. Versuch über die Exteriorität. Alber, Freiburg

Overath A (2024) Rezension Edna St. Vincent Millay, Journal, in FAZ, September

Pascal B. (1905) Pensées. Bd 2. Jena: Diederichs

Schweitzer A (1923) Kultur und Ethik. C.H. Beck, München

Schweitzer A (1966) Die Ehrfurcht vor dem Leben, C.H. Beck

Weltärztebund (2017) Genfer Gelöbnis. Fassung. Deutsches Ärzteblatt 2018 115(10):A-486

Moral Distress auf der Mikroebene des Medizinbetriebs

10

Michael Szonn

10.1 Einführung: Beziehung zwischen Moral und guter Medizin

Würde Moral die Voraussetzung für gutes Entscheiden und Handeln in der Medizin darstellen, dann diente sie als zentrale Steuergröße auf der Mikroebene des Systems. Moral Distress wäre dementsprechend eine dysfunktionale Auswirkung der Moral, die durch ein Missverhältnis von moralischem Anspruch und Möglichkeiten der Erfüllung entsteht. Wenn dieses Missverhältnis wiederholt vorkäme oder zu lange dauerte, könnte es schwerwiegende Belastungen der Beteiligten und eine verminderte Qualität medizinischer Leistungen nach sich ziehen.

Praktisch könnte man im Sinne guter Medizin formulieren, dass moralisch zu handeln auf diesem Feld heißt, heilsam oder auch nur hilfreich zu sein. Umgekehrt stellt sich die Frage, ob moralisch motiviertes Handeln notwendig ist, um heilsam oder hilfreich zu sein. Hinreichend könnte ebenso ein Vertragsverhältnis sein, in dem eine qualitativ gute Dienstleistung zu einem fairen Preis geliefert wird, ohne einen weiteren moralischen Anspruch zu erfüllen oder einen moralischen Gewinn zu erzielen. Dagegen steht das Faktum, dass tröstende Worte etwas anderes sind als eine saubere Naht. Beides gehört jedoch zu einer guten Medizin.

M. Szonn (✉)
Bremen, Deutschland
E-Mail: praxis@szonn.de

B. Maier und K.-H. Wehkamp (Hrsg.), *Ethik und Management für eine patientenzentrierte Medizin,* https://doi.org/10.1007/978-3-662-73308-0_10

10.2 Was ist Moral, was sind „Moraltypen"?

Der Beitrag geht von der Notwendigkeit moralisch motivierten Handelns für eine gute Medizin aus. Moral wird dabei als biopsychosoziales und damit kollektives Konstrukt verstanden.

Als Katalog oder System von Normen, Werten und Regeln bezieht sich ebenjene zunächst auf beobachtbares Handeln und Verhalten, darüber hinaus auf Gefühle, Gedanken und Absichten im Sinne von gut und böse. In letzterem Fall ist ein Wechsel von einer äußeren zu einer inneren oder verinnerlichten Moral zu beobachten. Sie kann anpassungsfähig bzw. flexibel oder aber starr sein, sogar im neurotischen Sinn.

Verschiedene „Moraltypen" haben ihre Entsprechung in verschiedenen Persönlichkeiten und ihren Gruppenbezügen. Genetische, epigenetische und soziale Bedingungen führen zu Festlegungen und Unterscheidungen, denen man nur bedingt entkommen kann. Ein wesentliches Merkmal unserer moralischen Sozialisation ist die Art, wie wir auf uns selbst, auf andere und die Welt blicken. Diese Fähigkeit wird dadurch bestimmt, ob wir einen dritten Standpunkt einnehmen und unterschiedliche Sichtweisen nebeneinander aushalten bzw. verarbeiten können. Ist uns lediglich eine Sichtweise möglich, sind die anderen und die Welt nur so, wie wir sie sehen. Personen, bei denen diese einzige Sichtweise dominiert, kann man als „naive Realist:innen" bezeichnen.

Der Ausdruck naiver Realismus gehört primär zur philosophischen Erkenntnistheorie. Er bezieht sich auf Menschen, welche die Welt so wahrnehmen, wie sie tatsächlich ist, demnach eine direkte und unverfälschte Wahrnehmung der Realität haben. Im Konzept der „Theory of Mind", wie es Peter Fonagy entworfen hat, entspricht das dem Äquivalenzmodus (Fonagy 2002), was in etwa bedeutet: Anderen kann kein differenter eigener mentaler Zustand zugeschrieben werden. Solch eine mentale Position kann als Beschränkung gesehen werden, jedoch in bestimmten Lebenssituationen von Vorteil sein.

Sind die genetischen Voraussetzungen gegeben und in der weiteren Sozialisation Personen präsent, die weitergehende vielfältige Mentalisierungen bieten, so erlangen Menschen mit etwa fünf Jahren die Fähigkeit zur Reflexion mentaler Zustände. Ein Kind kann nun über sich, andere und die Beziehung zu den anderen nachdenken. Es kann also einen dritten Standpunkt einnehmen, von dem aus es sich, die anderen und die Welt betrachten kann. Im Rahmen jener Entwicklung kommt es auch zu einer Differenzierung reflexiver Affekte, nämlich von Scham, Schuld und Gewissen. Diese reflexiven Affekte bedingen die Fähigkeit zur Einnahme eines dritten Standpunktes, von dem aus eigene Einstellungen und Handlungen erfasst werden können. Sie wiederum fungieren als Anknüpfungspunkte für die Verinnerlichung moralischer Systeme, ohne diese die Moral ein äußeres oder extrinsisches System bleibt. Das Erreichen der reflexiven Position ist häufig von Vorteil, weil sich dank ihr die Vorhersagen von Handlungen anderer Personen qualitativ verbessern können. Von Nachteil ist sie, wenn es um rasche Reaktionen und sehr direkte Handlungen geht, z. B. um Kampfhandlungen.

Die Moral als umfassendes soziales Konstrukt erfüllt ihren Anspruch der Universalität nur dann, wenn sie für ein breites Spektrum von Persönlichkeiten geeignet ist.

Für den vorliegenden Beitrag genügt die pragmatische Einteilung in drei Persönlichkeitsorganisationen, die sich in ihrem moralischen Fühlen, Denken und Handeln unterscheiden.

1. Die Gruppe der Amoralischen umfasst Psychopath:innen, antisoziale und asoziale Persönlichkeiten, die vom moralischen System kaum oder gar nicht erreicht werden können.
2. Die Gruppe der „Externalen" (der von außen geleiteten Moraltypen) wird nur über Belohnung und Bestrafung, jedoch nicht über verinnerlichte Werte oder Einsicht beeinflusst und kann – gemessen an der Befolgung moralischer Normen – durchaus überzeugt sein, als gute Menschen zu handeln.
3. Die Gruppe der „Internalen" (der von innen geleiteten Moraltypen) besitzt die Fähigkeit, gemäß den verinnerlichten selbstreflexiven Systemen von Schuld, Scham und Gewissen zu agieren.

Moralisches Denken und Fühlen ist uns eine Last und wird aus ökonomischen Gründen nur vollzogen, um Nachteile zu vermeiden bzw. Vorteile zu erzielen. Gelingt dies, werden wir mit positiven Gefühlen und einem narzisstischen Gewinn belohnt.

Wenn Menschen in eine akute oder chronische Überforderung geraten und sich nicht an sie anpassen können, kommt es zu Moral Distress.

Der amoralische bzw. antimoralische Typ scheidet definitionsgemäß als Leidtragender von Moral Distress aus, da er sich nur an dem für ihn handlungsleitenden konkreten Vorteil ohne Berücksichtigung der Interessen anderer orientiert. Er ist in helfenden Berufen naturgemäß seltener anzutreffen. Ist dies doch der Fall, so hat seine Tätigkeit meist einen materiellen oder pathologisch-narzisstischen Hintergrund. Er kann dann auch die moralischen Werte zumindest in ihrer oberflächlichen Bedeutung erkennen und sie aus längerfristigen strategischen Gründen berücksichtigen. Wenngleich so eine Positionierung negativen Stress hervorrufen kann, handelt es sich nicht um Moral Distress. Von außen kann dieses Verhalten jenem des verinnerlichten Typs täuschend ähneln und in Teams zu konflikthaften sozialen Bewertungen solch eines Teammitglieds führen. Moral Distress liegt dann oftmals bei den sozial kontrollierenden und ausgleichenden Mitgliedern eines Teams vor und nicht bei jenem Moraltyp selbst.

Der „von außen geleitete Moraltyp" ist nur in klaren, stabilen und wohlwollenden autoritären Hierarchien gut aufgehoben. Steuernd ist Lob. Derartige Hierarchien sind heute nicht mehr im Fokus der Personalführung. Sie entsprechen nicht mehr den Anforderungen lernender Systeme mit ihren Leitmotiven Selbstmotivation, Teamorientierung und Flexibilität. Der von außen geleitete Typ erlebt eine tiefe Enttäuschung, da seine Bemühungen weder Erfolg noch Anerkennung zeitigen. Meist nimmt er dies als Ungerechtigkeit wahr. Die Folgen können Resignation sowie Ressentiment sein. Unter guten Bedingungen ist aber auch eine

Einsicht in eine veränderte Unternehmens- und Arbeitskultur möglich, woraus eine realitätsorientierte Anpassung resultieren kann.

Der „von innen geleitete Moraltyp" trägt und schafft als Einzelner und in Gruppen tatsächlich Moral. Demnach ist er auch der eigentliche Leidtragende von Moral Distress. Quelle und Triebkraft seiner moralischen Potenz sind seine selbstreflexiven Funktionssysteme. Je nach Situation und Persönlichkeitsorganisation befindet sich eines der drei selbstreflexiven Funktionssysteme im Vordergrund. Vor allem zwei dieser Systeme stehen durch Ächtung oder Schuld in einem Außenverhältnis – unerheblich ist dabei, ob beide nur erwartet bzw. befürchtet oder realisiert werden.

10.3 „Moral Capability"

Das Gewissen steht erst einmal für sich, auch wenn es nach verstärkenden Mitstreiter:innen und Glaubensgenoss:innen suchen mag. Aus ihm heraus kann die herrschende Moral selbst angegriffen und verändert werden. So persönlich das Gewissen in seinem Ursprung sein mag – es steht zwar schwächer als Scham und Schuld, jedoch unvermeidlich über den Spiegel der anderen mit dem Außen in wechselseitiger Beziehung. Das Intrapsychische ist immer im Dialog mit den anderen – selbst in deren Abwesenheit: durch Erfahrungen, Verinnerlichung und Erwartungen. Die Rückkehr zum eigenen Gewissen in Abwendung von den anderen wird immer wieder zum Ausgangspunkt moralischer Selbstbestimmung und kann auch gegen kommunitaristische oder paternalistische Kulturen der Moral aufbegehren.

Tugendhaftigkeit und Identität stellen sehr stabile Persönlichkeitsmerkmale und wichtige Voraussetzungen für die Bewältigung von Moral Distress dar.

Zur Tugendhaftigkeit gehören Willensstärke, Tatkraft, Durchhaltevermögen, Verantwortungsbewusstsein, Gerechtigkeitssinn, Hilfsbereitschaft, Altruismus, Hingebungsfähigkeit, Leidensbereitschaft, Mut, Kampfbereitschaft … und vielleicht auch die Fähigkeit, allein zu sein. Tugendhaftigkeit ist ein Talent. Sie entwickelt zu haben, stärkt moralische Identität. Sie wird gespeist von dem wiederholt erzielten inneren und äußeren moralischen Gewinn und führt zu einem stabilen Sozialtypus. Der Gewinn kann als notwendiges Gegengewicht zur Bürde verstanden werden, welche einem die Tugenden auferlegen, im Extremfall Selbstaufopferung oder Tod. Die Persönlichkeitsorganisation, die sich an moralischen Ge- und Verboten orientiert, sieht sich einer permanenten Ambivalenz ausgesetzt, die durch die psychosomatische Konstruktion der selbstreflexiven Affekte bereits biologisch vorgegeben ist. Gefühle von Scham bzw. Schuld und Gewissensbisse sind schmerzhaft und wie die Angst ein Signal, dass etwas nicht stimmt und in Ordnung gebracht werden muss, um wieder in ein seelisches Gleichgewicht zu kommen. Gelingt dies nicht, besteht über komplexe kognitive Vorgänge auf psychosomatischer Ebene kurzfristig, kumulativ oder chronisch Moral Distress bzw. Moral Injury.

Die Grundaffekte Freude, Neugierde, Traurigkeit, Ärger/Wut, Angst und Ekel/ Verachtung sind uns als biologisch vorgegebene Systeme gut vertraut. Sie stellen uns nach Einschätzung der Situation blitzschnell in ein Verhältnis zu unserem Gegenüber und können protodialogisch verstanden werden: ohne Freude keine Bindung und ohne Bindung keine Freude – ein sich selbst verstärkender Affekt. Das gilt auch für die selbstreflexiven Affekte in ihrer rudimentären Form. Ihre entwicklungsgerechte Differenzierung wird – ausgehend von der emotionalen Grundausstattung eines Individuums – durch die sozialen Umstände bestimmt. Wesentlich sind hier ausreichende Grunderfahrungen mit gelungener gegenseitiger Regulation aller Bedürfnisse und die daraus entstehende Fähigkeit, sich in die Situation des anderen bzw. Dritter hineinzuversetzen – also mit dem Perspektivenwechsel. Dies wird im Rahmen der *Theory of Mind* (Fonagy 1995) als Mentalisierungsfähigkeit (reflective function) bezeichnet. Sie kann nur dann entwickelt werden, wenn sie unseren primären Beziehungspersonen zur Verfügung steht und von ihnen an uns weitergegeben wird. Vorausgesetzt, wir konnten diese Kompetenz erwerben, sind wir mit fünf Jahren in der Lage, einen dritten Standpunkt gegenüber uns selbst und unseren Beziehungen einzunehmen. Die Fähigkeit zur Mentalisierung hat den Vorteil, Handlungen der anderen aufgrund ihrer inneren Motive, Haltungen und Eigenarten besser voraussagen zu können. Sie läuft vorbewusst und automatisch ab. In jedem Team wird man Abstufungen der Kompetenz moralischen Fühlens, Denkens und Handelns feststellen. Als „moral capability" kann jene sowohl auf einzelne Individuen als auch auf eine gesamte Gruppe bezogen werden.

10.4 Scham, Schuld und Gewissen

Was sind nun die für den verinnerlichten moralischen Typ maßgeblichen selbstreflexiven Affekte und welche Persönlichkeitsakzentuierungen rufen sie hervor?

Die Scham entsteht in den Augen der anderen – in deren verwerfendem Blick. Letzterer folgt auf die Verfehlung einer für die Gruppe bedeutsamen sozialen Norm. Dann wird nicht nur der Akt oder die Selbstdarstellung abgelehnt, sondern immer auch die ganze Person. Typische Gesten des beschämten Menschen sind neben dem Erröten die vor die Augen gehaltene Hand und ein eingezogener Kopf bei angehaltenem Atem. Das Leben bleibt im Zustand des Verbergens stehen. Eine Beschämung besteht im sozialen Ausschluss und endet in einer narzisstischen Katastrophe. Die Resozialisierung verlangt die Darstellung demütiger Kleinheit bis hin zum Vernichtungsgefühl. Nach einer Schamfrist kann die Gemeinschaft dann die im Sinne der geltenden Normen korrigierte Darstellung und die Besserungsbekundungen als Wiedereintrittsgestus annehmen. Der Schamaffekt wie auch der mit ihm verbundene Stress löst sich an dieser Stelle auf – es sei denn, die Person selbst hält ihre Verfehlung für unverzeihlich und ihre narzisstische Beschädigung für irreparabel.

Die Schuld steht im Schuldbuch der anderen – der sozialen Gläubiger. Deren Forderungen können vermeintlich oder real sein. Schuld drängt zu ihrer Begleichung: „Ich muss mich von meiner drückenden Schuld befreien." Und so übernimmt die schuldbeladene Person die Verantwortung und bekennt sich zu ihrer Schuld. Erst wenn die Schuld beglichen oder eine Wiedergutmachung angenommen wird, schwindet die Last des Schuldgefühls und des mit ihm verbundenen Stresses, außer die Person selbst erachtet ihre Schuld für untilgbar und nicht wiedergutzumachen. Infolgedessen wird sie depressiv.

Das Gewissen – ob gut oder schlecht – meldet sich auch im Kontext der Gruppe. Es ordnet unser Fühlen, Denken und Handeln immer uns selbst als Urheber:innen und Verantwortlichen zu. Wir erhalten dadurch Kohärenz und Identität. Verfehlungen rufen einen schmerzhaft-beißenden Affekt hervor – Gewissensbisse. Sie äußern sich psychosomatisch auf vielfältige Weise. Gewissensbisse und der mit ihnen verbundene Stress lassen sich nur durch die Beilegung des Konflikts bewältigen. Gelingt das nicht, werden Betroffene depressiv und agieren selbstbestrafend.

Die Akzeptanz von Scham, Schuld und Gewissenskonflikt wird durch die nachgeholte Befolgung der sozialen Gebote, durch Buße deutlich gemacht. Schuld selbst lässt sich nur durch Entschuldung tilgen. Ist das nicht mehr möglich, kann eine symbolische und materielle Wiedergutmachung an anderer Stelle erfolgen. Das Gewissen kann nur durch die Lösung des ursächlichen Konflikts oder durch die Akzeptanz seiner Unlösbarkeit beruhigt werden.

Scham, Schuld und Gewissen ermöglichen reibungslose Abläufe psychosozialer Regulation zwischen Individuen und Gruppen. Die Ansprechbarkeit dieser Affekte, die Moral Capability, unterscheidet sich von Individuum zu Individuum – je nach Genetik und Sozialisation. In nicht selektierten Gruppen werden diese Unterschiede ausgeglichen und für das Kollektiv vorteilhaft verteilt. Im medizinischen und pflegerischen Bereich herrscht eine stärkere Tendenz zu Scham, Schuld und Gewissensbissen. Sie ist auf depressive Persönlichkeitsstrukturen (nicht im pathologischen Sinn) mit einer hohen Bereitschaft zur Schuldannahme zurückzuführen. Solch eine gesteigerte Bereitschaft macht Menschen, die im medizinischen und psychosozialen Sektor arbeiten, für Moral Distress anfällig: weil sie ein ausgeprägtes Verantwortungsbewusstsein haben, das bis hin zu einem unrealistischen Verhältnis zu Schuld oder Schuldlosigkeit reichen kann. Ärzt:innen tun sich oft schwer, die äußeren Bedingungen für gutes Handeln realistisch einzuschätzen und sich für systemische Verbesserungen einzusetzen. Denn immer wieder suchen sie bei sich selbst die Schuld für schlechtes Handeln.

Schuld, Scham und schlechtes Gewissen treten im Alltag regulär und meist ohne bewusste Wahrnehmung auf. Sie ermöglichen psychosoziale Regulierungen in Beziehungen. So sind sie Teil und Triebkraft sozial produktiver Prozesse und damit gesund für alle Beteiligten.

Was aber, wenn kein Regulationserfolg erzielt werden kann? Dabei stellt sich die Frage nach der Ursache: Liegt sie im Außen, im Missverhältnis von zu erfüllenden Aufgaben und verfügbaren Ressourcen, oder aber im Innen, im Missverhältnis von eigenen Ansprüchen und persönlichen Möglichkeiten der Verwirklichung? Oder besteht sie in der Unfähigkeit, beides voneinander zu unterscheiden?

Das Moral-Distress-Konzept geht von ersterem Missverhältnis als pathogener Ursache aus (Jameton 1984). Es ist aber wahrscheinlich, mögliche Gründe in allen drei Missverhältnissen zu sehen, also in den Voraussetzungen der Individuen, ihrer Gruppe, ihrer Selbstorganisation und der Organisationskultur.

Was passiert, wenn sich kein Regulationserfolg erzielen lässt, soll anhand von drei Beispielen gezeigt werden.

Im Fall unzureichender Ressourcen muss das Individuum bzw. die Gruppe zwischen verzehrender Aufopferung und der Anerkennung des Missverhältnisses wählen. Die Lösung wären die Benennung des Problems und die Rückgabe des Auftrags wegen unzureichender Ressourcen.

Im Fall überhöhter eigener Ansprüche besteht die Wahl zwischen verzehrender Aufopferung und der mäßigenden Relativierung der eigenen Ansprüche als Emanzipation von verinnerlichten Imperativen.

Im dritten Fall ist die Unterscheidung beider Komponenten unerlässlich für eine Lösung, die beiden Anteilen gerecht wird: Rückgabe des Auftrags und/oder Relativierung der eigenen Ideale.

Bevor die selbstbestimmte und emanzipative Position der Wahl eingenommen wird, kommt es häufig zu einer verführerischen Ausweich- oder Zwischenlösung. Sie geht von der Einschätzung der Kosten aus, welche die Abwendung weiterer Beschämung oder die geforderte Entschuldung mit sich bringen würden. Sind sie zu hoch, liegt ein Ausweg nahe: die Assimilation im Sinne der Anpassung von Umwelt und eigenen Bedürfnissen. Was eben noch beschämend war, wird das neue „Wow“. Was eben noch schuldig machte, wird die entscheidende Investition in die Zukunft. Selbst bei Erfolg dieser „Tricklösungen“ bleibt eine moralische Dissonanz durch die nicht zu leugnende Tatsache bestehen, sich erfolgreich durchgemogelt und vielleicht noch einen sozialen Gewinn erzielt zu haben. Darauf lässt sich kein gutes Selbstgefühl gründen. Denn das Gewissen fragt unerbittlich nach und ist nur dann beruhigt, wenn das Ich oder die Gruppe nach den Werten handelt, die ihm bzw. ihr als unverzichtbar gelten, und die damit verbundenen Nachteile akzeptiert.

Als Vorbedingung für eine pragmatische Anpassung fungiert das Anerkennen einer äußeren Realität, die den eigenen Werten entgegensteht und aktuell für nicht veränderbar gehalten wird. Einstellung, Haltung und Handlungsweise der Einzelperson oder Gruppe werden in ihrer Anpassung an diese Bedingungen als weniger verwerflich empfunden, wenn sie unüberwindlichen sozialen und materiellen Gegebenheiten zuzurechnen sind. Dies gilt insbesondere dann, wenn ein deontologischer Standpunkt als Ausgangspunkt moralischen Handelns eingenommen wird. Die Erfüllung unumstößlicher Pflichten ist einer zu behandelnden Person gegenüber überaus angemessen und dienlich. Sie angesichts eines hilfsbedürftigen Menschen zu versagen, ist schwer erträglich und kann narzisstisch verheerend sein. Die Abkehr von einem strikt deontologischen Standpunkt und Hinwendung zu einer pragmatischen Lösung setzt die Auseinandersetzung mit idealisierten narzisstischen Größenvorstellungen des Selbst voraus. Sie geht einher mit schwer zu ertragenden Versagens- und Kleinheitsgefühlen. Gelingt dieser Schritt, folgen Ernüchterungen sowie die Hinwendung zu realitätsgerechten Vorstellungen von eigener und kollektiver Größe in einer bestenfalls pluralen Gesellschaft im Sinne einer gesunden Anpassung. Aus ihr und der dadurch gewonnenen Regenerierung kann bestenfalls neues Engagement für die Veränderung der äußeren Realität resultieren.

10.5 Die dritte Perspektive

Hilfreich auf dem Weg zu einer pragmatischen Anpassungsleistung ist das Einnehmen einer dritten Perspektive, aus der wir als teilnehmende Akteur:innen zugleich Bürger:innen, Zeitgenoss:innen und Chronist:innen sind. Das gilt besonders bei knappen Ressourcen in Organisationen und Gesellschaft.

Sehen sich Mediziner:innen deswegen gegenüber Patient:innen in der Pflichterfüllung beschränkt, so laufen sie Gefahr, den von ihnen nicht zu verantwortenden Mangel als eigenes Versagen zu erleben und in moralischen Distress zu geraten. Nur das Einnehmen einer dritten Perspektive führt aus dieser Ohnmachtssituation und macht die äußeren Bedingungen zu etwas, das man mit den Patient:innen und dem Team schicksalhaft gemeinsam tragen muss. Katastrophal ist, wenn Mangel auf der Mikroebene, der dort als starker Stressor auf alle direkt Beteiligten wirkt, auf der Makroebene kein Verständnis findet. Das gilt besonders bei der Vereinzelung bzw. Individualisierung eines Problems. Gibt es Gruppenbildungen – informell (Kantine, gemeinsamer Heimweg, Messenger-Groups …) oder institutionalisiert (Fall- und Organisationsbesprechungen, Teamsitzungen) –, in denen offen genug über die konkreten Bedingungen sowie über das persönliche Erleben geredet und Gefühle (mit-)geteilt werden können, dann lassen sich über die dritte Perspektive gemeinsam Wege beschreiten, die Eustress über ein Gefühl von Wirkmächtigkeit und Kohärenz hervorbringen.

Literatur

Fonagy P (1995) Thinking about thinking, International Journal of Psycho-Analysis, London, Volume 72. Part 3:639–656

Fonagy P (2002) dt. Ausgabe 2008, Affektregulierung, Mentalisierung und die Entwicklung des Selbst, Klett-Cotta, Stuttgart, S 27 ff

Jameton A (1984) Nursing Practice: The Ethical Issues, Englewood Cliffs, NY: Prentice Hall, S 6

Teil III

System und Struktur: Medizinische Ethik eingebettet in Unternehmens- und Organisationsethik in der Gesundheitswirtschaft

Gesundheitswirtschaft, Wohlfahrtsstaat und medizinische Ethik

11

Joachim Larisch

11.1 Einleitung

Die gesundheitliche Versorgung der Bevölkerung wird in den westlichen Industriestaaten im Hinblick auf die gesellschaftlichen Kosten und den Nutzen kontrovers diskutiert. Für Deutschland hat der Sachverständigenrat für die Konzertierte Aktion im Gesundheitswesen (SVR Gesundheit) bereits 1997 darauf hingewiesen, dass das Gesundheitswesen nicht nur als „Kostenfaktor", sondern auch als „Zukunftsbranche" verstanden werden sollte (SVR Gesundheit 1998). Der Deutsche Ethikrat hat 2011 zu Nutzen und Kosten im Gesundheitswesen Stellung genommen und sich dabei auf die Versorgung mit Arzneimitteln, die Nutzenbewertung und verfassungsrechtliche Fragen konzentriert (Deutscher Ethikrat 2011). Mit der Betonung der volkswirtschaftlichen Bedeutung gesundheitsbezogener Leistungen als Beitrag für die Wertschöpfung wird eine „Outputorientierung" angestrebt, die den Diskurs über Kosten und Nutzen des Gesundheitswesens verändert. Im Folgenden werden die mit der konzeptionellen Erweiterung des Gesundheitswesens zur „Gesundheitswirtschaft" verbundenen Potenziale, aber auch die kritischen Auswirkungen auf den gesellschaftlichen wohlfahrtsstaatlichen und (medizin-)ethischen Diskurs erörtert.

J. Larisch (✉)
Bremen, Deutschland
E-Mail: jlarisch@uni-bremen.de

B. Maier und K.-H. Wehkamp (Hrsg.), *Ethik und Management für eine patientenzentrierte Medizin*, https://doi.org/10.1007/978-3-662-73308-0_11

11.2 Gesundheitswesen, Gesundheitssystem

Idealtypisch kann die gesundheitliche Versorgung (überwiegend) privatwirtschaftlich, staatlich oder sozialversicherungsrechtlich sichergestellt werden, wobei sich die Strukturen überschneiden können und nach Leistungsanbietern, Leistungsempfängern und Finanzierungsträgern zu differenzieren ist (Ebersoll et al. 2022a, b). Die Dimensionen „Regulierung“, „Finanzierung“ und „Leistungserbringung“ stellen ein wesentliches Element des Wohlfahrtstaates dar, wobei die nationale Ausgestaltung auch innerhalb der westlichen Industriestaaten (erheblich) differiert. Die Dimensionen „Ziele und Werte“, „Finanzierungsstruktur“ und „Leistungsstruktur“ beeinflussen ebenfalls die nationale Ausgestaltung der gesundheitsbezogenen Versorgung (vgl. Rothgang und Larisch 2012, S. 14). Die ambulante und stationäre medizinische Versorgung der Bevölkerung sowie die medizinische Rehabilitation binden in den westlichen Industriestaaten einen beträchtlichen Teil der volkswirtschaftlichen Ressourcen, sodass dieser Bereich staatlicher Wohlfahrtspolitik im Hinblick auf die Finanzierung und die Qualität zu intensiven gesellschaftlichen Debatten führt.

International werden die Funktionen und Dimensionen von Gesundheitssystemen sowie die Ziele im Rahmen des System of Health Accounts (SHA) durch die Organisation for Economic Co-operation and Development (OECD) erfasst. Funktional werden die Bereiche der medizinischen Behandlung, Rehabilitation, Langzeitpflege, Hilfsleistungen, medizinischen Waren, Prävention und Verwaltung erfasst. Unter den Leistungserbringern werden insbesondere die Krankenhäuser, Pflegeheime, ambulante medizinische Einrichtungen sowie die Anbieter medizinischer Waren berücksichtigt. Bei der Finanzierung werden u. a. die Ausgaben des Staates und der gesetzlichen und privaten Krankenversicherung, der privaten Haushalte und der Unternehmen dargestellt (vgl. Rothgang und Larisch 2012, S. 15 Abb. 2).

„SHA 2011 provides a standard for classifying health expenditures according to the three axes of consumption, provision and financing. It gives guidance and methodological support in compiling health accounts. More specifically, the purposes of the System of Health Accounts 2011 are:

- to provide a framework of the main aggregates relevant to international comparisons of health expenditures and health systems analysis;
- to provide a tool, expandable by individual countries, which can produce useful data in the monitoring and analysis of the health system;
- to define internationally harmonised boundaries of health care for tracking expenditure on consumption.

In order to pursue these purposes, SHA 2011 provides the basis for collecting, cataloguing and estimating all the monetary flows related to health care expenditure“ (OECD 2017, S. 25).

Bezogen auf das Bruttoinlandsprodukt (BIP), wurden 2024 in Österreich und Deutschland etwa zwölf Prozent für Gesundheitsausgaben aufgewendet (OECD

Gesundheitsausgabenrechnung Deutschland Gesundheitsausgaben (Mill. EUR)			
Ausgabenträger	2002	2012	2022
Öffentliche Haushalte	14.639	15.032	48.325
Gesetzliche Krankenversicherung	132.394	171.674	265.397
Soziale Pflegeversicherung	17.249	22.860	57.691
Gesetzliche Rentenversicherung	3.727	4.255	5.239
Gesetzliche Unfallversicherung	3.755	4.920	6.499
Private Krankenversicherung	19.239	27.886	38.343
Arbeitgeber	9.467	12.695	19.346
Private Haushalte/Priv.Organisat.oh.Erwerbszweck	29.995	45.096	56.821
Insgesamt	**230.463**	**304.418**	**497.661**

© Statistisches Bundesamt (Destatis), 2024 | Stand: 12.10.2024 / 14:39:38

Abb. 11.1 Gesundheitsausgaben in Deutschland nach Ausgabenträgern 2002, 2012 und 2022. (Quelle: Statistisches Bundesamt 12.10.2024)

2025, S. 155). In den USA waren es sogar mehr als 17 %. Die Finanzierung erfolgte dabei überwiegend durch den Staat (Steuern) und durch Sozialabgaben.

In Deutschland orientiert sich die Gesundheitsberichterstattung (GBE) ebenfalls an den SHA und umfasst die Gesundheitsausgaben, das Gesundheitspersonal sowie die Krankheitskosten. Die Erfassung gesundheitsbezogener Leistungen erfolgt über die Gesundheitsausgaben (Gesundheitsausgabenrechnung (GAR); Sekundärstatistik nach Ausgabenträgern, Leistungsarten, Einrichtungen inkl. privater Haushalte, ohne Vorleistungsindustrien). Für 2022 werden fast 500 Mrd. EUR als Gesundheitsausgaben ausgewiesen, die überwiegend durch den Staat bzw. die gesetzliche Sozialversicherung finanziert wurden (Abb. 11.1).

Die Kritik an der statistischen Erfassung bezieht sich darauf, dass die Gesundheitsleistungen als Umsatz der Leistungsanbieter dargestellt werden, in dem die Vorleistungen enthalten sind und der nicht die Wertschöpfung abbildet (vgl. zur Kritik an der GAR z. B. Goldschmidt und Hilbert 2009). Die wirtschaftliche Bedeutung des Gesundheitssektors wird dadurch unterschätzt. Zudem werden überwiegend die medizinischen und sozialversicherten Leistungen abgebildet (sogenannter Erster Gesundheitsmarkt). Andere gesundheitsbezogene Leistungen werden in der GAR nicht (zureichend) erfasst, aber in das Konzept der „Gesundheitswirtschaft" durch eine teilweise Berücksichtigung des Einzel- und Großhandels, der Medizin- und Biotechnik, der Pharmaindustrie und sogar des Gesundheitstourismus sowie von Sport- und Freizeiteinrichtungen einbezogen (vgl. Rothgang und Larisch 2012, S. 20 ff.).

11.3 Gesundheitswirtschaft, Wertschöpfung

Mit dem Konzept einer Gesundheitswirtschaftlichen Gesamtrechnung (GGR) in Deutschland auf der Basis der Volkswirtschaftlichen Gesamtrechnungen (VGR) werden die Wertschöpfungspotenziale gesundheitsbezogener Leistungen (Waren und Dienstleistungen) thematisiert. Dabei werden ein Kernbereich der Gesundheitswirtschaft bzw. ein „Erster Gesundheitsmarkt" und ein erweiterter Bereich bzw. ein „Zweiter Gesundheitsmarkt" definiert.

„Unabhängig, ob die Finanzierung nun öffentlich oder privat erfolgt, ist die Basis der Gesundheitsproduktion immer ein wirtschaftlicher Prozess, der unter Verwendung von Vorleistungen und Primärinputs Leistungen generiert. Das Gesundheitswesen kann also als Gesundheitswirtschaft angesehen werden, mit Wertschöpfungs- und Beschäftigungseffekten, die als Output eine gesteigerte Gesundheit und in weiterer Folge wiederum auch gesteigerte Produktivität hat. Damit findet ein Wandel weg von einer reinen inputorientierten Kostenbetrachtung des Sektors Gesundheit, hin zu einem ergebnisorientierten Wachstumsmotor für die Ökonomie eines Landes statt" (Czypionka et al. 2018, S. 8).

Die Abgrenzung erfolgt einerseits nach dem Kriterium der *Leistungsfinanzierung.* Kollektiv finanzierte Leistungen durch den Staat oder die gesetzlichen und privaten Krankenkassen werden dem „Ersten Gesundheitsmarkt" zugerechnet. Dies gilt z. B. für ambulante und stationäre medizinische Leistungen, die medizinische Rehabilitation und andere kollektiv vollständig oder teilweise finanzierte Leistungen. Der „Zweite Gesundheitsmarkt" wird durch die private Finanzierung abgegrenzt. Dazu gehören frei verkäufliche medizinische Produkte, privat finanzierte medizinische Leistungen und andere privat finanzierte gesundheitsbezogene Güter und Dienstleistungen. Andererseits erfolgt die Abgrenzung nach den *Gesundheitsgütern.* Diese werden in der GAR nach OECD-Standard dargestellt und können mit den Daten der VGR verknüpft werden. Die Gesundheitsdaten der GAR bilden den Kernbereich der Gesundheitswirtschaft (KGW). Gesundheitsbezogene Güter, die nicht in der GAR dargestellt werden, können als sekundäre Daten aus den VGR gewonnen werden (vgl. Gerlach et al. 2022, S. 28).

In Abgrenzung zur ausgabenorientierten Gesundheitsberichterstattung ist es mit der GGR möglich, den Beitrag der „Gesundheitswirtschaft" für die volkswirtschaftliche Wertschöpfung und dessen Entwicklung darzustellen (vgl. Bundesministerium für Gesundheit 2025; vgl. zur Entwicklung des Satellitenkontos zu den VGR BMWK 2023, S. 10 ff., Ostwald 2009; Henke et al. 2009 und zur Regionalstatistik Information und Technik Nordrhein-Westfalen 2019). „Im Jahr 2022 erwirtschaftete die deutsche Gesundheitswirtschaft 12,7 % der gesamtwirtschaftlichen Bruttowertschöpfung. Dies entspricht in etwa jedem achten Euro des deutschen Bruttoinlandsprodukts. Gleichzeitig ist sie Arbeitgeber für rund 17,7 % der Menschen in Deutschland und sichert somit fast jeden 5. Arbeitsplatz. Zudem sind ihr rund 9,8 % der gesamtdeutschen Exporte zuzuschreiben – ein enormer Beitrag für eine Branche, die einen Großteil ihrer Wertschöpfung durch die Erbringung von Dienstleistungen am Patienten erzielt " (BMWK 2023, S. 2).

Die volkswirtschaftliche Bedeutung der „Gesundheitswirtschaft“ kann durch den Bezug der Bruttowertschöpfung zur gesamtwirtschaftlichen Wertschöpfung dargestellt werden. „Die Gesundheitswirtschaft ist seit 2013 nominal in jedem Jahr gewachsen. Ihr Anteil an der Gesamtwirtschaft ist dabei im Zeitverlauf gestiegen: Von 11,6 % in 2013 auf 12,7 % im Jahr 2022. Im Jahr 2022 ist die Bruttowertschöpfung in der Gesundheitswirtschaft um 7,9 % im Vergleich zum Vorjahr gestiegen. Damit hatte die Gesundheitswirtschaft einen höheren Anstieg zu verzeichnen als die deutsche Volkswirtschaft insgesamt mit 6,1 %“ (ebenda, S. 9).

Im Rahmen der GGR werden für die Entwicklung der Wertschöpfung insbesondere die Kernbereiche des Gesundheitswesens berücksichtigt. „Krankenhäuser sind einer der wichtigsten Teilbereiche der Gesundheitswirtschaft. Sie erwirtschaften knapp 18 % der gesamten Wertschöpfung der Gesundheitswirtschaft bzw. 33,8 % der medizinischen Versorgung. Trotz der Coronakrise ist die Bruttowertschöpfung in den Krankenhäusern nicht zurückgegangen. Seit dem krisenbedingten starken Anstieg im Jahr 2020 nimmt die Dynamik der Wertschöpfungsentwicklung jedoch wieder ab. Zuletzt wiesen die Krankenhäuser nur noch ein Wachstum von 1,4 % gegenüber dem Vorjahr aus“ (ebenda, S. 34).

Die Erhöhung gesundheitsbezogener Leistungen sowohl im Kernbereich (Gesundheitswesen) als auch im erweiterten Bereich (Wellness, Gesundheitstourismus usw.) werden im Rahmen der „Gesundheitswirtschaft“ als positive Beiträge für die Steigerung des gesellschaftlichen Reichtums gewertet. Das Problem der Messung des Nutzens dieser Leistungen wird dabei durchaus erkannt, allerdings ohne die Diskussion von Lösungsansätzen (ebenda, S. 10).

11.4 Gesundheitswirtschaft, Sozialstaat und Ethik

Abgesehen von der aus medizinischer und Public-Health-Sicht kritischen Zuordnung einzelner Leistungsbereiche zur „Gesundheitswirtschaft“ fällt auf: Weder spielt die *Qualität* gesundheitsbezogener Leistungen im Rahmen der GGR eine Rolle, noch wird der *Gesundheitszustand* der Bevölkerung thematisiert. Die bedenkenlose Befürwortung zunehmender Leistungen (Erhöhung der Bruttowertschöpfung) verkennt, dass ein verbesserter „Output“, also ein besserer Gesundheitsstand der Bevölkerung, zu einer Verminderung gesundheitlicher Leistungen und damit zu einer *geringeren* Bruttowertschöpfung führen sollte. Nicht beachtet werden die überwiegend sozialstaatliche Finanzierung und die Notwendigkeit staatlicher Regulierung auch der Leistungen des sogenannten Zweiten Gesundheitsmarktes. Die langjährige Diskussion über die Verwendung knapper Ressourcen im Gesundheitswesen (Kosten, Nutzen, Qualität) sowie die Patientenorientierung werden im Rahmen des gesundheitswirtschaftlichen Diskurses – soweit erkennbar – nicht aufgegriffen (vgl. dagegen nur SVR Gesundheit 1996, 1998, 2018). Ebenso gilt das für die damit verbundenen ethischen Fragen, die z. B. der Deutsche Ethikrat verschiedentlich aufgegriffen hat (vgl. Deutscher Ethikrat 2011, 2016).

Dies ist nicht zwangsläufig das Ergebnis eines makroökonomischen Ansatzes, der die besagten Fragestellungen durchaus aufgreifen und systemtheoretische Ansätze integrieren kann (vgl. z. B. Ebersoll et al. 2022a). Zumindest wird man aber von Vertretern eines gesundheitswirtschaftlichen Ansatzes die Integration *wirtschaftsethischer* Fragestellungen verlangen und die Kenntnis veränderten Konsumverhaltens in nicht gesundheitsbezogenen Märkten fordern können (vgl. Goldschmidt 2020; Stehr 2008). Dies ist insbesondere im Hinblick auf die sogenannte Ökonomisierung im Gesundheitswesen von Bedeutung, die – wohl nicht nur in Deutschland – zu einer intensiven gesellschaftlichen Diskussion führt (vgl. Marckmann 2021, Noll und Wolf 2017, Wehkamp 2021).

Auf die umfangreiche (bio-)medizinethische Diskussion kann hier nicht eingegangen werden (vgl. z. B. zur Digitalisierung den Überblick bei Ursin et al. 2024). Sie ist im gesundheitswirtschaftlichen Diskurs bisher nicht aufgegriffen worden, und es mangelt auch an einem Bezug zur Public-Health-Ethik, obwohl der gesundheitswirtschaftliche Ansatz auf einer Erweiterung der gesundheitsbezogenen Leistungen über medizinorientierte Ansätze hinaus besteht und damit geradezu prädestiniert dafür erscheint, sich an dem gesundheitswissenschaftlichen Diskurs zu Public Health zu beteiligen (vgl. schon Buyx/Huster 2010 und Faden 2025). Dies würde auch einen Bezug zur Diskussion über den Kernbereich der „Gesundheitswirtschaft" ermöglichen, in dem z. B. durch die Reduzierung der stationären medizinischen Versorgung und die Konzentration auf spezialisierte Krankenhäuser erhebliche Auswirkungen auf die Wertschöpfung in Deutschland zu erwarten sind.

11.5 Zusammenfassung und Ausblick

Gesundheitsbezogene Leistungen werden international ausgabenorientiert in den SHA abgebildet und damit z. B. für die OECD-Staaten vergleichbar dargestellt. Die deutsche GAR orientiert sich an dieser Systematik. Sie unterschätzt damit die wirtschaftliche Bedeutung des Gesundheitswesens und berücksichtigt wesentliche Bereiche des sogenannten Zweiten Gesundheitsmarktes nicht. Durch die Ausrichtung auf den Letztverbrauch kann der Anteil des Gesundheitssektors an der volkswirtschaftlichen Wertschöpfung nicht erfasst werden. Das Konzept der „Gesundheitswirtschaft" erweitert die in der GAR erfassten Leistungen, wobei die Zuordnung von Teilbereichen (Wellness, Tourismus u. a.) strittig sein könnte. Mit der GGR wird ein Satellitenkonto zu den VGR geführt, mit dem die Wertschöpfung der „Gesundheitswirtschaft" dargestellt und in Bezug zur gesamtgesellschaftlichen Wertschöpfung gesetzt werden kann. Die Ausdehnung gesundheitsbezogener Leistungen wird damit als „produktives Potenzial" begriffen, welches im Rahmen der regionalen Wirtschaftsentwicklung stabilisierende Wirkungen entfalten kann.

Dieser gesundheitswirtschaftliche Ansatz ist allerdings (bisher) nicht eingebunden in die gesellschaftliche Diskussion über den Nutzen von Gesundheitsleistungen sowie von ihrer staatlichen, sozialversicherungsrechtlichen und privaten Finanzierung. Ausgeblendet bleibt folglich der sozialstaatliche Kernbereich der

„Gesundheitswirtschaft“, der in Deutschland ein Volumen von etwa 500 Mrd. Euro jährlich umfasst. Ausgeblendet bleiben auch der (ethische) Diskurs über die „Ökonomisierung“ des Gesundheitswesens, über deren Folgen für den Gesundheitsstand der Bevölkerung und die Debatte über ethische Fragen der Public Health.

Gegenüber einer vorwiegend propagandistisch ausgerichteten Betonung des volkswirtschaftlichen Nutzens von gesundheitlichen Leistungen ist eine Differenzierung notwendig, welche die sozialstaatlich begründete gesundheitliche Versorgung und ihre systematische Organisation abgrenzt von marktwirtschaftlich organisierten gesundheitsbezogenen Produktionsprozessen, die nicht überwiegend sozialstaatlich begründet werden können, für die aber wegen des Verbraucherschutzes Regulierungen notwendig sind. Diese Auffassung lässt sich für Deutschland thesenartig wie folgt zusammenfassen:

- Die gesundheitliche Versorgung der Bevölkerung durch überwiegend medizinische stationäre, ambulante und Rehabilitationseinrichtungen ergibt sich aus dem Sozialstaatsgebot des Grundgesetzes und dem grundgesetzlich geforderten Schutz der Menschenwürde. Die Verpflichtung des Staates, Gesundheitseinrichtungen vorzuhalten und den Zugang zu diesen Einrichtungen und zur Behandlung zu ermöglichen, ist damit den Wirtschaftsbeziehungen und der Steuerung über den Markt entzogen.
- Mit der Finanzierung der gesundheitlichen Versorgungsstrukturen aus Steuermitteln und/oder aus Sozialversicherungsabgaben wird anerkannt, dass das Risiko behandlungsbedürftiger Erkrankungen nicht individuell getragen werden kann, sondern sozialstaatlicher Vorsorge bedarf. Daher sind rechtliche Regelungen erforderlich, welche das Angebot, den Zugang und die Finanzierung bestimmen. Die rechtliche Regulierung der gesundheitlichen Versorgung ist auch ein wesentliches Instrument zur Steuerung und Qualitätssicherung.
- Die sozialstaatlich zu garantierenden gesundheitlichen Versorgungsstrukturen beinhalten im Wesentlichen die stationäre und ambulante medizinische Versorgung, die Bereitstellung von Rehabilitationseinrichtungen und von Einrichtungen der Langzeitpflege. Die systemische Strukturierung des so gekennzeichneten Gesundheitswesens kann in unterschiedlicher Weise erfolgen. So ist die stationäre medizinische Versorgung durch die Krankenhausplanung der Bundesländer deutschlandweit im Wesentlichen staatlich strukturiert, da nur die sogenannten Plankrankenhäuser ihre Leistungen über die gesetzliche Krankenversicherung abrechnen können. Die ambulante medizinische Versorgung ist dagegen über die kassenärztlichen Vereinigungen als Körperschaften des öffentlichen Rechts geregelt, während in der Langzeitpflege das Angebot von Einrichtungen einer vergleichsweise geringen Steuerung unterliegt. Schon dieser in der gesundheitswirtschaftlichen Diskussion als Kernbereich bezeichnete Sektor ist daher differenziert zu betrachten.
- Gesundheitliche Leistungen des Gesundheitswesens werden überwiegend nicht marktförmig erbracht. Das Vergütungssystem in der stationären gesundheitlichen Versorgung beruht nicht auf Marktpreisen, sondern es werden im Wesentlichen steuerliche und sozialversicherungsrechtliche Finanzierungen genutzt.

Gleiches gilt für die ambulanten gesundheitlichen Dienstleistungen und die Rehabilitation, da auch dort die Finanzierung über die gesetzliche Krankenversicherung bzw. die gesetzliche Rentenversicherung dominiert. Lediglich im Langzeitpflegebereich gibt es durch die Teilfinanzierung über die soziale Pflegeversicherung eine Mischform, in der Preisbildungsprozesse bedeutsam sein können. Da eine marktförmige Steuerung des Angebots und implizit auch der Qualität nicht gegeben ist, sind andere Steuerungsformen erforderlich. Diese finden sich insbesondere in den sozialrechtlichen Befugnissen der Krankenkassen.

- Auch wenn das Gesundheitswesen überwiegend nicht marktförmig organisiert ist, sind seine Leistungen aufgrund der begrenzten finanziellen Mittel im Hinblick auf Effizienz und Effektivität zu optimieren. Dazu dienen die Elemente des Wettbewerbs auf der Seite der Anbieter wie auch der finanzierenden Krankenkassen, aber es ist fraglich, ob Wettbewerb ein taugliches Instrument in der sozialstaatlich gerahmten Gesundheitsversorgung sein kann. Dies gilt auch für den Gemeinsamen Bundesausschuss (GBA), das zentrale Instrument zur Festlegung des Leistungsumfangs der gesetzlichen Krankenversicherung. Gegenüber einer pauschalen Ablehnung der sogenannten Ökonomisierung im Gesundheitswesen, welche die begrenzten finanziellen Mittel für diesen Bereich verkennt, sollte eine gemeinwirtschaftlich orientierte Steuerung des Gesundheitswesens entwickelt werden, die genossenschaftliche Ansätze berücksichtigt. Die bereits über die Bundesländer angelegte Regionalisierung der Gesundheitsversorgung könnte dabei weiter differenziert werden.
- Wirtschaftliche Effizienz und gesundheitliche Effektivität im Gesundheitswesen sind zentrale Themen in der Diskussion über die evidenzbasierte Medizin. Der Gesichtspunkt der „gesundheitlichen Wohlfahrt" als Public Health gilt nicht nur in der Bewertung des Gesundheitswesens und seiner systemischen Ausgestaltung, sondern auch für die darüber hinaus gehenden Bereiche des sogenannten Zweiten Gesundheitsmarktes. Dieser durch die Diskussion über die „Gesundheitswirtschaft" in das Blickfeld der öffentlichen Aufmerksamkeit geratene Bereich gesundheitsbezogener Produkte und Dienstleistungen, u. a. des Gesundheitstourismus, der Wellness-Einrichtungen und Sonnenstudios, ist unter dem Gesichtspunkt des Verbraucherschutzes zu regulieren.

Angesichts des Mythos von der „Gesundheitswirtschaft" als Quelle neuer wirtschaftlicher Prosperität und Lösung regionalwirtschaftlicher Probleme von notleidenden Bundesländern ist die sozialstaatliche Bedeutung der gesundheitlichen Versorgung der Bevölkerung zu betonen. Der Umfang dieser Versorgung, ihre Qualität und ihre Zugangsvoraussetzungen sowie ihre Finanzierung sind wichtige Felder gesellschaftlicher Auseinandersetzungen und Regulierungen, bei denen es um die „Gesundheit der Nationen" (Health of Nations) geht. Sie ist ein zentraler Bestandteil des „Wohlstands der Nationen" (Wealth of Nations), der sich nicht auf Kriterien wie die Bruttowertschöpfung reduzieren lässt (vgl. schon zum Wert „unproduktiver" Arbeit Smith 1776, S. 270 ff.). Dieses gesellschaftliche Feld kann nicht der gesundheitswirtschaftlichen Marktlogik überlassen bleiben, berührt es doch einen Kernbereich staatlicher Legitimation. „Der Staatsbürgerstatus muss einen Gebrauchswert haben und sich in der Münze sozialer, ökologischer und kultureller Rechte auszahlen. Insofern hat die sozialstaatliche Politik eine nicht unerhebliche Legitimationsfunktion übernommen. Das betrifft nicht nur das Kernstück des Sozialstaats, die redistributive Sozialpolitik. Von der Arbeitsmarkt- und Jugendpolitik über die Gesundheits-, Familien- und Bildungspolitik bis zu Naturschutz und Stadtplanung erstreckt sich ‚Sozialpolitik' im weiteren Sinne auf das ganze Spektrum der staatlichen Organisations- und Dienstleistungen, die kollektive Güter bereitstellen und jene sozialen, natürlichen, kulturellen Lebensbedingungen sichern, die die Urbanität, den öffentlichen Raum einer zivilisierten Gesellschaft überhaupt, vor dem Verfall bewahren" (Habermas 1998, S. 7 f.).

Mit der Betonung der Wertschöpfung durch Leistungen der Gesundheitsversorgung („Gesundheitswirtschaft") verschiebt sich der öffentliche Diskurs von der Thematisierung sozialstaatlicher Verpflichtungen zur (regionalen) Wirtschaftsförderung und zur marktförmigen Steuerung von Gesundheitsleistungen. In der Diskussion über die „Gesundheitswirtschaft" sind die wohlfahrtsstaatlichen und ethischen Aspekte dieser Diskursverschiebung bisher wenig thematisiert worden, möglicherweise auch ein Aspekt des neuen Strukturwandels der Öffentlichkeit (Habermas 2021; Müller und Larisch 2021).

Literatur

Bundesministerium für Gesundheit (2025) Bedeutung der Gesundheitswirtschaft. Bundesministerium für Gesundheit. Stand: 30. Oktober 2025 [Online] https://www.bundesgesundheitsministerium.de/themen/gesundheitswesen/gesundheitswirtschaft/bedeutung-der-gesundheitswirtschaft.html. Zugegriffen: 16. Nov 2025

Bundesministerium für Wirtschaft und Klimaschutz (BMWK) (2023) Gesundheitswirtschaft – Fakten & Zahlen. Daten 2022. Ergebnisse der Gesundheitswirtschaftlichen Gesamtrechnung. Stand: April 2023. Berlin. [Online] https://www.publikationen-bundesregierung.de/pp-de/publikationssuche/gesundheitswirtschaft-2418902. Zugegriffen: 1. Mai 2026

Buyx A, Huster, S (2010) Ethische Aspekte von Public Health. Ethik Med 22(3):175–177. https://doi.org/10.1007/s00481-010-0080-1

Czypionka T, Schnabl A, Lappöhn S, Six E, Zenz H (2018) Gesundheitswirtschaft Österreich: Ein Gesundheitssatellitenkonto für Österreich (ÖGSK) (Update Jahr 2013). https://irihs.ihs.ac.at/id/eprint/4657/. Zugegriffen: 16. Nov 2025

Deutscher Ethikrat (2011) Nutzen und Kosten im Gesundheitswesen – zur normativen Funktion ihrer Bewertung. Stellungnahme. Berlin: Dt. Ethikrat. https://www.ethikrat.org/fileadmin/Publikationen/Stellungnahmen/deutsch/DER_StnAllo-Aufl2_Online.pdf. Zugegriffen: 16. Nov 2025

Deutscher Ethikrat (2016) Patientenwohl als ethischer Maßstab für das Krankenhaus. Berlin. https://www.ethikrat.org/fileadmin/Publikationen/Stellungnahmen/deutsch/stellungnahme-patientenwohl-als-ethischer-massstab-fuer-das-krankenhaus.pdf. Zugegriffen: 16. Nov 2025

Ebersoll M, Hanke-Ebersoll M, Junkermann T (2022a) Ausgewählte Aspekte des Gesundheitswesens aus volkswirtschaftlicher Sicht. In: Ebersoll M, Grinblat R, Hanke-Ebersoll M, Junkermann T (Hrsg) Das Gesundheitswesen und seine volkswirtschaftliche Bedeutung. Springer Gabler, Wiesbaden, S 1–35

Ebersoll M, Hanke-Ebersoll M, Junkermann T, Federmann J (2022b) Quantifizierung des Gesundheitszustandes im Hinblick auf makroökonomische Analysen. In: Ebersoll M, Grinblat R,

Hanke-Ebersoll M, Junkermann T (Hrsg) Das Gesundheitswesen und seine volkswirtschaftliche Bedeutung. Springer Gabler, Wiesbaden, S 229–330

Faden R, Bernstein J, Shebaya S (2025) Public Health Ethics. In: Zalta EN, Nodelman U (Hrsg) The Stanford Encyclopedia of Philosophy. Spring 2025: Metaphysics Research Lab, Stanford University. https://plato.stanford.edu/archives/spr2025/entries/publichealth-ethics/. Zugegriffen: 10. Nov 2025

Gerlach JN, Hofmann S, Ostwald DA (2022) Gesundheitswirtschaft – Handbuch zur Gesundheitswirtschaftlichen Gesamtrechnung mit Erläuterungen und Lesehilfen. Stand: August 2022. Hg. v. Bundesministerium für Wirtschaft und Klimaschutz. Berlin. https://www.bundeswirtschaftsministerium.de/Redaktion/DE/Publikationen/Wirtschaft/gesundheitswirtschaft-handbuch.pdf?__blob=publicationFile&v=1. Zugegriffen: 1. Mai 2026

Goldschmidt AJW (2020) Medizinethik und Wirtschaftsethik sind nicht dasselbe. Hessisches Ärzteblatt (11), S 606–609. https://www.laekh.de/fileadmin/user_upload/Heftarchiv/Einzelartikel/2020/11_2020/Medizinethik_Wirtschaftsethik_nicht_dasselbe.pdf. Zugegriffen: 4. Nov 2025

Goldschmidt AJW, Hilbert J (2009) Von der Last zur Chance – Der Paradigmenwechsel vom Gesundheitswesen zur Gesundheitswirtschaft. In: Goldschmidt AJW, Hilbert J (Hrsg) Gesundheitswirtschaft in Deutschland: die Zukunftsbranche. Beispiele über alle wichtigen Bereiche des Gesundheitswesens in Deutschland zur Gesundheitswirtschaft. Wegscheid: WIKOM (Schriftenreihe Gesundheitswirtschaft und Management; 1; kma reader, 1), S 20–40

Habermas J (1998) Die postnationale Konstellation und die Zukunft der Demokratie. Der folgende Text ist die unwesentlich gekürzte Fassung einer Rede, die Jürgen Habermas am 5. Juni 1998 vor dem „Kulturforum der Sozialdemokratie" in Berlin gehalten hat. https://library.fes.de/pdf-files/akademie/online/50332.pdf. Zugegriffen: 10. Nov 2025

Habermas J (2021) Überlegungen und Hypothesen zu einem erneuten Strukturwandel der politischen Öffentlichkeit. In: Seeliger M, Sevignani S (Hrsg) Ein neuer Strukturwandel der Öffentlichkeit?: Sonderband Leviathan 37 | 2021. 1. Aufl. Baden-Baden: Nomos Verlagsgesellschaft mbH & Co. KG (Sonderband Leviathan), S 470–500

Henke KD, Georgi A, Bungenstock J, Neumann K, Baur M, Ottmann S et al. (2009) Erstellung eines Satellitenkontos für die Gesundheitswirtschaft in Deutschland. Kurzfassung des Abschlussberichts 16. November 2009. Forschungsprojekt im Auftrag des Bundesministeriums für Wirtschaft und Technologie (BMWi). Berlin.

Information und Technik Nordrhein-Westfalen (IT.NRW), Statistisches Landesamt (NRW) (2019) Die Gesundheitswirtschaft in Nordrhein- Westfalen: Eine Branche im Wachstum. Eine Untersuchung im Länder- und Regionalvergleich. (Statistik kompakt 03/2019). https://webshop.it.nrw.de/gratis/Z259%20201953.pdf. Zugegriffen: 16. Nov 2025

Marckmann G (2021) Ökonomisierung im Gesundheitswesen als organisationsethische Herausforderung. Ethik Med 33(2):189–201. https://doi.org/10.1007/s00481-021-00642-1

Müller R, Larisch J (2021) Placing the Public into Public Health: Zur politischen Dimension der Gesundheitswissenschaften. In: Schmidt-Semisch H, Schorb F (Hrsg) Public Health: Disziplin – Praxis – Politik. Springer Fachmedien, Wiesbaden, S 459–474

Noll B, Wolf S (2017) Rationalisierung und Rationierung im Gesundheitswesen aus ethischer Perspektive. Wirtschaftsdienst 97(4):272–278. https://doi.org/10.1007/s10273-017-2129-y

OECD (2025) Health at a Glance 2025. OECD Indicators. Paris: OECD Publishing. https://doi.org/10.1787/8f9e3f98-en. Zugegriffen: 19. Nov 2025

OECD/Eurostat/WHO (2017) A System of Health Accounts 2011: Revised edition, OECD Publishing, Paris. https://doi.org/10.1787/9789264270985-en. Zugegriffen: 19. Nov 2025

Ostwald DA (2009) Wachstums- und Beschäftigungseffekte der Gesundheitswirtschaft in Deutschland. MMV Medizinisch Wissenschaftliche Verlagsgesellschaft, Berlin

Rothgang H, Larisch J (2012) Gesundheitswesen, Gesundheitswirtschaft und Wertschöpfung. In: Ottendörfer B (Hrsg) Geld und Gesundheit. Der Wandel vom Gesundheitssystem zur Gesundheitswirtschaft; Tagungsband der 14. wissenschaftlichen Tagung der Österreichischen Gesellschaft für Public Health, Linz, September 2011. Linz: OÖ Gebietskrankenkasse; Univ. Linz Inst. für Ges.- und Sozialpolitik (Gesundheitswissenschaften, 43), S 13–26

Sachverständigenrat für die Konzertierte Aktion im Gesundheitswesen (SVR Gesundheit) (1996) Gesundheitswesen in Deutschland: Kostenfaktor und Zukunftsbranche. Sondergutachten 1996. Bd 1. Demographie, Morbidität, Wirtschaftlichkeitsreserven und Beschäftigung. 1. Aufl. Baden-Baden: Nomos-Verl.-Ges (Sondergutachten/Sachverständigenrat für die Konzertierte Aktion im Gesundheitswesen, 1996). https://www.svr-gesundheit.de/fileadmin/Gutachten/Sondergutachten_1996/Sondergutachten_1996_komprimiert.pdf. Zugegriffen: 4. Nov 2025

Sachverständigenrat für die Konzertierte Aktion im Gesundheitswesen (SVR Gesundheit) (1998) Gesundheitswesen in Deutschland: Kostenfaktor und Zukunftsbranche. Bd 2. Fortschritt und Wachstumsmärkte, Finanzierung und Vergütung: Sondergutachten 1997. 1. Aufl. Baden-Baden: Nomos-Verl.-Ges (1998). https://www.svr-gesundheit.de/fileadmin/Gutachten/Sondergutachten_1997/Sondergutachten_1997_komprimiert2.pdf. Zugegriffen: 4. Nov 2025

Sachverständigenrat für die Konzertierte Aktion im Gesundheitswesen (SVR Gesundheit) (2018) Bedarfsgerechte Steuerung der Gesundheitsversorgung. Gutachten 2018. https://www.svr-gesundheit.de/fileadmin/Gutachten/Gutachten_2018/Gutachten_2018.pdf. Zugegriffen: 4. Nov 2025

Smith A (1776) An Inquiry into the Nature and Causes of the Wealth of Nations. London. https://archive.org/download/WealthOfNationsAdamSmith/Wealth%20of%20Nations_Adam%20Smith.pdf. Zugegriffen: 12. Nov 2025

Stehr N (2008) The Moralization of the Markets in Europe. Soc 45(1):62–67. https://doi.org/10.1007/s12115-007-9041-9

Ursin F, Müller R, Funer F, Liedtke W, Renz D, Wiertz S, Ranisch R (2024) Non-empirical methods for ethics research on digital technologies in medicine, health care and public health: a systematic journal review. Med Health Care Philos 27(4):513–528. https://doi.org/10.1007/s11019-024-10222-x

Wehkamp KH (2021) Medizinethik und Ökonomie im Krankenhaus – die Kluft zwischen Anspruch und Wirklichkeit. Ergebnisse einer qualitativen Studie. Ethik Med 33(2):177–187. https://doi.org/10.1007/s00481-020-00603-0

Von der Medizinethik zur Unternehmensethik 12

Heinz Lohmann

12.1 Die Rolle der Medizinethik

Mit der Entwicklung der Medizin war immer schon eine Diskussion verknüpft, die sehr grundsätzliche Fragen im Verhältnis zwischen Arzt und Patient aufgeworfen hat. Sollen, ja dürfen Therapeutinnen und Therapeuten bei jedem Patienten alles anwenden, was die Medizin jeweils hergibt und was ihnen zur Verfügung steht? Wie kann der Patientenwunsch auch dann erfüllt werden, wenn der zu Behandelnde ihn nicht äußern kann? Sind lebensverlängernde oder -verkürzende Maßnahmen geboten und auch erlaubt? Der Fortschritt der Medizin hat die Liste der Fragen dramatisch verlängert. Dafür war der Siegeszug der naturwissenschaftlichen Medizin in der zweiten Hälfte des 19. Jahrhunderts maßgeblich ursächlich. Hinzu kam, dass zur selben Zeit die aufkommende Industrialisierung ganz neue Herausforderungen in der gesundheitlichen Versorgung mit sich brachte. Junge Menschen arbeiteten fern von ihren Familien in den entstehenden Ballungsräumen und waren deshalb im Krankheitsfall auf gesellschaftlich organisierte Hilfe angewiesen. Vor diesem Hintergrund wurden, beginnend Ende des 18. Jahrhunderts moderne Krankenhäuser in Europa gegründet, unter anderem das Allgemeine Krankenhaus Wien 1784 und das AK Sankt Georg Hamburg 1823. Deren Finanzierung wurde in der Folge mehr und mehr zu einem gewichtigen Thema, dass sich in die Liste der umfassenden sozialen Fragen, aufgeworfen durch die Umbrüche der Industriellen Revolution, einreihte. Die sich herausbildenden Nationalstaaten haben unterschiedliche Antworten zur Lösung jenes Problems bei der durchgehend solidarischen Finanzierung ihres jeweiligen Gesundheitssystems gefunden. Unabhängig davon,

H. Lohmann (✉)
Hamburg, Deutschland
E-Mail: h.lohmann@heinzlohmann.de

B. Maier und K.-H. Wehkamp (Hrsg.), *Ethik und Management für eine patientenzentrierte Medizin*, https://doi.org/10.1007/978-3-662-73308-0_12

ob es sich um ein aus öffentlichen Haushaltsmitteln oder aus Mitteln eigenständiger Krankenversicherungen finanziertes System handelte, stand sehr schnell die gerechte und angemessene Allokation knapper Mittel auf der Tagesordnung. Diese Debatte hält bis heute an und hat an Schärfe angesichts der steigenden Kosten für immer aufwendiger werdende Gesundheitsleistungen kontinuierlich zugenommen.

Der überkommene Diskurs, etwa mit Bezug auf den „Hippokratischen Eid", beinhaltet im Kern die Verpflichtung, den Patienten zu schützen, also seine Interessen zu wahren. Dazu zählt auch die Schweigepflicht, um das Vertrauensverhältnis zwischen dem Patienten und seinem Arzt nicht zu gefährden. Über die Jahrhunderte sind die Formulierungen den jeweiligen gesellschaftlichen Diskussionen angepasst und das Thema insgesamt um zeitgemäße Herausforderungen ergänzt worden. Letztere beziehen sich vor allem auf die Bezahlbarkeit medizinischer Leistungen und damit auf die Verfügbarkeit. Die moderne Medizinethik bemüht sich, den Ärztinnen und Ärzten Handreichungen für Entscheidungen bei der Behandlung ihrer Patientinnen und Patienten zu geben. Zwar ist sie gemessen an der Durchsetzungsfähigkeit fachlich ausgerichteter Organisationen ein „schwaches Pflänzchen", aber sie entfacht in der Ärzteschaft, beispielsweise mittels unterschiedlich gestalteter Ethikkommissionen, durchaus Wirkung. Die Medizinethik bietet Orientierung in den immer komplexeren Konflikten, die sich aus dem rasanten medizinischen Fortschritt und den gesellschaftlichen Veränderungen ergeben. Dies umfasst eine breite Palette, die von Dilemmata über Fragen der Sterbehilfe und Organtransplantation bis hin zur verantwortungsvollen Integration neuer Technologien reicht. Die Medizinethik ist wichtig für die Wahrung grundlegender Patientenrechte und Aspekte, die die Würde des Patienten, seine Privatsphäre und die informierte Zustimmung zur Behandlung beinhalten. Die dynamische Entwicklung naturwissenschaftlich-technischer Möglichkeiten, die zunehmende Pluralität der Werte in einer säkularisierten Gesellschaft, der ökonomische Druck auf die Gesundheitsanbieter und die wachsenden Autonomiebestrebungen der Patienten verstärken den Bedarf an ethischer Reflexion und Beratung. Diese kontinuierliche Weiterentwicklung der Medizinethik, die sich an neue wissenschaftliche Möglichkeiten und sich wandelnde gesellschaftliche Normen anpassen muss, erfordert eine regelmäßige Überprüfung und Adaption medizinischer Leitlinien und rechtlicher Rahmenbedingungen. Die Dynamik und der Umfang dieser Entwicklung lassen schnell deutlich werden, dass sich die ethische Debatte heute nicht mehr ausschließlich auf die Ärzteschaft beschränken kann. Es müssen vielmehr weitere Berufsgruppen, teilweise fern der primären Patientenbereiche, einbezogen werden.

12.2 Erweiterung zur Unternehmensethik

Während die Nachkriegszeit von Mangel, auch in der medizinischen Versorgung, geprägt war, eröffnete der wirtschaftliche Aufschwung in den 1960er Jahren die Möglichkeit, lange aufgestaute sozialpolitische Entscheidungen zu treffen. Das Gesundheitssystem profitierte ebenfalls von dieser Entwicklung, indem etwa in der Krankenhausfinanzierung erhebliche Investitionsmittel für die Modernisierung zur Verfügung gestellt wurden. Gleiches gilt für Betriebsmittel, was zu einem beachtlichen Aufwuchs des Personals in den Gesundheitsbetrieben führte. Hinzu kamen allgemeine Tarifsteigerungen im zweistelligen Prozentbereich, die in der Folge eine dramatische Kostenentwicklung im Gesundheitssystem bewirkten. Die Belastung der öffentlichen Haushalte und der Bürgerinnen und Bürger durch den Anstieg der Beitragssätze zur Gesetzlichen Krankenversicherung dominierte ab Mitte der 1970er Jahre die öffentliche Debatte. Ein Kostendämpfungsgesetz nach dem anderen schränkte die Akteure in den Institutionen der Gesundheitsanbieter ein. Es wurde schnell klar, dass Sparen mittel- und langfristig kein erfolgreiches Konzept im Gesundheitssystem sein konnte. Vielmehr musste es auch in diesem Wirtschaftsbereich um Effektivität und Produktivität gehen. Die Allokation knapper Ressourcen erforderte einen grundlegenden Wandel im Umgang mit den ökonomischen Herausforderungen. Die Managementkompetenzen in der Gesundheitsbranche mussten dringend ausgeweitet, ja größtenteils erst entwickelt werden. Nach und nach rückten betriebswirtschaftliche Expertinnen und Experten in die Führungspositionen ein. Aus Verwaltern wurden, auch in der öffentlichen Wahrnehmung, Gestalter, aus dem Gesundheitswesen die Gesundheitswirtschaft. Ressourcenentscheidungen wurden infolgedessen zunehmend vom Patientenbett weg in patientenferne Bereiche verlagert. Innovationen in technischen Bereichen, nicht zuletzt durch die immer stärkere Nutzung von Informationstechnologie, haben diesen Trend zudem auf die hier Beschäftigten, speziell in der Leitungsebene, ausgeweitet. Heute sind Gesundheitsunternehmen hochkomplexe Betriebe, die nur dann funktionieren, wenn die Verantwortlichen sich auf Ziele und Konzepte verständigen und gemeinsam an der Umsetzung arbeiten. Gesundheitsunternehmen müssen dabei immer dem generellen Ziel dienen, den Patientinnen und Patienten nützlich zu sein. Alle Beschäftigten müssen sich dieser Aufgabe stellen. Neben Ärztinnen und Ärzten sind das Vertreterinnen und Vertreter einer wachsenden Zahl weiterer Gesundheitsberufe, allen voran die Pflegenden. Aber auch alle weiteren Mitwirkenden aus den administrativen und technischen Bereichen sind gefordert. Dazu ist ebenso eine neue Justierung der ethischen Diskurse vonnöten. Die Medizinethik muss zur Unternehmensethik mit systematischer Integration aller Mitwirkenden werden. Die neue Ausrichtung der ethischen Dimension steckt noch in den „Kinderschuhen" und bedarf der nachhaltigen Förderung. Viele Beschäftigte, die heute weit weg vom Patienten Ressourcenentscheidungen treffen, sind sich ihrer Bedeutung für eine gute Diagnostik und Therapie in keiner Weise bewusst. Deshalb ist die Ausprägung einer Unternehmensethik unter Einbeziehung aller beteiligten Akteure unerlässlich.

12.3 Ethik im Prozess

Die moderne Medizin kann immer individueller agieren. Ihre Interventionen werden zudem ständig schonender. In der Folge wird die Medizin schnell immer ambulanter. Diese Entwicklung macht eine Neuausrichtung der Angebotsstruktur zwingend notwendig. Unsere gegenwärtige Struktur ist als Rahmen für Akteure nicht mehr geeignet, weil die überkommenen Institutionen den differenzierten Anforderungen bei Weitem nicht mehr gerecht werden. Die Ambulantisierung der Medizin kann nur erfolgreich sein, wenn das Gesundheitssystem sich von der Dualität, hier Krankenhäuser, dort Praxen, löst und eine Differenzierung der Angebote hervorbringt. Die Reform der Psychiatrie vor 50 Jahren kann in weiten Bereichen als „Blaupause" für eine solche Entwicklung dienen. Auch in der Somatik werden in Zukunft in diesem Zusammenhang neben ärztlich geleiteten Organisationen solche treten, die von Angehörigen anderer Gesundheitsberufe verantwortet werden. Die Patientinnen und Patienten werden in einer derartigen Angebotsstruktur eine weitaus größere Autonomie erlangen können als bisher. Zu ihrer Unterstützung auf der Patientenreise muss ein Patientenmanagement angeboten werden, das ihnen bei der Entscheidungsfindung hilft. Diese künftige Entwicklung muss mit einer grundlegenden Neuausrichtung der Verantwortlichkeit im Gesundheitssystem einhergehen. Der Staat darf nicht länger kleinteilig ökonomische Entscheidungen mit hohem bürokratischem Aufwand fällen, sondern muss sich auf die Festlegung der Marktordnung konzentrieren, die für alle gilt, wohingegen die Akteure im Wettbewerb um die Gunst der Patientinnen und Patienten segensreich wirken. Die skizzierten Perspektiven machen eine neuerliche Erweiterung der ethischen Dimension notwendig, in der sie ihre Wirkung nicht mehr zentral in den Institutionen, sondern dezentral in den Prozessen entfaltet. Die Ausformung dieser Verschiebung muss parallel zur Debatte um den Wandel im Gesundheitssystem insgesamt erfolgen.

Weiterführende Literatur

Bauer AW (Hrsg) (1998) Medizinische Ethik am Beginn des 21. Jahrhunderts. Theoretische Konzepte, Klinische Probleme, Ärztliches Handeln, Heidelberg, Leipzig

Bircher J, Wehkamp KH (2006) Das ungenutzte Potenzial der Medizin. Analyse von Gesundheit und Krankheit zu Beginn des 21. Jahrhunderts, Zürich

Döhner O (Hrsg) (1973) Arzt und Patient in der Industriegesellschaft, Frankfurt a. M.

Jonas H (1987) Technik, Medizin und Ethik. Praxis des Prinzips Verantwortung, Frankfurt a. M.

Lohmann H (2025) Ideen brauchen Tatkraft. Kolumnen mit Perspektiven für die Gesundheitswirtschaft, Heidelberg

Lohmann H, Lohfert C (2007) Medizin im Zentrum des Umbruchs. Erfolgsfaktoren im Überlebenskampf der Krankenhäuser, Hamburg, Kopenhagen

Meyer-Abich KM (2010) Was es bedeutet, gesund zu sein. Philosophie der Medizin, München

Naegler H (2011) Management der sozialen Verantwortung im Krankenhaus. Corporate Social Responsibility als nachhaltiger Erfolgsfaktor, Berlin

Völker I, Dormann F (Hrsg) (2012) Soziale Ordnungspolitik im 21. Jahrhundert. Festschrift für Ulf Fink zum 70.Geburtstag, Stuttgart, New York

Wehkamp KH (2024) Die Ethik der Heilberufe und Herausforderungen der Ökonomie, Dortmund

Wehkamp K, Wehkamp K-H (2017) Ethikmanagement im Krankenhaus. Unternehmens und Wertekultur als Erfolgsfaktor für das Krankenhaus, Berlin

Teil IV

Macht und Führung: Management-Ethik als Schlüsselqualifikation für Führungskräfte

13 Machtverhältnisse und Verantwortung im Gesundheitssystem aus sozialwissenschaftlicher, ethischer und politisch-ökonomischer Sicht

Arezou Schulz

13.1 Einleitung

In den gesundheitspolitischen und ökonomischen Diskursen haben bislang vor allem die Stimmen der medizinischen Fachpersonen und des Krankenhausmanagements dominiert. Weniger wahrnehmbar ist nach wie vor die Stimme der sozialen Arbeit im Krankenhaus, obwohl die Leistungen dieser Berufsgruppe im Versorgungsalltag unverzichtbar sind. Sozialarbeiter*innen im Gesundheitswesen bewegen sich an einer hochsensiblen Schnittstelle von Medizin, Recht und Ökonomie. Sie organisieren ein rechtssicheres Entlassungsmanagement, erstellen Sozialberichte, klären Kostenübernahmen und stellen die Kooperation mit Behörden sowie Hilfssystemen sicher. Damit tragen sie entscheidend dazu bei, dass Patient*innen nach der stationären Behandlung an geeignete Strukturen vermittelt werden können (DVSG 2020, S. 3 f.).

Im vorliegenden Text wird die soziale Arbeit bewusst in den Vordergrund gerückt, um eine Berufsgruppe sichtbar zu machen, die trotz ihrer zentralen Rolle häufig im Schatten steht. Aus sozialwissenschaftlicher Perspektive, die an den Menschenrechten ausgerichtet ist, zeigt sich: Der Sozialdienst bewältigt zwei Aufgaben: Einerseits verteidigt er die Rechte und Bedürfnisse der Patient*innen, andererseits trägt er zur Wirtschaftlichkeit des Klinikbetriebs bei, indem er unnötige Liegezeiten reduziert, „Drehtüreffekte" vermeidet und so die Ressourcenplanung stabilisiert (Naegler 2011, S. 80 ff.). Demgemäß wird das Zusammenspiel von Macht und Verantwortung im Krankenhaus nicht bloß als medizinische oder

A. Schulz (✉)
Unabhängige Autorin im Bereich Sozial- und Gesundheitswissenschaften, Syke/Barrien, Deutschland
E-Mail: arezou.schulz@web.de

B. Maier und K.-H. Wehkamp (Hrsg.), *Ethik und Management für eine patientenzentrierte Medizin*, https://doi.org/10.1007/978-3-662-73308-0_13

ökonomische Angelegenheit verstanden, sondern als gemeinschaftliche Aufgabe, die alle Berufsgruppen einschließt.

Die moderne Gesundheitsversorgung ist geprägt von komplexen Machtstrukturen und vielfältigen Verantwortlichkeiten. Ärzt*innen, Pflegende, Therapeut*innen, Sozialarbeiter*innen und Verwaltungspersonal stehen täglich vor der Herausforderung, den Bedürfnissen der Patient*innen gerecht zu werden und gleichzeitig wirtschaftliche Vorgaben zu erfüllen. Dieses Spannungsfeld zwischen medizinischer Ethik und ökonomischem Druck führt zu Zielkonflikten und Dilemmata.

Aktuelle Analysen im Gesundheitswesen weisen darauf hin, dass Entscheidungen über Aufnahme, Behandlung und Entlassung von Patient*innen in deutschen Krankenhäusern nicht mehr ausschließlich am medizinischen Bedarf orientiert sind. Vielmehr werden sie zunehmend von ökonomischen Rahmenbedingungen beeinflusst (Naegler und Wehkamp 2018, S. 188–193).

Zahlreiche Ärzt*innen empfinden dadurch ihre professionelle Autonomie als eingeschränkt, während das Krankenhausmanagement betont, die ärztlichen Entscheidungen blieben unabhängig (ebd., S. 194 f.). Solch eine Diskrepanz deutet auf ungelöste Konflikte zwischen Medizinethik und Ökonomie hin.

Parallel dazu rückt die Patientin beziehungsweise der Patient immer mehr als eigenständige Akteurin oder eigenständiger Akteur in den Mittelpunkt. Paternalistische Auffassungen früherer Versorgungstraditionen werden durch das Prinzip der Patient*innenautonomie ersetzt. Gesetzliche Regelungen wie das Patientenrechtegesetz von 2013 und etablierte ethische Leitlinien unterstreichen vor diesem Hintergrund eine partnerschaftliche Entscheidungsfindung, bei der Werte, Perspektiven und Wünsche der Patient*innen besonders berücksichtigt werden. Machtverhältnisse sollen so gestaltet sein, dass Autonomie und Würde geschützt bleiben und der Bedarf der Patient*innen konsequent in den Mittelpunkt gerückt wird.

Vor diesem Hintergrund beleuchtet der Beitrag das Zusammenspiel von Macht und Verantwortung im Gesundheitswesen aus sozialwissenschaftlicher und ethischer Perspektive. Im Fokus stehen Fragen wie „Welche Formen von Macht manifestieren sich in der klinischen Praxis?“, „Wer trägt Verantwortung gegenüber den Patient*innen bzw. innerhalb des interprofessionellen Teams – und wer gegenüber der Gesellschaft?“, „Wie lässt sich mit Spannungen zwischen organisatorischen oder wirtschaftlichen Rahmenbedingungen und einer patient*innenorientierten Versorgung konstruktiv umgehen?“

Auf Basis theoretischer Konzepte und anhand strukturierter Fallbeispiele werden Ansätze aufgezeigt, die eine ethisch fundierte, sozialwissenschaftlich reflektierte und interprofessionelle Versorgung unterstützen.

13.2 Begriffsbestimmung: Macht und Verantwortung

Macht im Gesundheitswesen bezieht sich auf die Fähigkeit und Befugnis, Entscheidungen zu treffen und Abläufe zu gestalten. Sie kann formal verankert sein, etwa durch Leitungsfunktionen wie bei Chefärzt*innen oder Klinikmanager*innen, oder aber informell durch Expertise, Erfahrung, Netzwerkbeziehungen sowie persönliche Autorität. Krankenhäuser sind traditionell hierarchisch aufgebaut: Die medizinische Leitung verfügt über weitreichende Entscheidungskompetenzen, während andere Gesundheitsberufe häufig weniger formale Autorität besitzen. Zugleich beeinflussen ökonomische Akteur*innen aus den Bereichen Geschäftsführung und Verwaltung maßgeblich die Ressourcenzuteilung und strategische Ausrichtung. Macht zeigt sich daher auf mehreren Ebenen:

1) im Verhältnis zwischen Behandelnden und Patient*innen,
2) im interprofessionellen Team,
3) auf der organisatorischen Leitungsebene.

Macht ist jedoch nicht grundsätzlich negativ. Sie fungiert als zentrale Voraussetzung dafür, handlungsfähig zu sein und Verantwortung übernehmen zu können. Entscheidend ist die Art ihrer Ausübung: Sie kann transparent, legitimiert und am Wohl der Patient*innen orientiert sein – oder intransparent, autoritär und eigennützig. In Anlehnung an Hannah Arendt entsteht Macht dort, wo Menschen gemeinsam handeln. Eine Gemeinschaft besitzt nur so viel Macht, wie sie im gemeinsamen Handeln verwirklichen kann, und Letztere bleibt nur legitim, solange sie an gemeinschaftlicher Verantwortung orientiert ist (Arendt 1960, S. 39). Michel Foucault (1977, S. 113 f.) ergänzt, dass Macht nicht ausschließlich top-down wirke, sondern in Alltagspraktiken, Routinen und Diskursen wirksam werde. Sie zeigt sich etwa in Dokumentationspflichten, Visitenkommunikation oder Entlassungsprozessen. Viele der „leisen" Machtverschiebungen im Klinikalltag bleiben unerwähnt, prägen die Wahrnehmung der Beteiligten jedoch nachhaltig.

Verantwortung bedeutet, für das Wohlergehen und die Rechte der Patient*innen Sorge zu tragen und die Folgen des eigenen Handelns zu reflektieren wie auch zu verantworten. Verantwortungsübernahme lässt sich auf mehreren Ebenen betrachten. Die Wahrung der Würde der Patient*innen bleibt professionsübergreifendes ethisches Leitprinzip die Grundlage als Handeln aller beteiligten Berufsgruppen. Ärzt*innen tragen Verantwortung für Diagnostik und Therapie nach dem Grundsatz „salus aegroti suprema lex". Pflegende gewährleisten Sicherheit und Kontinuität in der Versorgung. Der Sozialdienst übernimmt eine Schlüsselrolle in der Rehabilitation, der psychosozialen Unterstützung und im gesetzlich verankerten Entlassungsmanagement (DVSG 2020).

Indessen haben Klinikleitungen, Krankenhausträger? und politische Entscheidungsträger*innen die Verantwortung angemessene Rahmenbedingungen zu schaffen. Dazu gehören ausreichend Personal, eine verlässliche Finanzierung, die Qualitätssicherung und klare rechtliche Vorgaben. Heinz Naegler (2011) hebt hervor, dass soziale Verantwortung als strategische Führungsaufgabe verstanden werden müsse, die nicht nur die Patient*innen, sondern ebenso die Mitarbeiter*innen und die Gesellschaft umfasse.

Die Prinzipienethik definiert zentrale Werte wie Autonomie, Nichtschadensprinzip, Fürsorge und Gerechtigkeit (Beauchamp und Childress 2013, S. 4). Gemäß der Care-Ethik ist zu ergänzen, dass Fürsorge nicht allein individuell geleistet werden kann, sondern institutionell und politisch verankert sein muss, um gerecht und nachhaltig wirksam zu sein (Tronto 1993, S. 4).

13.3 Machtstrukturen und berufliche Rollen im Krankenhaus

Im Klinikalltag unterscheiden sich medizinische und nichtmedizinische Berufsgruppen deutlich in ihren Machtressourcen. Auf medizinischer Seite verfügen Ärzt*innen über weitreichende formale Entscheidungskompetenzen. Pflegende üben durch ihre kontinuierliche Präsenz, ihre Nähe zu den Patient*innen und ihre zentrale Koordinationsfunktion einen erheblichen informellen Einfluss aus.

Nichtmedizinische Professionen wie der Sozialdienst, der psychologische Dienst und Spezialtherapeut*innen (Ergo-, Kunst- und Bewegungstherapeut*innen) bringen eine unverzichtbare fachliche Expertise ein. Der Sozialdienst arbeitet an der Schnittstelle von Medizin, Recht und sozialer Versorgung. Er verantwortet psychosoziale Beratung, sozialrechtliche Klärungen, Kooperationen mit externen Institutionen sowie die gesetzlich verankerte Entlassungs- und Nachsorgeplanung. Der psychologische Dienst unterstützt mit Diagnostik und psychotherapeutischen Interventionen, während Spezialtherapeut*innen aktivierende und stabilisierende Angebote bereitstellen, die wesentlich zur Genesung beitragen.

Obwohl diese Rollen bedeutend für eine nachhaltige Versorgung sind, werden sie in vielen Einrichtungen geringer gewichtet. Machtasymmetrien erschweren eine reibungslose Zusammenarbeit und führen dazu, dass Aufgaben zwischen Berufsgruppen verschoben oder nicht eindeutig delegiert werden. An ökonomisch belasteten Strukturen zeigt sich dabei deutlich: Gut gemeint ist nicht immer gut gemacht. Wenn kurzfristige Effizienzüberlegungen dominieren, gelangen zentrale Ressourcen an die falsche Stelle. So ist der Sozialdienst trotz seines großen Beitrags für das Patient*innenwohl und den wirtschaftlichen Erfolg des Krankenhauses oftmals unterbesetzt. Unzureichend wahrgenommen wird, dass er Wiederaufnahmen durch rechtssichere Entlassungen, strukturierte Nachsorge und zuverlässige Schnittstellenarbeit reduziert, die Verweildauer verkürzt wie Kosten senkt (Schulz 2025, S. 16 ff.; Positionspapier DVSG 2022).

Diese strukturellen Machtverschiebungen führen in der klinischen Praxis zu Spannungen und Missständen, unter denen insbesondere das Wohl der Patient*innen leidet. Sie betreffen nicht nur die interprofessionelle Zusammenarbeit, sondern stehen zugleich im Zusammenhang mit einem umfassenderen gesellschaftlichen Wandel: Das Soziale, die Teilhabe und die Lebenslage der Patient*innen haben in der modernen Versorgung erheblich an Relevanz gewonnen. Die Behandlung wird zunehmend patient*innenorientiert ausgerichtet. Damit treten Empowerment, Partizipation und sozialwissenschaftliche Perspektiven stärker in den Vordergrund, während rein medizinische oder hierarchische Entscheidungsmodelle an Bedeutung verlieren (Gremyr 2021).

Im Verhältnis zu Patient*innen vollzieht sich parallel ein grundlegender Kulturwandel: Der frühere Paternalismus weicht immer mehr partizipativen Entscheidungsprozessen im Sinne des „Shared Decision Making". Patient*innen haben heute einen verbrieften Anspruch auf umfassende Aufklärung, Mitentscheidung bzw. Selbstbestimmung. Der Wandel betrifft nicht nur die Interaktion von Behandelnden und Patient*innen, sondern auch die Erwartungen an Rollen, Kommunikation und Verantwortungsstrukturen. Marco Stier (2013, S. 5) beschreibt jene Verschiebung treffend als Übergang von „voluntas medici" zu „voluntas aegroti". Überdies weisen soziologische Analysen darauf hin, dass Patient*innen in modernen Versorgungssystemen zunehmend als aktive Akteur*innen auftreten, wodurch traditionelle Machtverhältnisse erkennbar in Bewegung geraten (O'Shea et al. 2019).

Gleichzeitig bleibt ein zentraler Widerspruch bestehen: Während die klinische Realität längst interprofessionell, sozial orientiert und arbeitsteilig funktioniert, spiegelt der gesetzliche Rahmen den Wandel nur unzureichend wider. Das Gesundheitsrecht hält weiterhin überwiegend am Paradigma „Der Arzt trägt die Verantwortung" fest. Solch eine Auffassung ist jedoch nicht mehr zeitgemäß, da in der praktischen Versorgung vielfältige Berufsgruppen, darunter Sozialdienst und Sozialtherapeut*innen, die für die Gestaltung psychosozialer Unterstützungsprozesse, Entlassungsmanagement und Nachsorge unverzichtbare Verantwortung übernehmen. Trotz ihrer nachgewiesenen Relevanz müssen diese Professionen weiterhin um ausreichende personelle Ressourcen kämpfen. Die Diskrepanz zwischen tatsächlicher klinischer Bedeutung und rechtlicher Anerkennung führt zu strukturellen Spannungen, die sich unmittelbar auf Versorgung, Teamprozesse und Patient*innenwohl auswirken.

Im Folgenden wird analysiert, wie veraltete Zuordnungen von Verantwortung und unzureichend angepasste gesetzliche Rahmenbedingungen Machtkonflikte im klinischen Alltag begünstigen, insbesondere dann, wenn Ressourcen knapp sind und moderne interprofessionelle Anforderungen nicht konsequent berücksichtigt werden.

13.4 Macht, Verantwortung und strukturelle Spannungsfelder im Klinikalltag

Die vorliegenden Fallbeispiele veranschaulichen typische Konfliktlagen im klinischen Alltag, die entstehen, wenn Machtverhältnisse, Verantwortungsstrukturen und gesetzliche Rahmenbedingungen nicht die Anforderungen einer modernen, patient*innenorientierten Versorgung widerspiegeln. Jene Beispiele machen sichtbar, dass die heutige Versorgungspraxis interprofessionell wie auch sozial ausgerichtet und arbeitsteilig organisiert ist, während institutionelle und rechtliche Vorgaben vielfach weiterhin an traditionellen, primär ärztlich geprägten Verantwortungsmodellen orientiert bleiben.

Besonders deutlich tritt dieses Spannungsfeld im psychiatrischen Kontext zutage, in dem Sozialarbeiter*innen und Sozialpädagog*innen sozialtherapeutische Aufgaben übernehmen. Ihr Auftrag umfasst psychosoziale Diagnostik, Therapieanteile, Krisenintervention, komplexe Schnittstellenarbeit sowie das gesetzlich verankerte Entlassungsmanagement. In somatischen Bereichen hingegen, in denen weniger die therapeutische Intervention, dafür mehr die versorgungsbezogene Klärung im Vordergrund steht, werden solche Tätigkeiten traditionell dem Sozialdienst zugeordnet. Deswegen beziehen sich die ausgewählten Fallbeispiele sowohl auf die sozialtherapeutische Arbeit im psychiatrischen Bereich als auch auf sozialdienstliche Aufgaben im somatischen Kontext und zeigen, wie strukturelle Rahmenbedingungen, Machtasymmetrien und begrenzte Ressourcen die Handlungsspielräume in beiden Settings prägen.

13.5 Fallbeispiel 1: Überlastete Akutstationen und Machtkonflikt im Team

13.5.1 Situation

In einer psychiatrischen Klinik sind die Akutstationen chronisch überbelegt. Statt der vorgesehenen 20 Patient*innen werden regelmäßig 24 oder mehr versorgt. Viele Fälle sind hochkomplex, etwa aufgrund von einer Psychose, Wohnungslosigkeit, Sucht, Suizidalität, Gewaltverhalten oder multiplen Komorbiditäten. Die räumliche Enge verstärkt die krankheitsbedingte Belastung zusätzlich. Jede Station verfügt über eine formal zugeordnete Sozialtherapeutische Vollzeitstelle, die organisatorisch dem Sozialdienst angegliedert ist. Zu ihrem Aufgabenfeld gehören die psychosoziale Beratung, die Koordination und Schnittstellenarbeit mit externen Institutionen, die Erstellung von Sozialberichten, die Klärung von Kostenübernahmen sowie das gesetzlich verpflichtende Entlassungsmanagement. Angesicht dieser Aufgabenfülle ist eine Vollzeitstelle pro Station äußerst knapp bemessen. Konflikt.

Die medizinische Leitung befand, dass die Sozialtherapeut*innen zusätzliche Abend- und Wochenenddienste übernehmen sollen, um die Präsenz wie auch die Sicherheit auf der Station zu erhöhen. Zwar wurde dieses Anliegen im Team thematisiert, die Entscheidung war jedoch faktisch bereits gefallen. Fachliche Einwände der Sozialtherapeut*innen fanden keine Berücksichtigung. Die Leitung der Sozialtherapeut*innen lehnte die Umsetzung ab – nicht wegen mangelnder Kooperationsbereitschaft, sondern aufgrund einer professionellen Bewertung der strukturellen Wirksamkeit: Sozialtherapeutische Arbeit erzielt ihren größten Effekt werktags in den Kernzeiten, da zentrale Kooperationsstellen wie das Amt für Soziale Dienste, das Gesundheitsamt, die Eingliederungshilfe, das Betreuungsgericht, wohnungsbezogene Hilfssysteme, Suchthilfeträger, Jugendämter sowie

Krankenkassen und Kostenträger ausschließlich tagsüber erreichbar sind. Dieser Logik folgt insbesondere die sozialtherapeutische Arbeit auf Akutstationen. In ambulanten Bereichen oder tagesklinischen Settings sind Wochenend- und Feiertagsdienste hingegen strukturell vorgesehen und fachlich sinnvoll, da dort andere Versorgungsprozesse im Mittelpunkt stehen.

Wenn die ohnehin sehr knapp bemessenen Stellen der Sozialtherapie für Abend- oder Wochenenddienste verwendet würden, müssten die Kolleg*innen anschließend Zeitausgleich nehmen und wären genau an den Tagen nicht verfügbar, an denen Anschlussversorgungen organisiert, Kostenklärungen eingeleitet, Hilfssysteme aktiviert und Entlassungen vorbereitet werden. Dies würde das Entlassungsmanagement schwächen, die Verweildauer verlängern und die Stationsbelegung weiter erhöhen – mit der Folge, dass räumliche Enge, Belastung und Gewaltpotenzial strukturell zunehmen.

13.5.2 Analyse

Exemplarisch zeigt der Konflikt zudem auf, wie stark Sprache und ethische Argumentationen im klinischen Alltag wirken können. Beide Leitungen begründeten ihre jeweilige Sichtweise ausdrücklich mit Ethik, jedoch auf Basis unterschiedlicher professionsspezifischer Logiken.

Die medizinische Leitung argumentierte, dass eine erhöhte Präsenz der Sozialtherapeut*innen am Abend und am Wochenende mehr Zuwendung ermögliche und dadurch Eskalationen und Gewalt reduziere. Die sozialtherapeutische Leitung wiederum gab zu bedenken: Nachhaltige Gewaltprävention erfolge strukturell durch systematische Entlastung, Anschlussversorgungen, Verlegungen, die Klärung von Hilfen und die Reduktion von Überbelegung. Diese Prozesse seien an die Erreichbarkeit externer Institutionen während der Kernzeiten gebunden.

Ebenso wurde darauf hingewiesen, dass deeskalierende Angebote am Wochenende wichtig seien, jedoch vorrangig im Bereich spezialisierter Therapien wie der Bewegungstherapie, Kunsttherapie und Ergotherapie angesiedelt seien, die unmittelbar milieutherapeutisch wirkten. Sozialtherapie hingegen könne am Wochenende keine vergleichbare strukturelle Wirksamkeit haben.

Beide Seiten verwenden „ethische“ Argumente, allerdings gemäß unterschiedlichen Wirklogiken. Das Beispiel verdeutlicht, dass Ethik ohne logische Anbindung an Versorgungsrealität und Professionsverständnis schnell zu gut gemeinter, aber fachlich inadäquater Gleichbehandlung führen kann. Ethik muss mit Logik, Struktur und Wirkungsanalyse verknüpft werden, um tragfähige Entscheidungen zu ermöglichen.

Zugespitzt wird die Problematik durch den gesundheitspolitischen Wandel: Der Abbau stationärer Betten zugunsten ambulanter Angebote ist sinnvoll, führt jedoch in der Übergangsphase zur Überbelegung, wenn Patient*innen zwar behandelt, aber mangels geeigneter Heimplätze, spezialisierter Wohnformen oder wegen restriktiver Aufnahmekriterien für solche Einrichtungen nicht entlassen werden können. Sie blockieren dadurch Betten, erhöhen die Belegungsdichte auf der

Station und können Gewalt- wie auch Stressdynamiken verschärfen, unabhängig davon, wie gut die Berufsgruppen zusammenarbeiten.

13.5.3 Handlungsoptionen

- Interprofessionelle Krisensitzung mit Ärzt*innen, Pflegekräften, Sozialtherapeut*innen, therapeutischen Diensten und Klinikleitung zur Entwicklung tragfähiger Lösungen.
- Fokussierung der Sozialtherapie auf Kernzeiten, während deeskalierende Angebote aus spezialisierten Therapien (z. B. Bewegungs-, Kunst-, Ergotherapie) am Wochenende zur Verfügung stehen.
- Temporäre personelle Verstärkung dort, wo sie fachlich begründet und wirksam ist, unabhängig von der Berufsgruppe.
- Einführung realistischer Kennzahlen zur Qualitätssicherung der sozialtherapeutischen Arbeit (z. B. erfolgreiche Anschlussversorgung, Kostenklärung, Kooperation mit Behörden).

13.5.4 Reflexion

Ein professioneller Personaleinsatz folgt einer fachlichen Logik statt einer formalen Gleichverteilung. Sozialtherapeut*innen tragen Verantwortung im klinischen Versorgungssystem, ihre Wirksamkeit entfaltet sich in der Koordination, Netzwerkarbeit und Entlastungsplanung während der Kernzeiten. Gute Versorgung kommt dort zustande, wo Berufsgruppen entsprechend ihrer spezifischen Kompetenz eingesetzt werden. Führung bedeutet, Entscheidungen gemeinsam zu tragen, Macht reflektiert zu gebrauchen und strukturelle Bedingungen verantwortungsvoll zu berücksichtigen.

Darüber hinaus zeigt das Fallbeispiel, wie bedeutsam Sprache und begriffliche Rahmung im interprofessionellen Alltag sind. Bezeichnungen wie „Ethik", „Sicherheit", „Zuwendung" oder „Gleichbehandlung" sind nicht neutral, sie strukturieren vielmehr Wahrnehmungen und legitimieren bestimmte Entscheidungswege. Unterschiedliche Berufsgruppen nutzen identische Begriffe, verfolgen damit jedoch zum Teil unterschiedliche Ziele und beziehen sich auf verschiedene Wirklogiken. Dadurch kann die gleiche ethische Argumentation zu gegensätzlichen Schlussfolgerungen führen.

Gerade in komplexen Versorgungssituationen auf überfüllten Stationen, bei fehlenden versorgungstechnischen Anschlussmöglichkeiten oder politisch beschlossenem Bettenabbau wird deutlich, dass Sprache einerseits Orientierung bietet, andererseits unkritisch Machtverhältnisse reproduziert. Eine professionell gestaltete Organisationskultur braucht daher nicht nur einen Austausch über Ressourcen, Rollen und Aufgaben, sondern auch eine bewusste Auseinandersetzung mit der Bedeutung von Sprache. Erst wenn ethische Argumente, fachliche Logik und strukturelle Rahmenbedingungen zusammengeführt werden, entsteht eine tragfähige Grundlage, die dem Wohl der Patient*innen und den fachlichen Anforderungen an alle Berufsgruppen gerecht wird.

13.6 Fallbeispiel 2: Aufnahme von Kriegsverletzten – politische Entscheidung ohne Nachsorgeplanung

13.6.1 Situation

Deutschlandweit wurden Krankenhäuser von politischen Entscheidungsträger*innen angewiesen, verwundete ukrainische Soldat*innen aufzunehmen, darunter Patient*innen mit multiresistenten Keimen (MRGN). Ihre Versorgung erforderte Isolation, ein spezielles Hygienemanagement und eine hohe pflegerische Intensität. Jene Entscheidung war kurzfristig erfolgt. Die medizinische Leitung und die Behandlungsteams wurden informiert, allerdings ohne eine strukturierte Planung der Nachsorge.

13.6.2 Konflikt

Nach Abschluss der Akutbehandlung zeigte sich, dass geeignete Rehabilitations- oder Pflegeeinrichtungen für Patient*innen mit MRGN kaum zur Verfügung standen. Viele Häuser lehnten sie aus infektiologischen, haftungsrechtlichen oder Kapazitätsgründen ab. Es waren keine Schutzkonzepte vorbereitet worden und vorhandene Einrichtungen waren ohnedies überlastet. Der Sozialdienst suchte intensiv nach Lösungen, stieß jedoch strukturell bedingte Grenzen der Nachsorgeverantwortung: Betten blieben blockiert, geplante Aufnahmen mussten verschoben werden und die Öffentlichkeit kritisierte die Krankenhäuser, obwohl die politische Entscheidung nicht durch verbindliche Nachsorge- und Zuständigkeitsregelungen flankiert war.

13.6.3 Analyse

Die Verantwortung wurde von politischen Entscheidungsträger*innen an die Kliniken delegiert, ohne dass dafür die strukturellen Voraussetzungen geschaffen worden waren. Es fehlte eine Planung in Hinblick auf Nachsorgeeinrichtungen, überregionale Kapazitäten, Verlegungswege und Finanzierungszusagen. Die Deutsche Gesellschaft für Orthopädie und Unfallchirurgie (DGOU 2023, S. 9) weist ausdrücklich darauf hin, dass bei der Versorgung von Kriegsverletzten Nachsorge, Hygieneanforderungen und Kostenträgerschaft vorab verbindlich geregelt sein müssten. Die Behandlungsteams hatten mit erheblichem moralischem Stress zu kämpfen: Trotz intensiver Bemühungen blieb das Gefühl, nicht „genug“ leisten zu können. Was aber nicht wegen mangelnden Engagements der Fall war, sondern aufgrund struktureller Versäumnisse außerhalb der Krankenhäuser.

13.6.4 Handlungsoptionen

- Einrichtung einer interprofessionellen Task-Force durch die zuständige Landes- oder Bundesebene. Erstere wird mit einem eindeutigen Mandat, einem eigenen Budget und verbindlichen Entscheidungsbefugnissen ausgestattet. Bestehen sollte diese Task-Force aus einer medizinischen Leitung, einem ärztlichen Dienst, dem Sozialdienst, einem Hygieneteam, einem Verwaltungsteam sowie externen Expert*innen, etwa aus Infektiologie, Rehabilitationsplanung oder Sozialrecht. Ihr Auftrag ist es, vor jeder politisch angeordneten Spezialaufnahme Nachsorgekapazitäten, Verlegungswege, Hygienekonzepte und Kostenträgerschaft verlässlich zu klären. Die Finanzierung der Task-Force sowie der dafür notwendigen Strukturen sollte in der Verantwortung der politischen Entscheidungsebene liegen.
- Wahl einer externen fachkundigen Koordinationsperson, ebenfalls durch die zuständige politische Ebene. Diese Person übernimmt die übergeordnete Steuerung komplexer Versorgungsfälle, verfügt über Expertise in rechtlichen, hygienischen und versorgungsstrukturellen Belangen und befindet sich an der Schnittstelle von Kliniken, Kostenträgern, überregionalen Einrichtungen und Behörden. Damit wird sichergestellt, dass Krankenhäuser bei außergewöhnlichen Versorgungsaufgaben nicht ohne klare Vorgaben oder strukturelle Unterstützung bleiben, sondern eine kontinuierliche, kompetente Begleitung erhalten.
- Verbindliche politische Zusagen zu überregionalen Rehabilitations- und Pflegekapazitäten – inklusive klar geregelter Kostenträgerschaft, definierter Weiterbehandlungswege und abgestimmter Schnittstellen, gegebenenfalls unter Einbindung der Bundeswehrmedizin oder anderer spezialisierter Versorgungsträger.
- Entwicklung standardisierter Protokolle für zukünftige Spezialaufnahmen, die verpflichtend anzuwenden sind. Diese umfassen abgestimmte Verlegungswege, definierte Hygieneanforderungen, strukturelle Mindeststandards und gesicherte Finanzierungswege, um Planungssicherheit für alle beteiligten Berufsgruppen zu schaffen.
- Systematische Erhebung relevanter Outcome-Indikatoren, etwa der Verweildauer bei MRGN, der Quote erfolgreicher Verlegungen, der Anzahl der Isolationstage oder der Belastungsindikatoren im Team. Die Auswertung dient dazu, strukturelle Engpässe frühzeitig zu erkennen, politische Verantwortung nachvollziehbar zu machen und Versorgungsprozesse evidenzbasiert weiterzuentwickeln.

13.6.5 Reflexion

Dieses Beispiel verdeutlicht, dass Kliniken keine reinen Empfänger politischer Anordnungen sein dürfen. Humanitäre Verantwortung setzt voraus, dass politische Akteur*innen ihre eigene Verantwortung wahrnehmen: Strukturen, Nachsorgeangebote, Finanzierung und überregionale Kapazitäten müssen vorab restlos geklärt sein. Im dargestellten Fall stand der Sozialdienst unter erheblichem Druck, weil infolge fehlender politischer und struktureller Vorabklärungen die notwendigen Voraussetzungen für eine angemessene Entlassung der Patient*innen nicht vorhanden waren. Ohne gesicherte Anschlussangebote können selbst engagierte interprofessionelle Teams keine tragfähigen Lösungen entwickeln. Bei außergewöhnlichen Versorgungsaufgaben, etwa der Versorgung von Kriegsverletzten, müssen politische Stellen daher verbindliche Zusagen geben, bevor Verantwortung an Kliniken delegiert wird. Nur wenn Verantwortung fair unter Gesundheitspolitik und Versorgungspraxis aufgeteilt wird, sind nachhaltige und ethisch vertretbare Lösungen möglich.

Das im § 39 des fünften Buches Sozialgesetzbuch (SGB V) verankerte Entlassungsmanagement verpflichtet Krankenhäuser zwar zur Sicherstellung entsprechender Prozesse, bleibt jedoch in Bezug auf eine verbindliche personelle Ausstattung und Finanzierung vage. Dadurch entsteht eine strukturelle Lücke zwischen gesetzlichem Auftrag und praktischer Umsetzung, die insbesondere Sozialdienst und Sozialtherapie betrifft.

Die beiden Fallbeispiele zeigen zudem, dass Konflikte im Klinikalltag selten auf individuelles Fehlverhalten zurückzuführen sind. Vielmehr resultieren sie aus institutionellen und strukturellen Rahmenbedingungen, die den Anforderungen einer interprofessionellen, sozial ausgerichteten Versorgung nicht mehr entsprechen. Vor allem zwischen der hierarchischen Ausrichtung von Machtverhältnissen in der Medizin, den gesetzlichen Vorgaben, der Ressourcenzuteilung und der tatsächlichen Versorgungspraxis besteht dabei ein Spannungsverhältnis.

Sozialdienst und Sozialtherapeut*innen tragen eine zentrale Verantwortung in puncto Nachsorge, Stabilisierung sowie Förderung sozialer Teilhabe. Werden diese Bereiche strukturell vernachlässigt bzw. ohne bedarfsgerechte Rahmenbedingungen überlastet, entstehen Verzögerungen, Versorgungslücken und vermeidbare Konflikte. Eine moderne, patient*innenorientierte und sozial gut eingebettete Versorgung erfordert daher die Notwendigkeit einer Anpassung gesetzlicher und institutioneller Strukturen an die Realität des klinischen Alltags im Sinne geteilter Verantwortung, transparenter Machtbalance und interprofessioneller Zusammenarbeit.

13.7 Ethisch fundierte Entscheidungen für das Patient*innenwohl

Für eine ethisch fundierte Versorgung braucht es Entscheidungen, die konsequent am Wohl der Patient*innen orientiert sind. Die zuvor beschriebenen Fallbeispiele verdeutlichen, wie rasch Konflikte entstehen können, wenn zentrale Ressourcen knapp sind, Rollen nicht klar definiert werden oder Entscheidungen ohne interprofessionelle Abstimmung erfolgen. Sie stehen exemplarisch für strukturelle Herausforderungen, die institutionell vermeidbar wären und sich in vielen Einrichtungen täglich wiederholen. In der Zusammenschau zeigen die Fallbeispiele, dass Machtverhältnisse, gesetzliche Vorgaben und interne Verantwortungsstrukturen zentrale Einflussfaktoren für die Bewegung der realen Anforderungen moderner Versorgung darstellen.

Gleichzeitig wird erkennbar, dass strukturelle und institutionelle Rahmenbedingungen maßgeblich beeinflussen, wie mit Macht und Verantwortung im Klinikalltag umgegangen wird. Eine ethisch reflektierte Versorgung ist daher nicht nur eine Frage der individuellen Haltung, sondern wesentlich auch eine der bewussten Gestaltung organisatorischer und politischer Strukturen. Die medizinische Ethik bietet hierfür einen Orientierungsrahmen, der dabei hilft, komplexe Entscheidungen nachvollziehbar und verantwortungsvoll zu treffen.

Als analytisches Instrument empfiehlt sich die Prinzipienethik nach Beauchamp und Childress, deren vier Grundprinzipien Autonomie, Nichtschadensprinzip, Fürsorge und Gerechtigkeit als Kompass dienen können (Beauchamp und Childress 2013, S. 167 f.). Sie ermöglichen es, konkurrierende Interessen sichtbar zu machen. Besonders bei ökonomischem Entlassungsdruck stellt sich die Frage, ob eine vorzeitige Entlassung nicht das Prinzip des Nichtschadens verletzen würde oder ob ein längerer Verbleib im Krankenhaus die Gerechtigkeit gefährden könnte, weil anderen Patient*innen notwendige Ressourcen entzogen würden.

Ergänzend dazu bietet die Care-Ethik einen praxisnahen organisationalen Zugang (Tronto 1993, S. 174 ff.). Sie versteht Fürsorge nicht als Aufgabe einzelner Berufsgruppen, sondern als strukturelles Prinzip, das Zeit, Kontinuität und Beziehung benötigt. Daraus folgt, dass Personalbemessungskriterien, Finanzierung und Arbeitsbedingungen immer auch ethische Herausforderungen beinhalten. Führungskräfte tragen für eine Kultur Verantwortung, in der Caring als zentraler Wert verankert ist, der nicht zugunsten kurzfristiger Effizienz geschmälert werden darf.

Um ethische Reflexion im Klinikalltag wirksam zu verankern, haben viele Krankenhäuser Ethikkomitees, Fallbesprechungen und ein ethisches In-Service etabliert. Diese Formate unterstützen interprofessionelle, reflektierte und transparente Entscheidungsprozesse, wie bei Behandlungsbegrenzungen oder komplexen Entlassungssituationen. Führungskräfte mit Qualifikationen in Ethik oder Ethikbeauftragte können hierbei eine vermittelnde und koordinierende Rolle wie die Multiplikator*innen übernehmen (Wehkamp und Wehkamp 2017, S. 82 f.). Zugleich dürfen ethische Anforderungen nichtausschließlich als interne Aufgabe der Kliniken verstanden werden: Wenn politische Entscheidungsträger*innen Versorgungsaufträge definieren oder strukturelle Rahmenbedingungen festlegen, tragen sie ebenfalls Verantwortung dafür, dass die dafür notwendigen ethischen Voraussetzungen geschaffen werden. Ethische Mitverantwortung zeigt sich auch daran, dass die Konsequenzen politischer Vorgaben nicht allein von den Kliniken getragen werden.

Eine ethisch verantwortungsvolle Versorgung erfordert Transparenz und Rechenschaft. Kriterien und Abwägungsprozesse sollten unbedingt nachvollziehbar dokumentiert werden, insbesondere ist zu erklären, warum medizinische Dringlichkeit gegenüber wirtschaftlichen Vorgaben Priorität erhalten hat. Eine Kultur der Offenheit stärkt das Vertrauen von Patient*innen und Mitarbeitenden. Daher sind Beschwerdemanagement, Patient*innenfürsprache und transparente Kommunikation bedeutende Elemente einer ethisch gestalteten Organisationskultur, welche Betroffenen ermöglicht, Gehör zu finden, undinstitutionelles Lernen unterstützt.

13.8 Gesundheitspolitik und Krankenhausfinanzierung

Strukturelle Machtfaktoren im Gesundheitswesen, vor allem Finanzierung und politische Steuerung, prägen das Verhältnis von Ökonomie und Patient*innenwohl in erheblichem Maße. Die Fallpauschalen im somatischen Bereich (DRG) und das PEPP-System (das pauschalierende Entgeltsystem Psychiatrie und Psychosomatik) in der Psychiatrie erzeugen finanzielle Anreize, die nicht immer dem tatsächlichen Bedarf entsprechen. Mengen- und prozedurale Anreize können dazu führen, dass Patient*innen frühzeitig entlassen oder lukrativere Leistungen bevorzugt werden, obwohl andere Patient*innen einen deutlich höheren Versorgungsbedarf hätten. Die aktuellen Reformdiskussionen zielen folglich darauf ab, stärkere Vorhaltefinanzierungen, Zuschläge für besondere Komplexität und qualitativ orientierte Steuerungsmechanismen einzuführen, um eine rein mengenorientierte Logik zurückzudrängen.

Die Bewertung der Klinikqualität basiert bisher überwiegend auf technischen Indikatoren, zum Beispiel auf Infektionsraten, Mortalitätsraten und Komplikationen. Aus ethischer und sozialwissenschaftlicher Perspektive ist es jedoch notwendig, diese Indikatoren um einige Dimensionen zu erweitern, etwa um die Beteiligung der Patient*innen am Entscheidungsprozess, ein funktionierendes Beschwerdemanagement, die Anzahl ethischer Fallbesprechungen und die Zufriedenheit der Mitarbeiter*innen. Die Weltgesundheitsorganisation betont die Bedeutung sozialer Rechenschaftspflicht im Gesundheitswesen, das heißt, jener Pflicht, gegenüber den Patient*innen und der Gesellschaft transparent, verantwortungsbewusst und nachvollziehbar zu handeln und dies darzulegen (WHO 2021, S. 7 f.).

Auch Führungsmodelle beeinflussen Machtverhältnisse und die Qualität von Entscheidungen. Partizipative Ansätze wie „Shared Governance" oder das Magnet-Krankenhaus-Konzept im Pflegemanagement binden verschiedene Berufsgruppen besser ein, stärken deren Autonomie und tragen zu einer gleichmäßigeren Verteilung von Verantwortung bei. Strukturell wäre es ebenfalls sinnvoll, der sozialen

Arbeit mehr strategisches Gewicht zu geben, etwa durch ein eigenes Ressort auf Leitungsebene oder interprofessionelle Entscheidungsgremien. Solche Maßnahmen erhöhen die Akzeptanz von Budget- und Strukturentscheidungen und fördern ein gemeinsames Verständnis von Verantwortung.

Ein weiteres strukturelles Problem stellen die Sektorengrenzen des deutschen Gesundheitssystems dar. Sie erschweren die kontinuierliche Überleitung von einem stationären in ein ambulantes Setting. Einheitliche elektronische Patient*innenakten und digitale Entlassungsbriefe, die nachbehandelnden Stellen zeitnah übermittelt werden, könnten die Versorgungskontinuität deutlich verbessern. Erforderlich sind verlässliche Rückmeldepfade wie ein 72-h-Follow-up nach Entlassung, um Probleme frühzeitig erkennen und Versorgungslücken vermeiden zu können.

Diese Verflechtungen verdeutlichen, wie eng Finanzierungslogiken, institutionelle Steuerung und digitale Rahmenbedingungen mit Machtverhältnissen und professionellen Handlungsspielräumen zusammenhängen. Finanzierungsmechanismen, Governance-Strukturen und digitale Infrastrukturen prägen nicht nur organisatorische Abläufe, sondern bestimmen auch, wie Verantwortung im Versorgungssystem aufgeteilt wird und welchen Einfluss Kliniken, Berufsgruppen und Patient*innen hier tatsächlich ausüben können. Eine zeitgemäße Gesundheitspolitik muss diese Faktoren gemeinsam in den Blick nehmen, wenn sie Patient*innenwohl und professionelle Handlungsspielräume nachhaltig verbessern will.

13.9 Ökonomische Zwänge, ethische Verantwortung und notwendige Strukturreformen

Mit der Einführung von DRGs und einem strikten Kosten-Controlling hat sich die Macht in vielen Krankenhäusern deutlich zugunsten ökonomischer Vorgaben verschoben. Kennzahlen von Controlling und Geschäftsführung beeinflussen medizinische Entscheidungen. In der Literatur werden Fälle beschrieben, in denen ökonomisch motivierte vorzeitige Entlassungen und zeitlich optimiertes OP-Scheduling das ärztliche Handeln prägen (Wehkamp 2020, S. 13). Die Diskrepanz zwischen dem, was fachlich und ethisch geboten wäre, und dem, was finanziell möglich erscheint, führt zu „Moral Distress", einem Gefühl, das Richtige zu erkennen, es jedoch aufgrund struktureller Zwänge nicht realisieren zu können.

Dieser Druck betrifft nicht nur Behandlungsteams und den Sozialdienst, sondern auch Klinikleitungen. Sie bewegen sich im Spannungsfeld von gesetzlichen Anforderungen, Finanzierungslogik und ihrer Verantwortung für eine qualitativ hochwertige, ethisch orientierte Versorgung. Dabei besteht die Gefahr, dass ökonomische Sachzwänge in den Vordergrund rücken und ethische Zielsetzungen in den Hintergrund geraten. Genau deshalb braucht es Strukturen, welche beide Ebenen systematisch miteinander verbinden und nicht gegeneinander ausspielen.

Ein wirksamer Ansatz hierfür ist ein systematisches Ethikmanagement. Karl Wehkamp und Kai Wehkamp (2017, S. 82 f.) heben hervor, dass ethische Reflexion nicht erst am „Point of Care“ beginnen dürfe, sondern bereits in Strategie-, Budget- und Personalentscheidungen verankert sein müsse. Klinische Ethikkomitees und Ethik-Fallbesprechungen können dabei wichtige Impulse geben. Ihre Wirkung bleibt allerdings begrenzt, werden politische Verantwortung und strukturelle Voraussetzungen nicht mitgedacht. Wenn politische Entscheidungsträger*innen Versorgungsaufträge erteilen oder finanzielle Rahmenbedingungen festlegen, müssen sie Verantwortung für die ethischen, organisatorischen und finanziellen Dimensionen übernehmen und dürfen Kliniken mit der Umsetzung nicht alleinlassen. Echte Mitverantwortung kommt nur zustande, wenn politische und institutionelle Ebenen – aufeinander abgestimmt – Verantwortung tragen.

In diesem Zusammenhang sind strukturelle Reformen unverzichtbar. Die Finanzierungslogik sollte Leistungen honorieren, die dem Gemeinwohl dienen: Vorhaltepauschalen für Notfallversorgung und psychiatrische Akutversorgung, Zuschläge für sozialmedizinische Komplexität sowie eine zusätzliche Finanzierung außergewöhnlicher Aufgaben, etwa bei der Aufnahme internationaler humanitärer Fälle, wie im zweiten Fallbeispiel dargestellt wurde. Solche Aufgaben dürfen nicht in die Logik regulärer Fallpauschalen „gedrückt“ werden, weil sie strukturell bedingte Mehrbelastungen erzeugen, die über die reguläre Finanzierung hinausgehen. Hier ist die Gesundheitspolitik gefordert, Reformen voranzutreiben.

Pflegekräfte, Sozialdienst und weitere Berufsgruppen sollten in Budget- und Strukturentscheidungen eingebunden werden. Wenn über Stellenkürzungen, Bettenabbau oder Reorganisationsmaßnahmen diskutiert wird, sind die Auswirkungen auf die Versorgungsqualität und auf die Arbeit des Teams transparent zu machen. Interprofessionelle Entscheidungsgremien oder Beirät:innen können sicherstellen, dass ökonomische Weichenstellungen auch sozial und ethisch reflektiert werden. Werden solche Perspektiven konsequent einbezogen, lässt sich eine Versorgung gestalten, die ökonomisch verantwortbar und am Patient*innenwohl orientiert ist.

13.10 Fazit und Empfehlungen

Macht und Verantwortung im Gesundheitswesen müssen ins Gleichgewicht gebracht werden, damit eine patient*innenorientierte und zugleich nachhaltige Versorgung gelingt. Die Analyse zeigt Herausforderungen auf mehreren Ebenen: im Mikrokosmos des Klinikalltags zwischen den Professionen, in der Beziehung zu den Patient*innen sowie auf der Makroebene von Ökonomie und Politik. Entscheidend ist eine interprofessionelle Teamkultur, in der Ärzt*innen, Pflegekräfte, Sozialdienst, Psycholog*innen und Therapeut*innen auf Augenhöhe zusammenarbeiten, festgelegte Kommunikationsformate nutzen und klare Zuständigkeiten respektieren. Dort, wo jede Profession Gehör findet, verringert sich die Fehleranfälligkeit – und die Versorgung wird ganzheitlicher und verlässlicher. Zudem sollte die Patient*innenpartizipation aktiv genutzt werden. Entscheidungen gehören im Dialog getroffen, informierte Einwilligung und vorurteilsfreie Sprache sind als zentrale Standards zu etablieren. Kliniken können Ethikberater*innen und Patient*innenfürsprecher*innen gezielt einsetzen, um strittige Situationen zu moderieren und gemeinsam Verantwortung zu übernehmen.

Ethisches Handeln darf nicht am Krankenbett enden. Es muss als Leitlinie der Unternehmensführung verankert sein. Ein systematisches Ethikmanagement, orientiert an anerkannten Modellen (zum Beispiel von Karl Wehkamp und Kai Wehkamp 2017, S. 7 f.), schafft hierfür verlässliche Strukturen: Ethikkommissionen, interne Leitlinien und regelmäßige Fortbildungen für Führungskräfte. Wesentlich ist die klare Haltung der Leitung, der zufolge das Wohl der Patient*innen und die Würde der Mitarbeitenden Prüfsteine jeder wirtschaftlichen Entscheidung sind. Gleichermaßen gehört der Ausbau von Sozialtherapie, Sozialdienst und strukturierter Nachsorge in den Fokus gerückt. Eine frühzeitige Planung der Entlassung ab dem Aufnahmetag, verlässliche Schnittstellen mit externen Hilfen und eine ausreichende Präsenz in den Kernzeiten sind Voraussetzungen für lückenlose Übergänge von stationär nach ambulant oder nach Hause. Investitionen in diese Bereiche zahlen sich doppelt aus: Wiederaufnahmen und Überbelegung gehen zurück, die Versorgung wird stabiler. Eine Voraussetzung ist jedoch, dass Träger und Gesundheitspolitik die erforderlichen Ressourcen bereitstellen und bestehende Vorgaben wie den Entlassungsplan nach § 39 des fünften Buches Sozialgesetzbuch (SGB V) konsequent umsetzen. Erkenntnisse aus Modellprojekten, etwa in Niedersachsen, zeigen, dass Politik und Kliniken gemeinsam Wege zum Abbau von Überbelegung finden müssen, wenn die Versorgungsqualität gesichert bleiben soll.

Auf systemischer Ebene braucht es eine Weiterentwicklung der Finanzierungslogik. Konflikte wie ökonomisch motivierte Frühentlassungen sind selten Ausdruck persönlichen Versagens, sondern Folge struktureller Fehlanreize. Die Politik sollte das DRG-System so gestalten, dass medizinisch und sozial gebotene Versorgung nicht zu einem finanziellen Nachteil wird. Dazu gehören Vorhaltepauschalen für Notfall- und psychiatrische Akutversorgung, Zuschläge für sozialmedizinische Komplexität und spezifische Budgets für komplexe Nachsorgefälle. Gemeinwohlaufgaben wie besondere Aufnahmeprogramme müssen verbindlich außerhalb der Regelfallpauschalen finanziert werden, damit Kliniken nicht in wirtschaftliche Schieflagen geraten. Diese Problematik wurde am Beispiel internationaler Patient*innen gezeigt, welche aus humanitären Gründen aufgenommen worden waren.

Transparenz und Rechenschaftspflicht bilden dabei den Rahmen. Qualitätssicherung darf sich nicht auf technische Indikatoren wie Infektions- oder Mortalitätsraten beschränken. Darüber hinaus sind ethisch-soziale Dimensionen unerlässlich, weil sie den Versorgungsprozess umfassend abbilden: Zu den ethisch-sozialen Dimensionen zählen das Ausmaß der Patient*innenbeteiligung, die Qualität der Arbeitsbedingungen und die Zufriedenheit der Mitarbeitenden, die institutionelle Zugänglichkeit von Beschwerde- und Beteiligungsverfahren sowie der organisationale Umgang mit ethischen Fragestellungen. Solche Indikatoren zeigen, ob ein Krankenhaus nicht nur medizinisch-technisch, sondern auch menschlich-ethisch Verantwortung übernimmt und damit seiner gesellschaftlichen Aufgabe gerecht wird. Ein jährlicher Bericht zu „Macht und Verantwortung“, ergänzt um konkrete Maßnahmen und Ergebnisse, kann intern wie extern Orientierung geben und verdeutlichen, wo nachjustiert werden sollte.

Unterm Strich gilt: Macht und Verantwortung sind zwei Seiten einer Medaille. Wer im Gesundheitswesen Entscheidungen am Krankenbett, in der Übergangsplanung oder auf der Leitungsebene trifft, muss das Wohl der Patient*innen berücksichtigen und braucht dafür Handlungsspielraum, Zeit und strukturelle Unterstützung. Führung bedeutet, eine Umgebung zu schaffen, in der ethisch fundiertes Handeln erleichtert wird: durch eine kooperative Teamkultur, eine klare Werteorientierung, faire Systemregeln und ausreichende Ressourcen. Gelingt es, ökonomische Rationalität so auszurichten, dass sie der medizinischen wie auch sozialen Versorgung dient und nicht schadet, erfüllt das Gesundheitssystem seinen Auftrag. Im Mittelpunkt steht der Mensch. Führungskräfte, die diese Maxime ernst nehmen, werden ihre Macht verantwortungsbewusst einsetzen, Mitarbeitende stärken und das Vertrauen der Gesellschaft in das Gesundheitswesen sichern. Nur so entsteht eine Versorgung, die interprofessionelle Zusammenarbeit fördert, Patient*innenbeteiligung für wesentlich erachtet und die Balance von wissenschaftlicher Qualität, sozialer Verantwortung und wirtschaftlicher Tragfähigkeit dauerhaft erreicht.

Literatur

Arendt H (1960) Vita activa oder Vom tätigen Leben. Piper, München

Beauchamp TL, Childress JF (2013) Principles of Biomedical Ethics, 7. Aufl. Oxford University Press, New York

DGOU – Deutsche Gesellschaft für Orthopädie und Unfallchirurgie (2023) Behandlung von Schwerverletzten aus der Ukraine: Kliniken bleiben auf den Kosten sitzen. Pressemitteilung vom 14.12.2023. Zugegriffen: 15. Nov 2025

Deutsche Vereinigung für Soziale Arbeit im Gesundheitswesen (DVSG) (2020) Entlassmanagement durch Soziale Arbeit in Krankenhäusern und Rehabilitationskliniken. Positionspapier, Berlin

Deutsche Vereinigung für Soziale Arbeit im Gesundheitswesen (DVSG) (2022) Abbau und Vermeidung von Überbelegung in psychiatrischen Akutstationen. Positionspapier, Berlin

Foucault M (1977) Der Wille zum Wissen. Sexualität und Wahrheit, Bd 1. Suhrkamp, Frankfurt a. M.

Gremyr I (2021) Patient involvement and patient-centred care in healthcare quality improvement. Int J Qual Health Care 33(2)

Nägler H (2011) Management der sozialen Verantwortung im Krankenhaus. MWV, Berlin

Nägler H, Wehkamp K-H (2018) Medizin zwischen Patientenwohl und Ökonomie – Krankenhausärzt*innen und Geschäftsführer*innen im Interview. MWV, Berlin

O'Shea A, Boaz AL, Chambers M (2019) A hierarchy of power: The social organisation of interprofessional care. Front Sociol 4:38

Schulz A (2025) Zur Bedeutung von Sozialwissenschaften im Gesundheitswesen. Eine integrale Betrachtung in der psychiatrischen Versorgung. Forum sozialarbeit + gesundheit 2/2025, 16–20

Stier M (2013) Autonomie, Patientenentscheidungen und Paternalismus. In: Lüttenberg B, Muders S (Hrsg) Von Arztethos bis Verteilungsgerechtigkeit – Eine Einführung in die Medizinethik, 31–48. Hirzel, Stuttgart

Tronto JC (1993) Moral Boundaries: A Political Argument for an Ethic of Care. Routledge, New York

Wehkamp K-H (2020) Medizinethik und Ökonomie im Krankenhaus – die Kluft zwischen Anspruch und Wirklichkeit. Ethik in der Medizin 33(2):177–187

Wehkamp K-H, Wehkamp K (2017) Ethikmanagement im Krankenhaus – Unternehmens- und Wertekultur als Erfolgsfaktor. MWV, Berlin

WHO – World Health Organization (2021) Social Accountability in Health Systems. WHO, Geneva

14 Von Zielkonflikten zur Wertschöpfung: Ethik im Management medizinischer Künstlicher Intelligenz

Kai Wehkamp und Matthias Keilen

14.1 Ethische Perspektiven und Dimensionen Künstlicher Intelligenz

14.1.1 Definition Künstliche Intelligenz

Unter Künstlicher Intelligenz (KI) werden Systeme verstanden, bei denen Computer Aufgaben übernehmen, für deren Bewältigung sonst menschliche oder biologische Intelligenz erforderlich ist. Diese klassische, funktionsorientierte Definition umfasst ein sehr breites Spektrum von Anwendungen – vom einfachen Schachcomputer bis hin zu hochkomplexen Sprachmodellen. Prinzipiell wird zwischen der bereits seit Jahrzehnten regelbasierten bzw. symbolischen KI und der neueren, datenbasierten KI differenziert.

Leistungsfähige Systeme symbolischer KI werden in der Medizin spätestens seit den 1980er-Jahren eingesetzt und sind ein Bestandteil zahlreicher technischer und medizinischer Anwendungen. Als Basis fungieren von Menschen formulierte Regeln, deren Entscheidungslogik grundsätzlich nachvollziehbar, überprüfbar und erklärbar ist. Da sich Verantwortung und Kontrolle klar zuordnen lassen, ergeben sich kaum spezifische moralische Konflikte, die einen ethischen Diskurs erfordern würden. Ein praktisches Beispiel für ein regelbasiertes KI-System ist ein Algorithmus, der potenzielle Medikamenteninteraktionen in Abhängigkeit von Nieren- und anderen Laborparametern anzeigt, oder die Erkennung von Kammerflimmern am EKG-Monitor.

K. Wehkamp (✉)
Medical Faculty, MSH Medical School Hamburg, Hamburg, Deutschland
E-Mail: kai.wehkamp@medicalschool-hamburg.de

M. Keilen
Bezirkskliniken Mittelfranken, Ansbach, Deutschland

B. Maier und K.-H. Wehkamp (Hrsg.), *Ethik und Management für eine patientenzentrierte Medizin*, https://doi.org/10.1007/978-3-662-73308-0_14

Die heutige Diskussion wird von der neuen, datenbasierten Form der KI dominiert, die auch als Machine Learning (ML) bezeichnet wird. Dabei erlernen Computersysteme das Erkennen oder Generieren von Inhalten auf Basis von Statistik und großen Datenmengen (Big Data). Die zugrunde liegenden Entscheidungsstrukturen liegen nicht mehr als explizite Regeln, sondern als abstrakte Muster vor, die sich nur eingeschränkt in verständliche Entscheidungslogiken übersetzen lassen. Dieser Ansatz weist funktionale Ähnlichkeiten mit dem menschlichen Lernen aus Beispielen auf, z. B. mit der Unterscheidung von Jacke und Hemd, die wir normalerweise intuitiv vornehmen können, ohne dabei einen formalen Regelsatz zu benötigen. Der Vorteil des ML gegenüber der symbolischen KI ist, dass diese Muster und Zusammenhänge in großen, komplexen Datensätzen erkennen kann, die Menschen und klassische digitale Systeme nicht logisch durchdringen und beschreiben können. Entwicklung und Einsatz von ML-Systemen basieren stets auf voneinander abhängigen Ebenen, die im Zyklus des maschinellen Lernens verknüpft sind: die Vorgänge in der realen Welt, aus denen Muster erlernt werden sollen, die Abbildung dieser Vorgänge in digitalen Daten, Auswahl und Aufbereitung der Daten, Training der hierauf basierenden ML-Modelle, Einsatz der hierauf basierenden Systeme durch die Anwender und schließlich die Auswirkungen des Einsatzes der Anwendungen auf die reale Welt. Durch die prinzipielle datenbasierte, mehrschichtige Funktionsweise von ML kommt es zu teils starken Einschränkungen in Bezug auf Nachvollziehbarkeit, Zuverlässigkeit, Kontrolle und Verantwortungszuschreibung. Hieraus ergeben sich verschiedenste ethische Fragestellungen und Konflikte, die ihren Ursprung oft in der Generierung der Daten und Modelle haben, sich aber vor allem im praktischen Anwendungskontext manifestieren.

14.1.2 Anwendungsfelder medizinischer KI

Zum Einsatz kommt medizinische KI in der Detektion und Prädiktion von Erkrankungen, Risiken oder klinisch relevanten Konstellationen auf Basis monomodaler, oligomodaler oder multimodaler Daten. Beispiele reichen von der Erkennung von Lungenrundherden in Röntgenbildern über die Analyse von Medikations- und Laborwerten zur Interaktionserkennung bis hin zur Prädiktion komplexer Ereignisse, etwa einer Sepsis, auf Basis umfassender Patientendatensätze. Außerdem kommen zunehmend generative KI-Methoden zum Einsatz (insbesondere Large-Language-Modelle, LLM). Diese sollen beispielsweise automatisiert Arztbriefe erstellen oder die chatbasierte Interaktion mit Patientendaten ermöglichen. Ein weiteres Feld ist die LLM-basierte Bereitstellung von aktuellem, evidenzbasiertem Wissen (Leitlinien, aktuelle Studienergebnisse etc.) am Point-of-Care (POC), wodurch Behandler sekundenschnell und bedarfsgerecht auf das gesamte medizinische Wissen zugreifen können. Für die nahe Zukunft wird erwartet, dass die auf Patientendaten basierenden Modelle mit den auf medizinischem Wissen basierenden Daten zusammengebracht werden, um so eine transversale Verbesserung der Medizin, z. B. im Sinne laufender Qualitätssicherung, zu erzielen.

14.1.3 Ethische Prinzipien für die Bewertung medizinischer KI

Die WHO hat sechs Schlüsselprinzipien für die ethische Bewertung von KI im Gesundheitswesen formuliert. Inhaltlich stellen diese eine Konkretisierung der biomedizinischen Prinzipien nach Beauchamp und Childress dar:

(1) Schutz der menschlichen Autonomie *(protect autonomy):* Die Patientenautonomie muss gewährleistet sein, Menschen müssen bei klinischen Entscheidungen und bei der Nutzung von KI die Kontrolle über die eigenen Interessen behalten. Datenschutz, Vertraulichkeit und informierte Einwilligung sind zu wahren.
(2) Förderung des menschlichen Wohlergehens, der Sicherheit und des Gemeinwohls *(promote human well-being, human safety and the public interest):* KI darf Menschen nicht schaden. Sicherheit, Genauigkeit und Wirksamkeit müssen für spezifische Anwendungen nachgewiesen werden – im Sinne von nutzenorientierter Anwendung.
(3) Sicherung von Transparenz, Erklärbarkeit und Verständlichkeit *(ensure transparency, explainability and intelligibility):* Ausreichende Informationen über Datengrundlage, Design und Funktionsfähigkeit, Limitationen und Argumente der Entscheidungen müssen gegeben sein, um eine informierte und sichere Nutzung zu ermöglichen und den Menschen rational in die Entscheidungeneinbinden zu können.
(4) Förderung von Verantwortung und Rechenschaftspflicht *(foster responsibility and accountability):* Die Systeme müssen die beteiligten Akteure in die Lage versetzen, Verantwortung für die durch KI unterstützten Entscheidungen zu übernehmen, gleichzeitig muss die Verteilung der Verantwortung klar zwischen System und Einsetzenden Akteuren differenzierbar sein, um z. B. die Nachvollziehbarkeit, die Überprüfung sowie Regressmöglichkeiten sicherzustellen.
(5) Gewährleistung von Inklusivität und Gerechtigkeit *(ensure inclusiveness and equity):* KI soll inklusiv entwickelt und eingesetzt werden, um Ungleichheiten zu vermeiden und eine diskriminierungsfreie Versorgung zu ermöglichen.
(6) Förderung von Responsivität und Nachhaltigkeit (promote artificial intelligence that is responsive and sustainable): KI-Systeme sollen nachhaltig gestaltet werden und Bezug auf die Bedürfnisse aller Bevölkerungsgruppen nehmen – einschließlich struktureller und langfristiger Auswirkungen [vgl. WHO 2021].

Diese Prinzipien sind als Orientierungsrahmen für die strukturierte Identifikation, Bewertung und Diskussion konkreter Zielkonflikte zu verstehen. Dabei haben sie sowohl für die Entwicklung als auch für den Einsatz Künstlicher Intelligenz Bedeutung. Es ist wichtig zu betonen, dass die beschriebenen Prinzipien inhaltlich nicht neu sind und ebenso für die Bewertung von anderen klassischen Medizinprodukten, Medikamenten oder ärztlichen Behandlungen im Allgemeinen gelten. Wie oben beschrieben, gelten für KI-Anwendungen aber teilweise besondere und nur schwer zu beherrschende Herausforderungen, um den Anspruch dieser Prinzipien gerecht zu werden.

14.1.4 Vertrauen und Verantwortung bei KI-gestützten Entscheidungen

Den meisten Akteuren auf den verschiedenen Handlungs- und Wirkebenen der KI in der Medizin ist es nicht möglich, sämtliche Ebenen der jeweiligen Anwendung zu überblicken. Deswegen spielt für die praktische Nutzung – vor dem Hintergrund der oben genannten Ebenen des ML-Zyklus und der verschiedenen ethischen Prinzipien – sowohl die Frage nach Vertrauen als auch jene nach Verantwortung eine wichtige Rolle.

Die Abgrenzung und Zuordnung von Verantwortung muss in Bezug auf die verschiedenen Akteure, Institutionen und technischen und organisationalen Systemelemente erfolgen. Hier gibt es eine ganze Reihe regulativer Vorgaben, unter anderem für die Zulassung von (KI-basierten) Medizinprodukten (MDR-Regulation) oder übergreifende Gesetze wie der EU-AI-Act.

Um in der alltäglichen Versorgung funktional KI einsetzen zu können, müssen die Beteiligten Vertrauen in Funktionalität, Zweck und Nutzen der verwendeten Technik haben. Vertrauen bezieht sich auf das konkrete Handeln unter Berücksichtigung der Unsicherheit im medizinischen Alltag. Vertrauen ist dabei ein relativer, subjektiver Zustand, der sich im konkreten Handeln ausdrückt. Davon zu unterscheiden ist die Vertrauenswürdigkeit, die sich auf die normative Bewertung bezieht, also darauf, ob Vertrauen gerechtfertigt ist. Sie bezieht sich auf Verantwortbarkeit, professionelle Sorgfaltspflichten und ethische Rechtfertigung. Für Vertrauenswürdigkeit können wiederum die Voraussetzungen und Bedingungen durch regulatorische und prozessual-organisatorische Aspekte wie Datenqualität, Bias-Kontrolle, Transparenz, klinische Validierung, Schulung, Monitoring, Prozessintegration und Kontrollmechanismen geschaffen werden. In diesem Sinne kommt der KI-Governance sowohl auf der Mesoebene der Organisationen als auch auf der Makroebene des Gesundheitssystems eine besondere Bedeutung mit hochrelevanten ethischen Aspekten zu.

14.2 Ethische Konfliktfelder angewandter künstlicher Intelligenz

Der ethische Diskurs über Künstliche Intelligenz wird häufig auf einer abstrakten Metaebene geführt, die für die konkrete Gestaltung und den praktischen Einsatz in der realen Welt von Marktwirtschaft und Gesundheitssystem nur begrenzt handlungsleitend ist. Für das Management medizinischer KI-Systeme sind hingegen spezifische Zielkonflikte entscheidend, die sich entlang klinischer Prozesse, organisatorischer Strukturen und regulatorischer Rahmenbedingungen ergeben. Einige

KI-Anwendungen bedingen dabei fast gar keine relevanten ethischen Herausforderungen und werden teils auch schon ganz unaufgeregt eingesetzt. Andere haben wiederum schwerwiegende Konsequenzen und bedürfen einer dezidierten ethischen Diskussion, um einen verantwortungsvollen Einsatz sicherzustellen. Im Folgenden wird eine Auswahl typischer Zielkonflikte mit den jeweils für sie relevanten ethischen Prinzipien dargestellt.

14.2.1 Patientenautonomie versus Datenmaximierung

Ein grundlegender Zielkonflikt medizinischer KI besteht zwischen dem Schutz der Patientenautonomie und der datengetriebenen Logik moderner Lernverfahren. Während leistungsfähige KI-Systeme in der Regel von großen heterogenen und langfristig nutzbaren Datensätzen profitieren, beruht medizinethische Praxis auf informierter Einwilligung, Zweckbindung und der Möglichkeit individueller Kontrolle der datenbezogenen Persönlichkeitsrechte. Der von der WHO geforderte Schutz der menschlichen Autonomie steht damit in einem grundsätzlichen Spannungsverhältnis zur Maximierung datenbasierter Leistungsfähigkeit.

In der medizinischen Versorgung zeigt sich dieser Konflikt insbesondere bei der Nutzung von Routinedaten aus elektronischen Gesundheitsakten oder Abrechnungssystemen zur Entwicklung prädiktiver Modelle, z. B. für die Sepsis- oder Sturzdetektion. Die Entwicklung solcher datenbasierten KI-Systeme kann erhebliche Vorteile für Patientensicherheit und Versorgungsqualität erzielen und damit dem WHO-Prinzip der Förderung von Wohlergehen und Gemeinwohl entsprechen. Für die optimale Entwicklung müssen damit möglichst breite Daten mit möglichst wenig Selektionsbias eingebracht werden. Dies ist auf Basis dezidierter Zustimmung der Patienten zur Datennutzung kaum möglich. Eine Nutzung ohne konkrete Zustimmung zu Sekundärnutzungen und ohne realistische Einfluss- oder Widerspruchsmöglichkeiten der Betroffenen steht aber im Konflikt mit der Autonomie. Transparenz und Verständlichkeit, ebenfalls zentrale WHO-Prinzipien, werden auch in solchen Konstellationen oft nur unzureichend umgesetzt. Der ethische Konflikt besteht somit zwischen konkurrierenden ethischen Zielen. Für die gesetzliche Regulatorik und das Management medizinischer KI resultiert daraus die Notwendigkeit, Datennutzungsstrategien explizit als ethische Abwägungsentscheidungen zu behandeln und je nach konkreter Anwendung Autonomie nicht auf formale Einwilligungsprozesse zu reduzieren, wenn sich daraus tatsächlich ein höherer Nutzen ergeben kann.

14.2.2 Patientensicherheit versus schneller Innovationstransfer

Ein weiteres zentrales Konfliktfeld betrifft das Spannungsverhältnis zwischen Patientensicherheit und dem schnellen Transfer innovativer KI-Systeme in die klinische Praxis. Einerseits ist es ethisch geboten, dass KI-Systeme sicher, wirksam und für ihre jeweilige Anwendung validiert sein müssen. Andererseits kann das verzögerte Einsetzen nachweislich überlegener Technologien selbst ethisch problematisch sein, wenn dadurch vermeidbarer Schaden fortbesteht – ein Konflikt, der gerade im Bereich der Entwicklung von Medikamenten seit Jahrzehnten diskutiert wird und im Rahmen der Impfstoffentwicklung während der Coronapandemie eine besondere Bedeutung bekommen hat.

Deutlich wird dieser Konflikt in der klinischen Praxis etwa bei Large-Language-Modellen, welche die tatsächliche Behandlung in Echtzeit mit medizinischen Leitlinien abgleichen könnten (z. B. Kontrolle, ob eine Lungenentzündung richtig behandelt wurde). Solche Systeme zeigen in Studien häufig eine gute Leistungsfähigkeit. Sie unterliegen jedoch rigorosen Zulassungsauflagen, die dazu führen, dass die Konzepte durch die dynamische Entwicklung der Evidenz (laufend neue wissenschaftliche Erkenntnisse) und die gleichsam langen Zulassungszyklen nur schwer zu einem marktfähigen, zugelassenen Produkt entwickelt werden können. Ein unkritischer, rascher Einsatz birgt Risiken in puncto Patientensicherheit, ein zu später Einsatz steht im Widerspruch zum Ziel der Schadensminimierung. Der ethische Konflikt betrifft also die Prinzipien der Förderung von Sicherheit und Wohlergehen, der Verantwortung und Rechenschaftspflicht sowie die Forderung nach responsiver, lernfähiger KI. Für Governance und Management ergibt sich daraus kein pauschales Verbot einer frühen Einführung, sondern die Pflicht, Evidenzschwellen, kontinuierliches Monitoring, Reevaluation und Prozessintegration systematisch zu definieren und organisatorisch abzusichern.

14.2.3 Fairness und Gerechtigkeit versus maximale Gesamtleistung

Viele medizinische KI-Systeme werden für eine maximale durchschnittliche Performance optimiert. Diese Optimierung kann jedoch systematisch dazu führen, dass bestimmte Patientengruppen mit spezielleren Konstellationen schlechter versorgt werden, obgleich die Gesamtleistung des Systems hoch ist. Das betrifft faktisch nicht nur ausgewählte Randgruppen, sondern oft auch eine große Anzahl von Patienten. Bei solchen Anwendungen gerät das Prinzip der Inklusivität und Gerechtigkeit in Konflikt mit systemisch-gesellschaftlichen sowie betrieblichen Effizienz- und Leistungszielen.

Ein Beispiel hierfür ist die KI-gestützte Hautkrebsdiagnostik, bei der Systeme aufgrund unausgewogener Trainingsdaten eine geringere Sensitivität bei dunkleren Hauttypen aufweisen. Die Optimierung der durchschnittlichen Genauigkeit führt hier zur strukturellen Benachteiligung größerer Gruppen. Derartige unerwünschte Effekte lassen sich nur dann erkennen, wenn sie explizit analysiert und transparent gemacht werden.

Der ethische Konflikt liegt hier nicht im Versagen einzelner Modelle, sondern in der impliziten Priorisierung breiter Leistungsziele gegenüber den Interessen von Teilgruppen. Für das Management medizinischer KI bedeutet dies, dass Fairness explizit gegen durchschnittliches Gemeinwohl abgewogen werden muss. Entsprechende Verzerrungen sollten rigoros transparent gemacht und – wo möglich – durch komplementäre Systeme ausgeglichen werden (ggf. sogar durch spezielle Förderprogramme, wie sie im Bereich der seltenen Erkrankungen *(orphan diseases)* bereits üblich sind.

14.2.4 Transparenz und Erklärbarkeit versus Leistungsfähigkeit und Patientennutzen

Komplexe datenbasierte KI-Modelle erreichen häufig eine hohe Leistungsfähigkeit, die Ergebnisse sind jedoch nur eingeschränkt erklärbar, da die technische Integration von Erklärbarkeitsmethoden regelmäßig eine reduzierte Performance der Systeme nach sich zieht. Gleichzeitig sind Transparenz, Erklärbarkeit und Verständlichkeit als Voraussetzungen für eine verantwortliche Nutzung ethisch geboten. Daraus ergibt sich ein Zielkonflikt zwischen Nachvollziehbarkeit, klinischer Verantwortbarkeit und dem Einsatz hochperformanter Modelle, die aber potenziell zu einer erhöhten Patientensicherheit und besseren Versorgung führen könnten.

In der medizinischen Praxis äußert sich dieser Konflikt z. B. bei prädiktiven KI-Systemen, die auf Basis multimodaler Daten Risiken prognostizieren können, aber in ihrer Sensitivität und Spezifizität reduziert werden, wenn sie Erklärungsmethoden integrieren müssen. Bei anderen Anwendungen, etwa im Bereich der KI-basierten Bilddiagnostik, ist es teilweise leichter, Erklärungsmodelle zu integrieren, indem z. B. Wahrscheinlichkeiten für das Vorliegen der kritischen Entitäten farbkodiert werden *(heatmaps)* und so dem Mediziner eine differenzierte Beurteilung ermöglichen. In jedem Fall muss sichergestellt werden, dass die Erklärungen keinen Confirmation-Bias begünstigen, sondern einen kritischen Umgang mit den KI-basierten Empfehlungen bewirken.

Insbesondere aus regulatorischer Sicht ist es wichtig, die Einbindung der KI-Anwendungen mit ihren spezifischen Erklärungsmodellen in der Realität des medizinischen Alltags zu verstehen und zu beurteilen und dabei auch die langfristigen Auswirkungen mitzubeurteilen um ein vertrauenswürdiges System als Grundlage einer verantwortungsvollen Nutzung zu gewährleisten.

14.2.5 Verantwortung und Kontrolle versus Automatisierung und Prozesseffizienz

KI-Systeme können medizinische Fachkräfte entlasten, indem sie klinische Prozesse automatisieren, priorisieren oder kontinuierlich optimieren. Gleichzeitig entsteht ein ethischer Zielkonflikt zwischen der Steigerung von Prozesseffizienz und dem Erhalt menschlicher Verantwortung und Kontrolle, insbesondere auch vor dem Hintergrund der Patientensicherheit und abhängig von der Güte und Zuverlässigkeit der jeweiligen Systeme. Dieser Konflikt betrifft unmittelbar das ethische Prinzip der Verantwortung und Rechenschaftspflicht sowie den Anspruch, dass einerseits die Vertrauenswürdigkeit der eingesetzten Systeme garantiert werden soll, andererseits medizinische Entscheidungen aber stets menschlich zu verantworten und zu kontrollieren sind.

In der klinischen Praxis zeigt sich der Zielkonflikt insbesondere bei KI-gestützten Systemen, die nicht nur Empfehlungen aussprechen, sondern Prozesse auch eigenständig steuern könnten, etwa bei der automatisierten Insulingabe für Diabetiker, der Bewertung von Vitalparametern oder der Planung von Behandlungsabläufen. Solche Systeme können Effizienzgewinne erzielen, führen jedoch dazu, dass Entscheidungen zunehmend prozessual verteilt und zeitlich entkoppelt getroffen werden. Verantwortung wird dadurch weniger klar einzelnen handelnden Personen zugeordnet und auf die System- und Organisationsebene verlagert. Dementsprechend könnte dieser Konflikt gelöst werden, wenn es gelingt, auf Governance-Ebene sicherzustellen, dass Vertrauen in die von den Systemen übernommenen Aufgaben gewährleistet werden kann. D. h., dass die Systeme sicher sind bzw. nicht weniger sicher als die praktische Durchführung durch einen Menschen.

14.2.6 Weitere Konfliktfelder

Die hier dargestellten Konfliktfelder sind eine Auswahl von typischen Konflikten, die teils grundsätzlich und teils individuell auf die jeweilige Anwendung bezogen diskutiert und beurteilt werden müssen. Weitere ethisch relevante Spannungsfelder betreffen unter anderem die KI-gestützte Priorisierung knapper Ressourcen, z. B. bei Triage- oder Allokationsentscheidungen, mögliche Stigmatisierungs- und Exklusionseffekte durch prädiktive und generative Modelle oder den Einfluss von Wirtschaft, Politik und geopolitischen Ungleichgewichten. Die dargestellten Konflikte verdeutlichen, dass ethische Aspekte von KI-Anwendungen insbesondere auf den Governance-Ebenen von Gesundheitssystem und Organisation kritisch geprüft werden müssen, um die Bedingungen und Voraussetzung für einen verantwortungsvollen und vertrauenswürdigen Einsatz zu schaffen.

14.3 Wertschöpfung durch ethisch gesteuerten Einsatz Künstlicher Intelligenz

Die sich aus dem praktischen Einsatz von medizinischen KI-Systemen ergebenden Konfliktfelder zeigen, dass die ethischen Zielkonflikte immanent sind. Um die vielversprechenden KI-Lösungen wertschöpfend für Patientenversorgung und -management zu entwickeln, muss die Identifikation und Bewertung ethischer Zielkonflikte nicht nur als Pflichtaufgabe, sondern auch als Chance für die ergebnisorientierte Umsetzung begriffen werden. Organisationen der Krankenversorgung und Hersteller von KI-Anwendungen, welche die Zielkonflikte zwischen Autonomie und Datenmaximierung, Sicherheit und Innovation, Fairness und Performance, Transparenz und Schutzinteressen sowie Verantwortung und

Automatisierung ignorieren oder auf rechtliche Mindestanforderungen reduzieren, riskieren Fehlanwendungen, Vertrauensverluste und langfristige Reputations- und Haftungsschäden.

Eine ethische Steuerung von Entwicklung und Einsatz medizinischer KI bedeutet, derartige Konflikte explizit zu identifizieren, in Managemententscheidungen einzubeziehen und organisatorisch zu adressieren. Um dies zu unterstützen, sind systemseitige Regulatorien nötig, welche die oben beschriebenen Zielkonflikte multidimensional berücksichtigen und damit im Interesse von Patienten und Gesellschaft Innovation fördern. Ethik wirkt in dem Zusammenhang nicht als Bremse, sondern als Rahmen für die Steuerung und Ermöglichung einer zielgerichteten Entwicklung. Sie vermeidet Umwege, indem sie dazu beiträgt, die Voraussetzungen für Vertrauenswürdigkeit zu schaffen, auf deren Basis Vertrauen im klinischen Alltag gerechtfertigt eingesetzt werden kann. Wertschöpfung äußert sich damit nicht allein in Effizienzgewinnen, sondern auch in stabilen Entscheidungsprozessen, nachhaltiger Qualitätssicherung und der Fähigkeit, KI langfristig verantwortbar, so zügig wie möglich und gerechtfertigt in die medizinische Versorgung zu integrieren.

Weiterführende Literatur

Ahadian P, Xu W, Liu D, Guan Q (2026) Ethics of trustworthy AI in healthcare: Challenges, principles, and practical pathways. Neurocomputing 661:131942. https://doi.org/10.1016/J.NEUCOM.2025.131942

Beauchamp TL, Childress JF (2001) Principles of biomedical ethics, 5. Aufl. Oxford University Press, New York N.Y.

Chan A, Rahimi-Ardabilli H, Rogers WA, Coiera E (2025) The real-world impact of artificial intelligence ethics frameworks across a decade in healthcare: a scoping review. J Am Med Inform Assoc 2025 Nov 1;32(11):1767–1777. https://doi.org/10.1093/jamia/ocaf167. PMID: 41093301; PMCID: PMC12626214

Deutscher Ethikrat (2023) Mensch und Maschine in der Medizin. Deutscher Ethikrat, Berlin. https://www.ethikrat.org/publikationen/stellungnahmen/mensch-und-maschine/

Goktas P, Grzybowski A (2025) Shaping the Future of Healthcare: Ethical Clinical Challenges and Pathways to Trustworthy AI. J Clin Med 14(5):1605. https://doi.org/10.3390/JCM14051605

FUTURE-AI (2025) international consensus guideline for trustworthy and deployable artificial intelligence in healthcare. BMJ. 2025;388. https://doi.org/10.1136/BMJ.R340

Goisauf M, Abadía MC, Akyüz K, Bobowicz M, Buyx A, Colussi I, et al (2025) Trust, Trustworthiness, and the Future of Medical AI: Outcomes of an Interdisciplinary Expert Workshop. J Med Internet Res 2025;27:e71236 https://www.jmir.org/2025/1/e71236. 2025;27(1):e71236. https://doi.org/10.2196/71236

Ning Y, Liu M, Liu N (2025) Advancing ethical AI in healthcare through interpretability. Patterns (New York, N.Y.). 2025;6(6). https://doi.org/10.1016/J.PATTER.2025.101290

Topol E (2019) Deep medicine: How artificial intelligence can make healthcare human again, 1. Aufl. Basic Books, New York

Weiner EB, Dankwa-Mullan I, Nelson WA, Hassanpour S (2025) Ethical Challenges and Evolving Strategies in the Integration of Artificial Intelligence into Clinical Practice. 2024; https://ar-xiv.org/abs/2412.03576v1

World Health Organization (2021) Ethics and governance of artificial intelligence for health. WHO, Geneva. https://www.who.int/publications/i/item/9789240029200

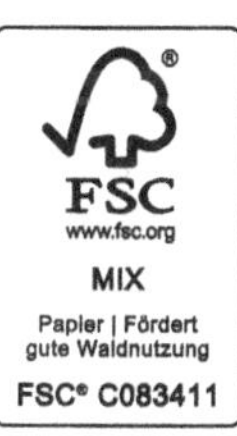

Zeitfracht Medien GmbH
Ferdinand-Jühlke-Straße 7
99095 Erfurt, Deutschland
produktsicherheit@kolibri360.de